内科 病気の原因 診断と治療
【改訂版】

りゅう内科医院院長
北京市立首都医科大学客員教授

劉　展謀　著

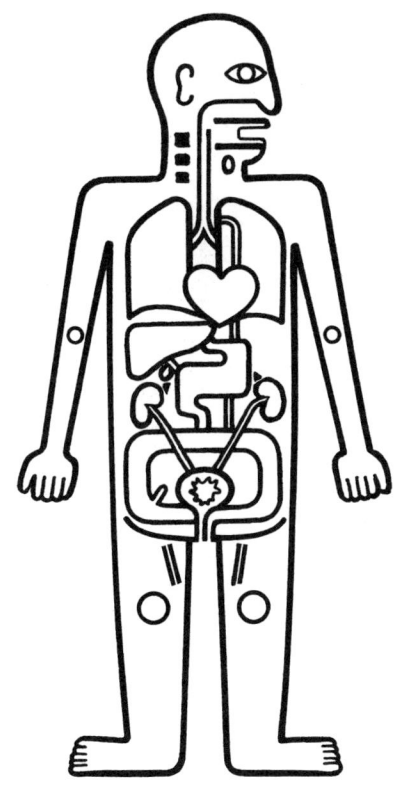

株式会社 新興医学出版社

人体説明図

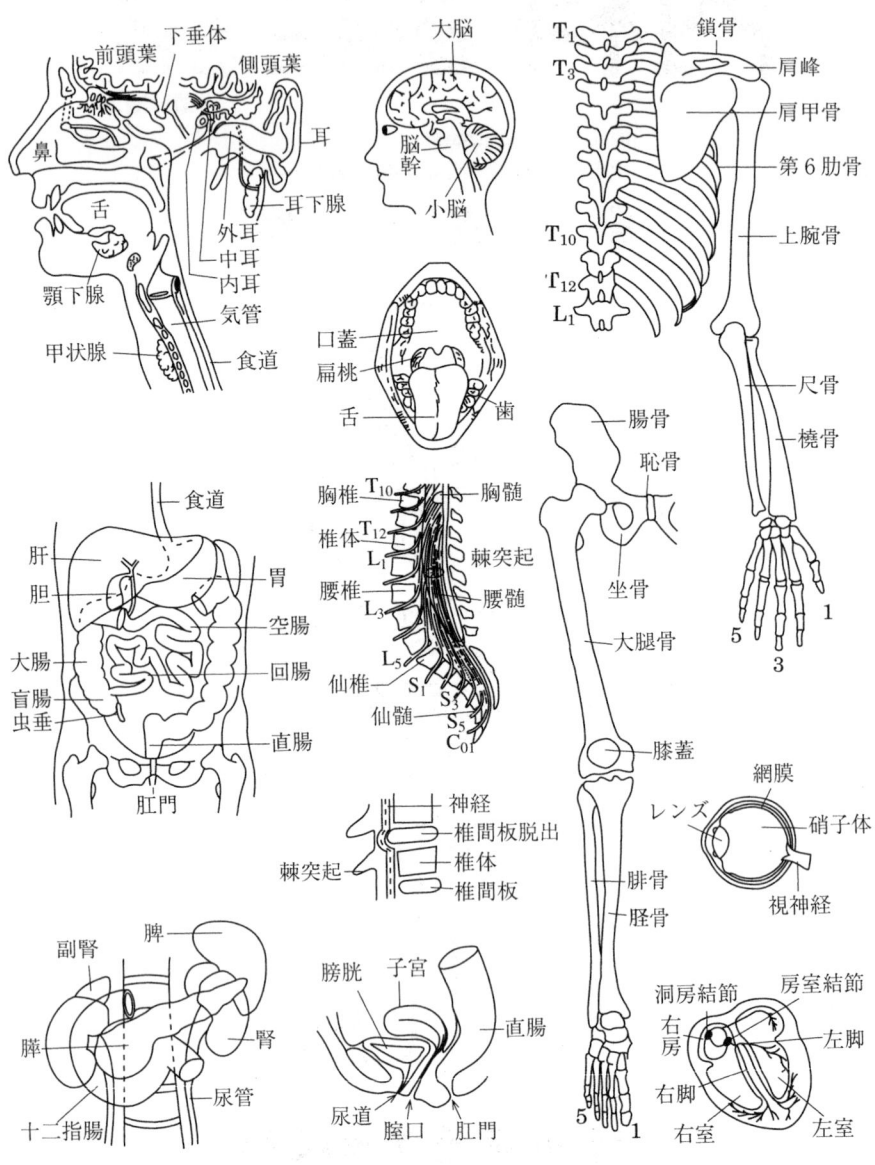

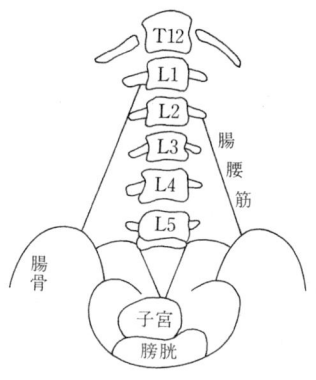

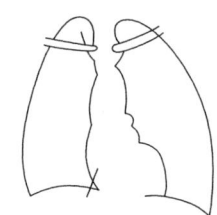
全身血管循環図 p.106
胸部X線（心, 肺）

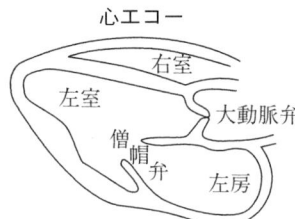
心エコー

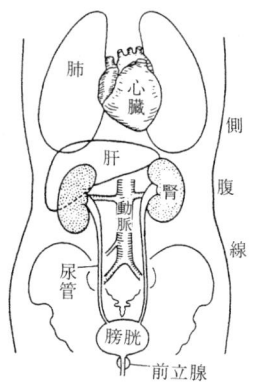

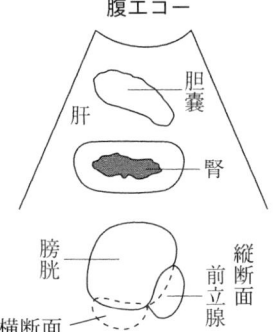
腹エコー

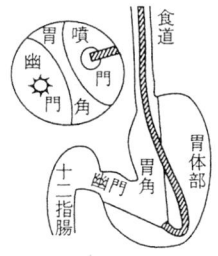
胃十二指腸内視鏡

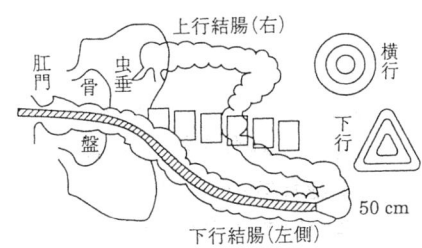
大腸内視鏡

序　文

　外来では午前中（4時間）に約50人，夕方（2時間）に約25人を診察する。病棟では午後2時から約15人の入院患者を90分間にかけて回診する。残りの2時間は処置，カルテに指示，家族への病状説明，診療録整理，診断書記入に終ってしまう。血管造影検査を除いて，胃腸内視鏡，気管支内視鏡，心エコー，腹部超音波検査はほとんど勤務時間前のAM8：30〜9：00に行なう。出勤（9：00）から退出（17：30）まで，ほとんど休みもなく，診療仕事をこなしているが，それでも診療時間は不十分，病状や治療の説明は不十分であると思う。

　本書は患者やその家族に病気の原因，検査の目的，治療の目標や生活注意を教えるものである。看護婦さんに主治医の治療方針と目標を示し，内科医や他科医師の日常診療にも役立つものと思う。内容はすべて私自身が日常に行っている検査であり，主治医として診療し受持ったことのある疾患に限る。国内外約200冊の医学書を参考に，個人の経験を加えてまとめたものである。著書というよりも私自身が勉強した診療ノートで，行う医業の内容でもある。

　医療の道程に感謝しなければならない方はたくさんいる。とくに東北大学名誉教授鈴木雅洲先生（日本医学界に初めて出会った恩師），岐阜大学名誉教授難波益之先生（医学部6年間の指導教官），三浦清名誉教授と奥山牧夫先生（第三内科医局に1年間世話になった），大友弘士教授（研究室に1年間勉強させてくれた），京都大学病院松浦助教授（研修医として受入），京都美山町労災救急医療センター伊藤盛夫先生（内視鏡，小外科や医師のマナーを教えてくれた）。足利赤十字病院循環器科茅野真男先生（血管造影，心Echoの基本を教えてくれた）。白岡中央病院葛西弘一郎元事務長，内科看護婦さんたち（患者への献身的な看護と医師への協力）。北京市立首都医科大学附属宣武病院張正華院長（内科客員教授として招聘してくれた）。ロンドンWestminster Hospital Dr. K. V. Beatt Honorary Consultant in Cardiology (Visiting Doctorとして受入れ，白人と黒人の診療経験を与えてくれた）。診療させてくれた数多くの患者さんにも感謝したい。八千代市森皮フ科森俊二院長にも感謝したい（1年間月に2回水曜午前中外来で1対1親切に教えてくれた）。

　　1994年10月10日

劉　展謀

Preface

I involve myself in the examination of about fifty out–patients during the morning session (four hours) and twenty–five or so during the evening (two hours). At afternoon, I take an hour and a half to make the rounds of the wards, examining about fifteen in–patients. The two remaining hours are occupied with treatments, giving directions to nurses in the medical records of the patients, explaining medical conditions to family members, organizing treatment records and making entries in medical certificates. With the exception of angiography exams, most of the gastric and colon fiberscope, bronchofiberscope, echocardiography and abdominal ultrasound exams are conducted between 8:30 and 9:00am, prior to duty work hours. From the time work begins in the morning (9:00am) until the end of the day (5:30pm), I am involved in dealing with treatments, taking virtually no break at all in between. Even so, I still feel that there is not enough time to take care of all of the treatments and that the explanations I give of medical conditions are insufficient.

My purpose here is to provide the opportunity to patients and their families to learn about the mechanism of diseases, the purposes of exams and the objectives of treatment. It is also my intention to provide to nursing staffs an indication of the treatment aims and objectives that attending physicans have. It could also be considered to be of use in the daily treatments carried out by internal medicine interns and doctors of other fields. All of the content represents examinations that I myself have personally conducted and is limited to diseases the treatment of which I have been in charge of as attending physician. It is a compilation with reference given to about two-hundred separate medical writings both from Japan and overseas. It represents treatment notes and rule that I myself have studied and It is also an explanation of medical symptoms for the use of patients.

There are many in the field of medicine to whom I feel I first must express my appreciation. In particular, I would like to express my gratitude to Prof. Masakuni Suzuki, M.D., Prof. emeritus, Tohoku University, my respected teacher. Prof. Masuyuki Nanba, M.D., Prof. emeritus, Gifu University, my academic advisor during six years in the Medical School. Prof. Kiyoshi Miura, M.D., and Asst. Prof. Okuyama, M.D., who were kind enough to help me for a year in the No. 3 Internal Medicine Department, Prof. Hiroshi Otomo, M.D., who allowed me to study in his laboratory for a year, Asst. Prof. Mazuura, M.D., Kyoto University Hospital (Later, Professor at Ehime University), Dr. Morio Ito, Miyama-Cho Workers' Emergency Medical Center in Kyoto, who taught me endoscopy, minor surgery and the proper conduct of a doctor. I would also like to thank Dr. Masao Chino, Cardiovascular Department, Asikaga Red Cross Hospital, who taught me the principles of agiography and echocardiography, Mr. Kasai, former Administrative Director of Shiraoka Central Hospital, and the nurses of the Internal Medicine Department, for their cooperation with doctors and nurses devoted to the well-being of patients, Dr. Zhang Zheng-Hwa of Xuan-Wu Hospital, Beijing Capital University of Medicinne, for inviting me in as visiting professor of internal nedicine, and Dr. K. V. Beatt, Honarary Consultant in Cardiology, Charing Cross and Westminster Hospital, London, who took me in as visiting doctor and provided me with the opportunity to obtain experience in examining patients of all races. Finally, I would like to express my appreciation to the many, many patients who allowed me to carry out medical examinations.

October 10, 1994　　　Tembo Ryu, M.D.

第4版序文

　第2版は第1版の誤字を訂正した。第3版は第2版の内容を添削した。第4版は開業後（内科を専門に，整形外科を患者の需要とサービスとしての附設）に内科外来でよく遭遇する整形外科の疾患を追加し，本書を完成させた。目次や索引で本書を活用してほしい。広く各科医師，看護婦，薬剤師，検査技師，理学療法士，医療事務員，患者さんや家族に役立てば幸いである。「長江後浪推前浪，一代新人換旧人」，本書が通用しなくなったとき，自分の健康を保てなくなったとき，または年間平均1日外来患者数は15人未満（現在40人）となれば，わが開業生活の引退時期であると思う。　　1998年5月12日　劉　展謀

改訂版序文

　満足のできる本を書くことは実に難しい。医療関係者の便利なメモ，患者の病状理解に役立てば幸いである。　　2005年8月28日　中山靖王　劉展謀

目　　次

- I　医師の仕事・心構え …… 1
- II　症状から考えられる疾患
  - Ⓐ　疼痛
    1. 頭痛 …………………… 2
    2. 眼痛 …………………… 2
    3. 顔面痛 ………………… 2
    4. 咽頭痛, 舌痛, 歯痛, 口腔痛 ………………… 3
    5. 頸部痛 ………………… 3
    6. 耳痛, 鼻痛 …………… 3
    7. 肩こり ………………… 4
    8. 背部痛 ………………… 4
    9. 腰痛, 殿部痛 ………… 4
    10. 胸痛, 乳房痛 ………… 5
    11. 胸やけ ………………… 5
    12. 腹痛（側, 上, 下）…… 5
    13. 会陰痛, 陰嚢痛, 陰茎痛, 射精痛, 陰唇膣痛 …… 6
    14. 関節痛（肩, 肘, 膝）… 7
    15. 上肢痛（手）………… 7
    16. 下肢痛（足）………… 8
    17. 筋肉痛, 皮膚痛 ……… 8
    18. 排尿困難, 尿閉 ……… 9
  - Ⓑ　腫脹
    19. 全身浮腫 ……………… 9
    20. 顔面浮腫 ……………… 9
    21. 頸部腫瘤 ……………… 10
    22. 腹部腫瘤 ……………… 10
    23. 女性化乳房 …………… 10
    24. 腹部膨満 ……………… 11
    25. リンパ節腫脹 ………… 11
    26. 眼球突出 ……………… 11
  - Ⓒ　出血・分泌物
    27. 鼻水 …………………… 11
    28. 鼻出血 ………………… 12
    29. 耳漏 …………………… 12
    30. 血痰, 喀血 …………… 12
    31. 吐血 …………………… 12
    32. 腹水 …………………… 13
    33. 下血（血便）………… 13
    34. 下痢 …………………… 13
    35. 月経異常 ……………… 14
    36. 性器出血 ……………… 14
    37. 帯下（おりもの）…… 14
    38. 血尿 …………………… 15
    39. 尿失禁 ………………… 15
    40. 多尿, 頻尿 …………… 15
    41. 夜尿 …………………… 15
    42. 乏尿 …………………… 16
  - Ⓓ　機能障害
    43. 意識障害 ……………… 16
       （重症度の分類, 脳死の判定）
    44. 失神発作 ……………… 17
    45. しびれ（顔面, 手足, 内科的, 外科的）…… 18
    46. 手足の冷え …………… 19
    47. 言語障害 ……………… 19
    48. 運動障害, 歩行障害 … 19
    49. 視力障害, 視野障害 … 20
    50. 味覚障害, 嗅覚障害 … 21
    51. 複視 …………………… 21
    52. 顔面神経麻痺 ………… 21
    53. 顔面けいれん ………… 22
    54. 神経障害症状 ………… 22
    55. 髄膜刺激症状 ………… 22
    56. ショック ……………… 22
    57. 鼻閉, 鼻づまり ……… 23
    58. けいれん ……………… 23
    59. のぼせ（顔面紅潮）… 23
    60. めまい ………………… 24

61.	難聴, 聴力低下	24
62.	耳鳴	24
63.	嗄声	25
64.	動悸	25
65.	不整脈	26
66.	鼾, いびき	26
67.	呼吸困難, 息苦	26
68.	異常呼吸	27
69.	喘鳴	28
70.	咳（せき）	28
71.	嚥下困難	28
72.	倦怠感, 易疲労	29
73.	食欲不振	29
74.	悪心, 嘔吐	30
75.	しゃっくり, げっぷ	30
76.	黄疸	31
77.	便秘	31
78.	貧血	31
79.	発汗, あせ	32
80.	痒（かゆみ）	32
81.	体重減少（やせ）, 肥満	32
82.	性欲減退	33
83.	局所出血	33
84.	出血傾向	33
85.	発熱, さむけ	34
86.	脱水	34
87.	不眠（睡眠障害）	35
88.	口臭	35
89.	口渇	35
90.	痴呆（認知症）, せん妄	36

Ⓔ　色調の異常

91.	発疹（紅斑）	37
92.	皮膚色調変化	37
93.	チアノーゼ	37
94.	舌の異常	38
95.	指端冷白	39
96.	紫斑	39
97.	爪の異常	40
98.	顔貌の変化	40
99.	脱毛	41
100.	多毛	41

Ⅲ　検査から考えられる疾患

1.	痰	42
2.	胸水, 胸腔穿刺	42
3.	腹水, 腹腔穿刺	44
4.	髄液, 腰椎穿刺	45
5.	関節液, 関節穿刺	46
6.	糞便	46
7.	尿	47
8.	骨髄	50
9.	血液型の判定 ABO	51
10.	末血, 網状赤血球	51
11.	白血球と分画	52
12.	血小板（Plt）	53
13.	出血時間	53
14.	プロトロンビン時間（PT）, トロンボテスト（TT）	54
15.	活性化部分トロンボプラスチン時間（APTT）	54
16.	フィブリノーゲン, FDP, ATⅢ	55
17.	皮膚反応テスト	55
18.	炎症反応（CRP, ESR）	56
19.	BUN（尿素窒素）	57
20.	CRE（クレアチニン） BUN/CRE 比	57 57
21.	尿中 NAG	58
22.	血清 BMG, 尿中 β_2MG	58
23.	尿酸（UA）	58
24.	血糖（BS, Glu）	59
25.	HbA$_{1c}$（糖化血色素）	60
26.	ブドウ糖負荷試験	60
27.	総蛋白質（TP）, 蛋白分画	61

28. 総コレステロール T-chol, 中性脂肪 TG, LDL ········ 62
29. 血清鉄（Fe）············· 63
30. 血清カルシウム（Ca）··· 64
31. 血清カリウム（K）········ 65
32. 血清ナトリウム（Na）··· 66
33. 血清クロール（Cl）······· 66
34. 血清亜鉛（Zn）············ 67
35. GOT, GPT（ALT）········ 67
36. ALP, アイソザイム ······ 68
37. ビリルビン（T-Bil）······ 68
38. γ-GTP ····················· 69
39. ヒアルロン Hyaluronate ··· 69
40. ChE コリンエステラーゼ
 ······················· 70
41. LDH ······················ 70
42. LDH アイソザイム ········ 71
43. CPK ······················ 71
 CPK アイソザイム ········ 72
44. トロポニン（TnT）······· 72
45. 特殊検査 ·················· 72
46. ファディアトープ（Atopy test）······················ 73
47. アミラーゼ（血，尿）····· 73
48. リパーゼ Lipase ·········· 73
49. 骨量測定 ·················· 74
50. 甲状腺ホルモン FT_3, FT_4 TSH, サイロイドテスト, サイログロブリン Tg ······ 74
51. 性ホルモン（男，女）····· 75
52. ACTH, Cortisol ·········· 75
53. インスリン，グルカゴン
 ······················· 76
54. カテコラミン分画 ········ 77
55. レニン，アルドステロン，ACE ······················ 77
56. ガスドリン，セクレチン
 ······················· 78

57. 腫瘍マーカー ············· 79
58. AFP（肝癌）·············· 80
59. CEA ······················ 80
60. CA 19-9 ·················· 81
61. フェリチン ··············· 81
62. PSA（前立腺癌）········· 81
63. 免疫グロブリン（IgG, IgA, IgM, IgD, IgE）··········· 82
64. ASO（溶連菌）··········· 82
65. RF（リウマチ因子）····· 83
66. 抗核抗体（ANA）········· 83
67. 梅毒反応（TPHA）······· 83
68. 肝障害の診断 ············· 84
69. A 型肝炎ウィルス ········ 84
70. B 型肝炎ウィルス ········ 85
71. C 型肝炎ウィルス ········ 85
72. ビタミン（A, B, C, D, E）
 ······················· 85
73. ペプシノゲン検査 ········ 87
74. エイズウィルス HIV ······ 87
75. 薬剤の有効濃度 ··········· 88
76. 病理検査（組織診，細胞診）
 ······················· 88
77. ICG 試験 ················· 89
78. 腎機能（CCr, PSP）····· 90
79. 胸部 X 線，腹部 X 線······ 91
80. 画像診断の適応優劣 ······ 91
81. 通常心電図，モニター ··· 92
82. 負荷心電図検査 ··········· 92
83. Holter 心電図検査 ········· 93
84. 心音，心雑音 ············· 94
85. 心臓カテーテル検査 ····· 95
86. 心臓超音波検査 ··········· 97
87. 呼吸機能検査 ············· 97
88. 血ガス検査 ··············· 98
89. 気管支内視鏡検査 ········ 99
90. 眼底検査，眼底カメラ ···100
91. CT 検査 ···················100

92. 腎盂尿路造影（DIP） ……101	25. WPW症候群 ……………124
93. 脳波検査 ………………102	26. 心房肥大 ………………124
94. 胃透視検査 ……………102	27. 心室肥大 ………………125
95. 胃十二指腸内視鏡 ……103	28. 狭心症 …………………125
96. 注腸検査 ………………104	29. 心筋梗塞 ………………126

Ⅴ　日常診療によくある疾患
　①　循環器疾患

97. 大腸内視鏡検査 ………104	
98. 腹部超音波検査 ………105	1. 高血圧症 ………………128
99. 腹部血管造影検査 ……106	2. 低血圧症 ………………132
100. 血管造影の用意 ………107	3. 心室性期外収縮 ………133
処置1. 中心静脈圧測定，	4. 心房細動 ………………134
高カロリー輸液 ……108	5. 房室ブロック …………135
処置2. 気管切開，人工呼吸 ……109	6. 発作性頻脈症 …………136

Ⅳ　心電図症例

1. 波形，誘導の意味，読み方	7. WPW症候群 ……………137
目的 ……………………111	8. 脚ブロック ……………138
2. 正常洞調律 ……………112	9. 洞不全症候群 …………139
3. 洞（性）頻脈 …………112	10. 心停止 …………………141
4. 洞（性）徐脈 …………112	11. 狭心症 …………………142
5. 洞（性）不整脈 ………113	12. 心筋梗塞 ………………144
6. 洞房ブロック …………113	13. 心不全 …………………147
7. 洞停止 …………………114	14. 僧帽弁狭窄症 …………151
8. 上室性期外収縮 ………114	15. 僧帽弁閉鎖不全症 ……152
9. 上室性（心房性）頻脈 …115	16. 大動脈弁狭窄症 ………153
10. 心房粗動 ………………115	17. 大動脈弁閉鎖不全症 …154
11. 心房細動 ………………116	18. 動脈硬化症 ……………156
12. 接合部頻脈 ……………116	19. 胸部・腹部大動脈瘤，
13. ペース・メーカー移動 …117	解離性大動脈瘤 ………158
14. 補充調律 ………………117	20. 血栓性静脈炎 …………159
15. 心室性期外収縮 ………118	21. 下肢静脈瘤,リンパ浮腫 …160
16. PVC二段脈，三連脈 …118	22. 心臓神経症 ……………160
17. 多源性心室性期外収縮 …119	23. 急性心（外）膜炎 ……161
18. 心室性頻脈 ……………119	24. 心筋炎 …………………161
19. 心室粗動 ………………120	25. 感染性心内膜炎 ………162
20. 心室細動 ………………120	26. 心房中隔欠損症 ………163
21. 房室伝導障害 …………120	27. 心室中隔欠損症 ………164
22. 人工ペースメーカー …122	28. 心筋症 …………………165

　②　呼吸器疾患

23. 右脚ブロック …………123	
24. 左脚ブロック …………123	29. カゼ症候群 ……………166

30. 急性気管支炎 …………168	68. 急性胆囊炎 …………203
31. 慢性気管支炎 …………169	69. 胆囊癌, ポリプ ………204
32. 気管支喘息 ……………170	70. 急性膵炎 ………………205
33. 肺気腫 …………………172	71. 慢性膵炎 ………………206
34. 急性肺炎 ………………173	72. 膵癌, 膵囊胞 …………207
35. 肺線維症 ………………174	73. 急性腹膜炎 ……………208
36. 肺結核　37. 胸膜炎 …175	④　神経系疾患
38. 肺塞栓症 ………………176	74. 一過性脳虚血発作 ……209
39. 気胸 ……………………177	75. 高血圧性脳症 …………210
40. 肺癌 ……………………178	76. 硬膜下血腫 ……………210
41. 過換気症候群 …………180	77. 脳梗塞 …………………211
42. 呼吸不全 ………………180	78. 脳出血 …………………212
③　消化器疾患	79. くも膜下出血 …………214
43. 口内炎, 口腔癌, 舌癌 …181	80. 髄膜炎 …………………215
44. 食道炎, 食道潰瘍 ……182	81. 脳腫瘍, 脳膿瘍 ………216
45. 食道癌, 食道静脈瘤 …183	82. Parkinson 病 …………217
46. 急性胃炎 ………………184	83. めまい …………………218
47. 潰瘍性大腸炎 …………184	84. 自律神経失調症 ………219
48. 慢性胃炎, 胃下垂 ……185	85. 不眠症 …………………219
49. 胃十二指腸潰瘍 ………186	86. 頭痛, 頭部外傷 ………220
50. 胃ポリプ ………………187	87. 神経痛 …………………223
51. 胃癌 ……………………188	88. てんかん ………………224
52. 急性腸炎, 胃腸炎 ……189	89. 振せん（ふるえ）……225
53. 便秘症 …………………190	⑤　腎尿路系疾患
54. 過敏性腸症候群 ………190	90. 急性腎炎 ………………226
55. 急性虫垂炎 ……………191	91. 慢性腎炎 ………………227
56. 腸閉塞（イレウス）…192	92. ネフローゼ症候群 ……228
57. 痔 ………………………192	93. 急性腎不全, IgA 腎症 …229
58. 大腸ポリプ ……………193	94. 慢性腎不全 ……………231
59. 大腸憩室症 ……………193	95. 腎囊胞　96. 腎癌 ……232
60. 大腸癌 …………………194	97. 尿路結石症 ……………233
61. 急性肝炎 ………………195	98. 尿路感染症 ……………234
62. 慢性肝炎, 肝肪肝 ……197	99. 膀胱癌 …………………235
63. アルコール性肝障害 …198	100. 前立腺肥大症 …………235
64. 肝硬変 …………………199	101. 前立腺癌 ………………236
65. 肝癌 ……………………200	102. 前立腺炎 ………………237
66. 肝不全, 肝囊胞 ………201	103. 神経因性膀胱 …………237
67. 胆石症 …………………202	104. 急性副睾丸炎 …………237

⑥ 血液系疾患
- 105. 貧血症 ……………………238
- 106. 赤血球増加症 ……………240
- 107. 血小板減少性紫斑病 ……241
- 108. 白血病 ……………………242
- 109. DIC …………………………243
- 110. 悪性リンパ腫 ……………243

⑦ 内分泌系疾患
- 111. 下垂体前葉機能低下症 …244
- 112. SIADH, 末端肥大症 ……245
- 113. Cushing 症候群 …………246
- 114. アルドステロン症 ………247
- 115. 甲状腺機能亢進症 ………248
- 116. 甲状腺機能低下症 ………249
- 117. 悪急性甲状腺炎 …………249
- 118. 甲状腺癌, 甲状腺腫 ……250

⑧ 代謝系疾患
- 119. 糖尿病 ……………………251
- 120. 低血糖症 …………………254
- 121. 高脂血症 …………………255
- 122. 痛風（高尿酸血症）……257

⑨ 膠原病疾患
- 123. 慢性関節リウマチ ………259
- 124. SLE, 強皮症, 皮膚筋炎, シェーグレン症候群 ……260

⑩ アレルギー性疾患
- 125. アレルギー性鼻炎 ………262
- 126. 皮膚掻痒症 ………………262
- 127. じんましん ………………263
- 128. 花粉症 ……………………264

⑪ 感染性疾患
- 129. 麻疹　130. 風疹 ………265
- 131. 水痘　132. 耳下腺炎 …266
- 133. 敗血症 ……………………267
- 134. 帯状疱疹 …………………267
- 135. 性病（梅毒）……………268

⑫ 中毒症
- 136. 薬物中毒　137. 虫刺症 …269

⑬ 他科プライマリ・ケア
- 138. 整形外科 …………………270
- 139. 皮膚科 ……………………274
- 140. 外来小外科 ………………275

Ⅵ 緊急時の対応
- 1. 血圧の低下 …………………276
- 2. 血圧の上昇 …………………277
- 3. 乏尿 …………………………277
- 4. 呼吸不全 ……………………278
- 5. 高度な頻脈, 徐脈 …………279
- 6. 高熱 …………………………279
- 7. 胸痛, 動悸 …………………280
- 8. 尿閉, 便秘, 不眠 …………280
- 9. 末期症状 ……………………281
- 10. 臨終 ………………………281

Ⅶ 誤診 ……………………………282

Ⅷ 診療雑談
- 1. 体調と検査 ……………………14
- 2. 妊婦へ薬剤の影響 ……… 39
- 3. 医師と患者, 薬の効果 …… 41
- 4. 薬剤採用の基準 …………… 59
- 5. 薬の飲み方 ………………… 79
- 6. 癌の告知 …………………… 80
- 7. 老化現象 …………………… 90
- 8. 患者の受診心構え …………96
- 9. 検査値と治療値 …………127
- 10. 長寿十ケ条 ………………150
- 11. 手術について ……………157
- 12. 医師になるための費用 …164
- 13. 漢方医学 …………………177
- 14. りゅう内科医院 …………179
- 15. 採血と貧血, 検査間隔 …258
- 16. 廃用症候群 ………………264
- 17. 健康な楽しい90歳 ………281
- 18. 介護基準の判定 …………299

索引 …………………………………284
Index …………………………………293

I　医師の仕事・心構え

　医師の仕事は，患者の病気について正しい診断，適正な検査，効果のある治療を行うことである。①高い医学知識をもつ，②すぐれた医術をもつ，③人間性のある態度をもつことが必要である。医師は患者の苦痛を軽快させて，患者の生命を一日でも長生きさせるように努力すべきである（p. 281）が，病気は患者や家族の生活と仕事にどのような影響を与えるか，また患者や家族はどのような治療（癒）を期待しているかを考えてあげなければならない。患者や家族が同意する範囲内（自己決定の尊重）で，なるべく安く能率よく診療を行う。死にゆく人たちへの心の配慮を考えていなければならない。求められる医療水準から取り残されないため，生涯研修に努めていなければならない。

　内科医はとにかく広く，ある程度の深さで，診療の知識と技能を持ち，どんな患者でも対応と処置ができなければならない。医師による診断能力の差は，軽症なら問題はないが，重症なら患者の生命を左右しかねない。診療が適当でなかったために，不幸な結果を招いたのは約7％があるという。患者はどの医師が良いかということを知らない。医師は自分の診療能力や病医院設備の限界を知り，検査・治療のできない場合，または数回通院しても改善しない場合，転院や紹介受診をさせるべきである。最善を尽しても治らない病気がある。

　病院，診療所の医師として働くにはさらに　①なるべく自己資金で医院を通院しやすい場所に開設する。②視診，問診のほか聴診，触診も行う。薬剤の作用，副作用，経済性（効果が良い，飲みやすい，価格が安い，利益がある）を熟知する。③正確な診断と効果ある治療を速やかに行い，患者を安心させる。④患者の訴えをよく聞いて，理解的態度を持ち，その秘密を守る。病状を説明し，治療の同意を求める。⑤患者の多くは複数の疾患を持っていて，専門性と幅広い臨床能力を持つ。必要のない治療を行わない。⑥重要な所見，処置をもれなく簡単に診療録に記入する。診断書を正しく書く。⑦医療費を正確に誠実に請求する。収入は自分の医術レベルと仕事量に見合うであろう。⑧医師自身が常に身心とも健康で，看護婦，事務員と仲良く働き，良いリーダーである。⑨社会奉仕と国際親善の理念を持ち，心ある診療を行う。⑩短い時間に良い体調で，感謝されながら診療するのが理想である。

Ⅱ 症状から考える病気

Ⓐ 疼痛　Pain

1. 頭痛　Headache

1. 一過性：神経症，群発頭痛，側頭動脈炎，片頭痛，緊張性頭痛，低髄圧
2. 持続性：脳梗塞，くも膜下出血，脳出血，脳腫瘍，慢性硬膜下血腫
3. 高血圧：脳出血，脳梗塞，高血圧性脳症
4. 貧血・多血：貧血症，真性赤血球増加症
5. 腎・内分泌性：腎性高血圧症，褐色細胞腫，代謝性アシドーシス
6. その他：心因性，疲労，睡眠不足，更年期障害，慢性頭痛，後頭神経痛，かぜ症候群，発熱，髄膜炎，脳膿瘍，頚椎症，鎮痛剤依存症，薬の副作用，二日酔，頭部外傷，月経困難症，CO中毒，うつ病，自律神経失調症
7. 歯科，眼科，耳鼻科：虫歯，歯髄炎，顎関節炎，緑内障，眼筋麻痺，眼精疲労，副鼻腔炎，慢性鼻炎，外耳炎，中耳炎，Meniere病，気圧差，疱疹

2. 眼痛　Ocular Pain, Eye Pain

1. 炎症：結膜炎，角膜炎，強膜炎，麦粒腫，眼窩蜂巣炎，虹彩炎，脈絡膜炎，副鼻腔炎，眼瞼帯状ヘルペス（疱疹）
2. 外傷：逆まつげ，すり傷，睫毛（まつげ）乱生，コンタクトレンズによる角膜障害，外傷（物理，化学的），眼瞼・結膜の異物
3. 機能障害：眼精疲労（eyestrain），緑内障，乱視，近視，遠視
4. 関連痛：脳腫瘍，片頭痛，側頭動脈炎，電気性眼炎

3. 顔面痛　Facial Pain

1. 急性：緑内障，神経炎，歯肉炎・歯槽膿瘍，副鼻腔炎，眼炎，耳下腺炎
2. 慢性・持続性：顎関節炎，帯状疱疹，中耳炎，耳下腺炎，鼻咽頭腫瘍
3. 反復性：うつ病，神経症（ストレス），神経痛（三叉，舌咽，上喉頭）
4. 腫脹・発赤：外傷，打撲症，蜂巣炎，丹毒，抜歯後感染症
5. 痙攣：脳卒中後遺症，顔面神経麻痺後，神経再生の筋間異常共同運動

4. 咽頭痛, 舌痛, 歯痛, 口腔痛

1. **咽頭痛　Sore Throat**：①炎症：カゼ症候群, 咽頭炎, 伝染性単核球症, 気管支炎（咳）, 肺炎, 結核, 副鼻腔炎, 扁桃炎, 手足口病。②癌：白血病, Hodgkin's病, ③中毒：慢性アルコール中毒, 喫煙, ④先天性：逆流性食道炎, 過長口蓋垂, ⑤アレルギー：咽頭の血管神経浮腫, アレルギー鼻炎, ⑥外傷：異物, ⑦内分泌：亜急性甲状腺炎
2. **舌痛　Tongue Pain**：悪性貧血, 鉄欠乏性貧血, 口内炎, 疱疹, 結核, 梅毒, 歯槽膿瘍, 舌癌, Pellagra, タバコ, 鉛中毒, 血管神経浮腫, 舌咽神経痛, 舌炎, 舌潰瘍, 咬傷, 舌熱傷, 入歯の刺激（創傷）
3. **歯痛　Toothache**：虫歯, 歯槽膿漏, 歯槽膿瘍, 骨髄炎, 歯肉炎, 関連痛（副鼻腔炎, 中耳炎, 側頭下顎関節疾患, 三叉神経痛, 上顎癌）
4. **口腔痛　Oral Pain**：口内炎, 舌炎, 外傷, 熱傷, 口腔癌, 入歯の刺激

5. 頸部痛　Neck Pain

1. 頸運動に痛み増強：頸椎椎間板ヘルニア, 変形性頸椎症, 疲労性筋肉痛, 後縦靱帯骨化症, 頸椎捻挫, 打撲症（挫傷, 破裂, 骨折）, 骨粗鬆症, 癌
2. 肩運動に痛み増強：頸肩腕症候群
3. 前頸部, 側頸部痛：亜急性甲状腺炎, 流行性耳下腺炎, 頸部リンパ腺炎, 蜂巣炎, 膿瘍, 咽頭扁桃炎, 帯状疱疹
4. 内科的なもの：筋肉痛, 高血圧症, 筋々膜症, 脳卒中（梗塞, 出血）後遺症, 髄膜炎, くも膜下出血, 転移癌, 食道炎, 食道癌, 慢性関節リウマチ

6. 耳痛, 鼻痛

1. **耳痛　Otalgia**：①外耳：外耳炎, 耳介湿疹, 耳介軟骨膜炎, 耳下腺炎, 耳帯状疱疹, 外耳腫瘍, 損傷, 異物, ②中耳：急性中耳炎, 耳管炎, 乳様突起炎, 中耳腫瘍, ③その他：急性扁桃炎, 扁桃摘出後, 歯性耳痛, 下顎関節炎, 下咽頭癌, 顔面神経麻痺初期（聴力低下）
2. **鼻痛　Rhinalgia**：①外鼻：膿瘍, 外傷, 凍傷, 悪性腫瘍, ②鼻腔：急性鼻炎, 花粉症, アレルギー性鼻炎, 鼻中隔骨折, 鼻粘膜損傷, 鼻腔腫瘍, 鼻腔異物, ③副鼻腔：副鼻腔炎（蓄膿症）, 副鼻腔囊胞, 副鼻腔癌

7. 肩こり　Shoulder Stiffness

1. 頸椎：頸椎外傷（打撲，捻挫），変形性頸椎症，後縦靱帯骨化症
2. 上部の胸椎，肋骨，鎖骨，肩甲骨：形成異常，外傷，炎症
3. 肩関節：肩関節周囲炎（五十肩），頸肩腕症候群，上腕骨骨頭壊死
4. 上腕神経叢：斜角筋症候群，胸廓出口症候群，上腕神経炎
5. 胸，腹部：高血圧症，肺・心血管・胃腸・肝・胆・膵の疾患
6. 頸部軟部組織：リンパ腺炎，結合織炎
7. 筋・腱：筋肉痛（不自然な姿勢，荷重），肩背筋々膜症，腱鞘炎
8. その他：心身症（精神的），身体的ストレス，更年期障害，歯咬合症

8. 背部痛　Back Pain

1. 運動に痛み増強：疲労性筋肉痛，背部打撲症，脊椎圧迫骨折，骨粗鬆症，変形性脊椎症，関節リウマチ，骨折，捻挫，癌転移
2. せき，発熱を伴う：急性胸膜炎，急性肺炎，カゼ症候群，急性気管支炎
3. 呼吸に痛み増強：帯状疱疹，肋間神経痛，気胸，急性気管支炎，肺癌
4. 腹痛：胃腸炎，虫垂炎，胆石症，胃十二指腸潰瘍，急性膵炎，急性胆嚢炎，尿路結石症，腎盂腎炎，胃癌，膵癌，腎癌，肝癌，急性腹膜炎
5. 胸痛：狭心症，解離性大動脈瘤，急性心筋梗塞，急性心膜炎，心筋炎
6. 圧痛：筋々膜症，筋肉痛，骨折
7. 婦人科：子宮筋腫，子宮癌，卵巣癌，子宮内膜症
8. 全身性：感染症（敗血症），膠原病（皮膚筋炎），神経（多発性神経炎），血液（多発性骨髄腫，白血病），帯状疱疹，心因性（神経症），転移癌

9. 腰痛　Lumbago, Low back pain

1. 運動に痛み増強：椎間板ヘルニア，脊髄腫瘍（安静時痛），変形性腰椎症，脊椎管狭窄症，筋・筋膜性腰痛，腰椎圧迫骨折，骨粗鬆症，腰椎捻挫，癌の骨転移，多発性骨髄腫，化膿性脊椎炎，不良姿勢
2. 腹痛：虫垂炎，胆石症，胃十二指腸潰瘍，膵炎，膵癌，尿路結石症
3. 血尿：腎盂炎，急性腎炎，腎盂腎炎，遊走腎，尿路結石症，腎癌
4. 関連痛：虫垂炎，腎動脈障害，後腹膜部腫瘍，子宮・睾丸疾患，心因性

【臀部痛】腰椎椎間板ヘルニア，筋・筋膜性腰痛，骨盤輪不安定症，腰仙椎部の腫瘍，腰椎仙椎部打撲傷，膿瘍

10. 胸痛　Chest Pain

1. 心臓：狭心症，心筋梗塞，大動脈弁膜症（狭窄，閉鎖不全），僧帽弁膜症（狭窄，閉鎖不全），肥大型心筋症，急性心膜炎，心筋炎，不整脈
2. 大動脈：解離性大動脈瘤，大動脈炎
3. 肺・胸膜：肺炎，膿胸，肺梗塞，胸膜炎，気胸，肺癌，過換気症候群
4. 食道：食道痙攣，食道憩室，食道癌，食道炎・潰瘍，食道裂孔ヘルニア
5. 縦隔：縦隔腫瘍，縦隔気腫，縦隔炎
6. 胸壁：帯状疱疹，筋肉痛（運動，力仕事の翌日にみられる），肋骨の炎症・外傷・骨折・腫瘍，肋間神経痛，流行性胸膜痛（筋痛症），乳癌
7. 腹部臓器：胆石症，膵炎，胃十二指腸潰瘍，急性胆嚢炎，膵癌，胃癌
8. 心因性：心臓神経症，過換気症候群，不安神経症
9. その他：頚椎症，胸椎症，神経筋疾患，胸椎圧迫骨折

【乳房痛】急性乳腺炎，乳腺症，乳癌，Mondor病，Tietze病，咬傷，吸引痛

11. 胸やけ　Heartburn

1. 嚥下困難：食道癌，食道潰瘍，逆流性食道炎，食道裂孔ヘルニア
2. 心窩部痛：胃十二指腸潰瘍，胃炎，胃癌，膵炎，膵癌，心筋梗塞
3. 心窩部不快感：胃癌，胃切除後症候群，胃下垂，過食，不整脈
4. しゃくり・げっぷ：空気嚥下症，逆流性食道炎，慢性胃炎，尿毒症
5. 下痢，便秘：過敏性腸症候群，大腸癌

12. 腹痛　Abdominal Pain

I. 側腹痛　Flank Pain

1. 尿路系：尿路結石症，腎梗塞，腎癌，腎嚢胞，腎盂腎炎，腎周囲膿瘍，痛風腎，遊走腎，腎挫傷，腎破裂，尿管腫瘍
2. 神経系：脊髄病変，硬膜外腫瘍，椎間板ヘルニア
3. 消化器系：大腸憩室症，虫垂炎，胆石症，急性胆嚢炎，便秘症，心身症
4. 外傷：腹部打撲・挫傷，腸穿孔，腎破裂，脾破裂，椎間板ヘルニア

Ⅱ. **上腹部痛** Epigastric Pain
1. 発熱，嘔吐：胆嚢炎，胆石症，急性虫垂炎，急性腹膜炎，食中毒，胃炎
2. ショック：急性腹膜炎，急性膵炎，胆石症，腎破裂，脾破裂，心筋梗塞，腹大動脈瘤破裂，胃潰瘍大出血
3. 吐血：胃十二指腸潰瘍，食道静脈瘤破裂，出血性胃炎，胃癌，食道破裂
4. 激痛発作：胆石症，尿路結石症，腸閉塞，胃けいれん，アニサキス症
5. 胸やけ：胃十二指腸潰瘍，急性胃炎，胃腸神経症，腸閉塞，胃腸穿孔
6. 胃不快感：胃癌，急性胃炎，胃神経症，胃下垂，胃潰瘍，虫垂炎初期
7. 黄疸：胆石症，肝癌，急性肝炎，膵癌，胆嚢癌，胆嚢炎
8. 下血：腸間膜血栓症，消化管出血，腸重積
9. 下痢：急性胃腸炎　　10. その他：胆道ジスキネジー（神経失調）

Ⅲ. **下腹部痛** Hypogastric pain
1. ショック：子宮外妊娠破裂，尿路結石症，腸間膜血栓症（動脈閉塞症），腹部大動脈瘤破裂，腸閉塞，ヘルニア嵌屯，卵巣出血
2. 発熱，嘔吐：急性虫垂炎，急性大腸炎，大腸憩室炎，食中毒，急性腹膜炎
3. 下痢：急性大腸炎，過敏性腸症候群（胃腸神経症）
4. 血便：大腸癌，大腸憩室炎，大腸ポリプ，腸重積，H-S 紫斑病
5. 血尿，頻尿：尿路結石症，膀胱炎，膀胱癌，腎盂炎，遊走腎
6. 女性：子宮外妊娠，流産，月経困難症，卵管炎，卵巣嚢腫茎捻転，内膜症
7. その他：移動性盲腸，大腸下垂症，腸けいれん，骨盤内悪性腫瘍，便秘症

13. **会陰痛，陰嚢痛，陰茎痛，射精痛，陰唇膣痛**

1. **会陰痛　Perineal Pain**：会陰膿瘍，前立腺炎，前立腺結石，膀胱炎，尿道炎，神経症，裂肛，内痔核嵌頓，肛門周囲炎，痔瘻，肛門癌
2. **陰嚢痛　Scrotal Pain**：陰嚢膿瘍，急性睾丸炎，精索捻転症，副睾丸炎，精索静脈瘤，外傷，精巣回転症，急性精巣上体炎，耳下腺性精巣炎
3. **陰茎痛　Penile Pain**：外陰疱疹，軟性下疳，鼠径肉芽腫，亀頭炎，淋病，尿道炎，海綿体血栓症，尿道結石，膀胱結石，前立腺結石，前立腺炎，膀胱炎，陰茎外傷，陰茎膿瘍，持続勃起症，嵌頓包茎
4. **射精痛　Painful Ejaculation**：前立腺炎，精嚢腺炎，精血症
5. **陰唇膣痛　Labium, Vagina pain**：外傷，感染性外陰炎，バルトリン腺炎，外陰膿瘍，接触性皮膚炎，外陰ヘルペス，Behçet 病，外陰癌

14. 関節痛　Arthralgia, Joint pain

1. 自発痛，圧痛：①局所の発熱：慢性関節リウマチ，痛風，化膿性関節炎，②発熱なし：変形性関節症，関節水腫，③全身の発熱：膠原病，白血病，敗血症，肝炎，かぜ症候群，④局所の腫張・紫斑：捻挫，骨折
2. 運動に痛み：五十肩，捻挫，脱臼，打撲傷，運動後筋肉疲労，顎関節症
3. 頸肩腕痛：変形性頸椎症，職業性頸肩腕障害，胸郭出口症候群，五十肩，頸椎捻挫後遺症，頸椎腫瘍，頸肩腕症候群
4. 肩痛：①肩自体：外傷，肩関節脱臼，肩関節周囲炎，筋炎，神経炎，腱炎，②関連痛：狭心症，心筋梗塞，肺癌，気胸，胃十二指腸潰瘍，肝・胆・膵疾患，横隔膜下の刺激（液体，膿），頸髄の神経疾患，乳癌
5. 肘痛：①打撲，骨折，脱臼，捻挫，上腕骨上顆炎（テニス肘，野球肘），②痛風，慢性関節リウマチ，骨関節炎，骨腫瘍，転移癌
6. 手関節痛：手根管症候群，慢性関節リウマチ，SLE，筋炎，関節炎（感染，痛風，外傷，変形性），腱鞘炎，捻挫，打撲や圧迫，骨折
7. 膝関節痛：打撲，骨折，脱臼，捻挫，半月板損傷，化膿性関節炎，痛風，変形性膝関節症，膝関節水腫，骨腫瘍，肥満，膝内障，使い過ぎ症候群
8. 足関節痛：使い過ぎ症候群，靱帯損傷（捻挫），骨折，関節炎，皮下腫瘍，アキレス腱断裂，化膿性骨髄炎，痛風，足根管症候群
9. 股関節痛：打撲，骨折，脱臼，変形性股関節症，大腿骨頭壊死

15. 上肢痛　Arm pain, Upper limb pain

1. 神経：視床症候群（脳卒中後遺症），脊髄病変，末梢神経炎
2. 炎症：皮膚筋炎，蜂巣炎，リンパ管炎，化膿性筋炎，上腕骨上顆炎
3. 血管：閉塞性動脈硬化症，血栓性静脈炎，解離性動脈瘤
4. 腫瘍：Pancoast腫瘍，骨腫瘍，ガングリオン（囊腫）
5. 筋腱：筋の挫・切・刺傷，打撲，捻挫，疲労性筋肉痛，腱鞘炎
6. 骨・関節：骨折，痛風，慢性関節リウマチ，頸椎椎間板ヘルニア，骨関節炎，手根管症候群，変形性頸椎症，化膿性骨髄炎，離断性骨軟骨炎
7. 腋窩：炎症（せつ，よう，リンパ腺炎），腫瘍（軟部，転移性）

16. 下肢痛　Leg Pain, Lower limb pain

1. 血管性：Leriche 症候群（腹大動脈末端閉塞），解離性動脈瘤，下肢閉塞性動脈硬化症，虚血性神経症，脳卒中後遺症，血栓性静脈炎
2. 炎症性：帯状疱疹，限局性化膿性炎症，蜂巣炎，筋肉炎，感染性静脈炎，亜急性心内膜炎，リンパ管炎，末梢性神経炎，坐骨神経炎，放射線性骨炎，カゼ症候群，敗血症，関節炎，足底筋膜炎，癧疽
3. 腫瘍性：Kaposi 肉腫，血管腫，下肢リンパ管腫，骨盤腫瘍，脊髄腫瘍，転移性腫瘍，多発性骨髄腫，大腿・脛・腓骨腫瘍。（膀胱直腸障害）
4. 膠原病：皮膚筋炎，結節性周囲炎，混合性結合組織病，慢性関節リウマチ
5. 外傷性：捻挫，裂傷，血腫，骨折，腰椎椎間板ヘルニア，疲労性筋肉痛，打撲傷
6. 代謝性：糖尿病性神経症，軟骨硬化症，骨粗鬆症，痛風，肥満
7. 骨性：腰椎すべり症，脊椎管狭窄症，変形性腰椎症，脛骨・腓骨骨髄炎，変形性膝関節症，踵骨骨棘。（下肢筋力低下麻痺に要注意）

17. 筋肉痛，皮膚痛

Ⅰ. 筋肉痛　Myalgia
1. 筋被膜の過大収縮，炎症，代謝障害，中毒，血管障害で筋線維をとりまく筋線維内鞘や筋周膜の痛覚神経線維によって感じとる。
2. 筋収縮あり：慣れない激しい運動，持続的筋収縮，過度な筋収縮，妊娠，脱水，尿毒症，破傷風，肝硬変
3. 筋収縮なし：糖尿病，外傷性筋炎，カゼ症候群，感染症，リウマチ性筋痛，皮膚筋炎，虚血性病変（狭窄，血栓，梗塞）

Ⅱ. 皮膚痛　Skin Pain
1. 物理的・化学的障害：熱傷，凍傷，急性日光皮膚炎，急性放射線皮膚炎
2. 細菌感染：膿瘍，丹毒，筋膜炎，筋肉炎，壊疽
3. ウィルス感染：帯状疱疹，単純疱疹
4. 血行障害：糖尿病性壊疽，静脈炎
5. その他：打撲傷，接触性皮膚炎，湿疹，多形性紅斑，神経痛
運動痛・圧痛・鈍痛→筋肉痛・腱膜痛。しびれるような痛み→神経痛

18. 排尿困難（障害） Dysuria, 尿閉 Retention of urine

1. 疼痛：膀胱炎，前立腺炎，尿道炎，淋病，ヘルペス（疱疹），尿道外傷
2. 尿線の中絶：膀胱結石，膀胱異物，膀胱腫瘍（ポリプ，癌）
3. 排尿時間の遅延：膀胱憩室，膀胱頸部硬化症，神経因性膀胱，前立腺肥大症，前立腺癌，前立腺結石，尿道狭窄，尿道異物
4. 尿道抵抗の増大または出血：膀胱頸部硬化症，膀胱癌，膀胱外傷，前立腺癌，前立腺肥大症，尿道外傷，尿道炎，尿道結石
5. 神経症：不自然な体位の排尿，ヒステリー，不安神経症
6. 薬剤の副作用：抗ヒスタミン剤，抗コリン剤，抗不整脈剤など

Ⓑ 腫脹 Sweeling or Mass

19. 全身浮腫 General Edema

1. 呼吸困難，咳：うっ血性心不全
2. 腹水，黄疸：肝硬変，肝癌，肝不全，各種癌の末期
3. 顔面から始まる：ネフローゼ症候群，急性腎炎，上大静脈症候群
4. 手足から始まる浮腫：炎症性，静脈性循環不全（挙上により消失），静脈性血栓症，リンパ性浮腫（圧痕がない），高度な低蛋白血症，貧血症，急性または慢性腎炎，ネフローゼ症候群，腎不全，右心不全
5. 足背・手背浮腫（挙上できないため）：静脈還流障害，低蛋白血症。
6. 固い浮腫：甲状腺機能低下症（粘液水腫），上肢下肢リンパ性閉塞（術後）
7. 女性の性周期で出現：特発性浮腫（cyclic edema），更年期障害
8. その他：薬の副作用，脳卒中後遺症，脚気，アレルギー

20. 顔面浮腫 Facial Edema

1. 血尿，蛋白尿：急性腎炎，ネフローゼ症候群，腎不全
2. 発疹，かゆみ：蕁麻疹，かぶれ，薬疹，虫刺症
3. 頸静脈うっ血：上大静脈症候群，右心不全，縦隔腫瘍
4. 月経に関係：周期性浮腫，特発性浮腫
5. 眼瞼：眼瞼や眼疾患，腎炎，心不全，甲状腺機能低下症，伝染性単核症

21. 頸部腫瘤　Neck Tumor, Neck swell

1. 前頸部：正中頸嚢胞，甲状腺機能亢進症，甲状腺機能低下症，甲状腺腫，甲状腺癌，副甲状腺腫瘍，亜急性甲状腺炎
2. 側頸部：各種感染症（発熱，扁桃炎，リンパ節腫脹），流行性耳下腺炎，反復性耳下腺炎，側頸嚢胞，転移癌，急性リンパ節炎，白血病
3. 頸部硬直：くも膜下出血，髄膜炎，頭蓋内圧亢進，Parkinson病，変形性頸椎症，頸椎腫瘍，頸部の炎症

22. 腹部腫瘤　Abdominal masses

1. 心窩部：胃拡張，胃癌，横行結腸癌，膵炎，膵癌，膵嚢胞，肝癌，腹大動脈瘤，脂肪腫，食道裂孔ヘルニア，幽門狭窄
2. 右上腹部：肝癌，胆嚢炎，胆嚢癌，右大腸癌，遊走腎，腎嚢胞，水腎症，右腎癌，右副腎癌，転移癌
3. 左上腹部：脾腫，肝癌（左葉），膵尾部癌，左大腸癌，胃癌，大動脈瘤，褐色細胞腫，腹壁挫傷，左腎嚢胞，左腎癌，腹壁ヘルニア
4. 回盲部：虫垂膿瘍，回盲部癌，Crohn病，右卵巣嚢腫
5. 臍部：腹大動脈瘤，腹大動脈硬化症（拍動性）
6. 左下腹部：下行大腸癌，大腿ヘルニア，大動脈瘤，卵管炎，子宮外妊娠，卵巣嚢腫，拡張した膀胱，リンパ腺炎，大腸癌，便秘の糞塊，大腸憩室症
7. 下腹部：膀胱充満時（尿閉），妊娠子宮，子宮筋腫，子宮癌，卵巣癌，卵巣嚢腫，卵管炎，大動脈瘤，腹水，腹壁ヘルニア
8. 右下腹部：大腸癌，腹壁の挫傷，虫垂膿瘍，大動脈瘤，拡張した膀胱，卵巣癌，卵巣嚢腫，子宮外妊娠，大腿ヘルニア

23. 女性化乳房　Gynecomastia

1. 体型異常：男性ホルモン産生・作用の欠損，肥満
2. 各種疾患：女性ホルモン産生過剰，肝硬変
3. 薬剤：アルダクトンA，ジゴキシン，Honvan，Serenace，Phenytoin，前立腺癌のホルモン療法
4. 腫瘍：下垂体，肺，精巣，副腎，特発性
5. 左右大小不同：女性ホルモンの感受性・運動刺激の差

24. 腹部膨満　Abdominal distension

1. 腹痛：腸閉塞，急性腹膜炎，膵炎，膵癌，幽門狭窄，急性胃炎
2. 発熱：急性腹膜炎，外傷性腸管損傷，急性腸炎
3. 便秘：巨大結腸症，老人性便秘，横行結腸下垂，過長結腸，胃下垂
4. 腹水：肝硬変，心不全，卵巣癌，ネフローゼ，癌性腹膜炎
5. 尿閉：前立腺肥大症，前立腺癌，尿道狭窄，薬の副作用
6. 鼓腸：穿孔性腹膜炎，腸閉塞，腸間膜血栓，急性膵炎，末期症（胃拡張）

25. リンパ節腫脹　Lymphnode Sweeling

1. 頸部：風疹，麻疹，敗血症，悪性リンパ腫，感染症，肺癌
2. 腋窩：Sarcoidosis，癌転移，腕・手・胸部の炎症か腫瘍か感染症
3. 肺門：結核，Sarcoidosis，悪性リンパ腫，肺癌
4. 鼠径：悪性リンパ腫，AIDS，前立腺・卵巣・子宮・外陰の炎症か癌転移
5. 下顎下部：口腔内炎症，腫瘍，白血病，悪性リンパ腫
6. 鎖骨上窩：胃癌・食道癌・肺癌の転移，悪性リンパ腫
7. 原因：感染症，自己免疫疾患，癌（癌性硬い，炎症性平滑）

26. 眼球突出　Exophthalmus

1. 動悸，やせ：甲状腺機能亢進症
2. 複視：外眼筋麻痺，海綿静脈洞血栓症
3. 眼球拍動：拍動性眼球突出（内頸動脈が海綿洞内に破れて動静脈瘻となる）
4. 片眼：眼窩内出血，眼窩腫瘍，静脈血栓症，頸動脈と海綿静脈洞瘻
5. 発熱・頭痛・眼痛：副鼻腔炎，眼窩腫瘍

Ⓒ　出血，分泌物　Bloody or Nonbloody Discharge

27. 鼻漏，鼻水　Nasal Discharge

1. 漿液（水）性：アレルギー性鼻炎，花粉症，カゼ症候群
2. 粘液性：晩期の急性鼻炎，慢性鼻炎，慢性副鼻腔炎
3. 血性：鼻・副鼻腔癌（鼻閉），上顎癌，鼻粘膜損傷（外傷）
4. 膿性：感染性鼻炎，副鼻腔炎（蓄膿症）

28. 鼻出血　Epistaxis, Nasal bleeding

1. 出血傾向：①血液性素因：血小板減少性紫斑病，DIC，ビタミンC欠乏，ビタミンK代謝異常，線溶機能亢進症，②血液疾患：血友病，悪性貧血，白血病，③肝疾患：非代償性肝硬変，肝不全，④抗凝血剤過剰投与
2. 出血傾向がない：①発熱：麻疹，百日咳，髄膜炎，猩紅熱，②鼻閉・鼻漏：鼻腔腫瘍，鼻梅毒，鼻中隔弯曲症，萎縮性鼻炎，③心・血管系：高血圧症，動脈硬化症，うっ血性心不全，④外傷：鼻ほじり，頭蓋底骨折，⑤その他：月経時の代償出血，気圧の変動，寒暑の変化，入浴，咳，鼻を強くかむ，情緒の激しい変化，疲労，飲酒，点鼻薬の常用．

29. 耳漏　Otorrhea, ear discharge

1. 水様性：外耳湿疹，急性中耳炎の初期
2. 膿性：耳癤の自潰，急性・慢性化膿性中耳炎，中耳真珠腫
3. 血性：側頭骨骨折，中耳悪性腫瘍，外耳道外傷，中耳炎

30. 血痰　Bloody phlegm，喀血　Hemoptysis

1. 胸部X線正常：鼻咽頭よりの出血，急性・慢性気管支炎，気管支拡張症，血小板減少症，白血病，DIC，抗凝血剤過剰投与
2. 胸部X線異常：肺結核，肺真菌症，肺化膿症，肺炎，肺癌，肺梗塞（肺塞栓），心不全（僧帽弁膜症），異物，外傷

31. 吐血　Hematemesis

1. 心窩部痛：胃十二指腸潰瘍，急性胃炎，胃癌
2. 嘔吐：Mallory-Weiss症候群（飲酒），急性胃炎（出血，びらん）
3. 肝機能障害：食道静脈瘤破裂，肝硬変
4. 前胸部灼熱感：食道炎，食道癌，食道潰瘍，食道裂孔ヘルニア
5. 出血性素因：白血病，再生不良性貧血，血友病，血小板減少症

サルコイドーシス　Sarcoidosis　【所見】肺門リンパ節，眼ブドウ膜に壊死を伴わない肉芽病変，たまに表在性リンパ節腫脹．【診断】肺門陰影，ツベルクリン陰性，ACE↑．【治療】心肺眼病変があればステロイド朝1回内服．

32. 腹水　Ascites

1. 腎性（ネフローゼ）：低アルブミン血症
2. 肝性（肝硬変症）：門脈圧亢進，低アルブミン血症
3. 心臓性（うっ血性）：心不全，循環障害
4. 炎症性（腹膜炎）：炎症性，滲出性
5. 悪性（癌性腹膜炎）：滲出性，出血性
6. リンパ性（乳糜性腹水）：癌のリンパ管破綻

33. 下血　Melena

1. 鮮血便：①排便痛：痔，裂肛，②便意異常：直腸癌，直腸ポリープ
2. 粘血便：①発熱：細菌性腸炎，潰瘍性大腸炎，偽膜性腸炎，②下腹部腫瘤：大腸癌，限局性腸炎（Crohn 病），③腹痛：腸憩室腸閉塞，腸重積
3. 暗赤色便：①腹痛：腸間膜動脈閉塞症，②腫瘤：大腸癌，③不定の消化器愁訴：大腸ポリープ，大腸憩室症
4. タール便：①心窩部痛：胃十二指腸潰瘍，胃癌，出血性胃炎，②吐血：食道静脈瘤破裂，胃十二指腸潰瘍，出血性胃炎，Mallory-Weiss 症候群。
5. 基礎疾患の合併症：外傷，全身熱傷，脳出血，脳梗塞，尿毒症，敗血症，呼吸不全，心筋梗塞，肝硬変
6. 薬剤：Steroid, Aspirin, Warfarin の過剰投与，酸，アルカリの侵襲

34. 下痢　Diarrhea

1. 嘔吐・発熱：感染性胃腸炎（細菌，ウイルス，原虫，p. 189）
2. 発熱を伴わない：WDHA 症候群，薬物性下痢，消化不良（食べ過ぎ）
3. 血性下痢：潰瘍性大腸炎，急性大腸炎，大腸憩室症，大腸癌
4. 便秘：大腸癌，大腸憩室症，過敏性腸症候群
5. 腹痛：腸間膜血管機能不全症（虚血性大腸炎），膵炎，食中毒，消化不良
6. 感染性：急性胃腸炎（赤痢，コレラ，腸チフス，モルモネラ，ブドウ球菌，腸炎ビブリオ，カンピロバクター，大腸菌），寄生虫（アメーバ赤痢）
7. 非感染症：中毒性（薬剤，重金属），物理的（寒冷，放射線），その他（アレルギー性，神経性），下剤過剰投与

35. 月経異常　Dymenorrhea

1. 初潮，閉経期の異常：早発月経，晩発月経，早発更年期，晩発更年期
2. 周期の異常：原発性無月経，続発性無月経，稀発月経，頻発月経
3. 出血量の異常：過少月経，過多月経
4. 無月経：①原発性無月経：下垂体前葉機能不全，卵巣形成不全，子宮形成不全，外傷性無月経，子宮内膜反応欠乏，アンドロゲン過剰腫瘍，②続発性無月経：妊娠，閉経期，Addison 病，神経性食思不振症，子宮性，卵巣性，下垂体性，低 LH 症候群，一過性高 FSH 血症
5. 症状の異常（下腹痛）：月経困難症，月経前緊張症

36. 性器出血　Vaginal Bleeding

1. 思春期前：異物性腟炎，子宮内膜肥厚増殖
2. 成熟期：①過多月経：子宮筋腫，内膜ポリープ，出血性血液疾患，②子宮破綻出血：子宮内膜増殖症，子宮頸癌，子宮体癌，卵管癌，子宮内膜炎，③機能性子宮出血，急性卵管炎，接触性出血，流産，不完全人工中絶
3. 老人期：①悪性腫瘍：子宮頸癌，子宮体癌，②エストロゲン過剰投与，萎縮性腟炎，子宮内膜炎，子宮頸管炎，外陰炎
4. 卵巣卵管出血：卵巣腫瘍，子宮外妊娠
5. その他：乱暴な性交，外傷，異物（IUD，自淫），紫斑病，薬の副作用

37. 帯下　Leucorrhea, Fluor, Discharge，おりもの

1. 外陰：外陰湿疹（痒み），腟前庭部の炎症・腫瘍・びらん（痛み）
2. 腟：トリコモナス腟炎，カンジダ腟炎，単純性腟炎，老人性腟炎
3. 子宮：子宮内膜炎，子宮癌，子宮腟部びらん，クラミジア頸管炎
4. 卵管帯下：急性卵管炎

〈診療雑談〉体調と検査

　検査は病気の正確診断に有用である．検査は発病しないうちに病気を早く発覚し，不幸を未然に防ぐのに役立つ．検査は薬と同じ位必要である．
　外来でたまに今日体調が悪いので，薬を希望して，検査を受けたくないという患者がいる．むしろ体調が悪いときこそ検査が必要で，受けるべきである．

38. 血尿　Hematuria

1. 疼痛：膀胱炎，尿路結石，腎外傷，遊走腎，腎梗塞，膀胱内異物擦過傷
2. 発熱：急性腎炎，尿路感染症（腎盂炎，腎盂腎炎），腎膿瘍，腎癌
3. 頻尿，排尿痛：尿路感染症（膀胱炎），前立腺炎，前立腺癌
4. 出血傾向：血管性紫斑病，白血病，血小板減少症，再生不良性貧血，DIC（血管内凝固症候群），抗凝血剤過剰使用　　5. 浮腫：急性腎炎
6. 腹部腫瘤：水腎症，嚢胞腎，腎癌，腎破裂，膀胱破裂
7. 随伴症状が乏しい：IgA 腎症，膀胱癌，腎癌初期，前立腺炎

39. 尿失禁　Urinary Incontinence

1. 尿意がない：前立腺肥大症，神経因性膀胱，多発性硬化症，自律神経失調
2. 尿意がある（切迫性）：膀胱炎，尿道炎，神経因性膀胱，老化（高齢者）
3. せき，くしゃみ（腹圧性）：多産婦，難産経験者，前立腺手術後
4. 膀胱括約筋不全：神経因性膀胱，損傷，瘢痕
5. 後天性尿瘻：外傷，手術，炎症，腫瘍（尿管膣瘻，膀胱膣瘻）
6. 残尿が多い：溢流性　　7. 寝たきり：機能性尿失禁

40. 頻尿　Pollakiuria，多尿　Polyuria

1. 頻尿（1日10回以上）：膀胱炎，間質性膀胱炎，前立腺肥大症，前立腺炎，前立腺癌，膀胱腫瘍，神経因性膀胱，神経性頻尿，萎縮膀胱，子宮筋腫
2. 多尿（尿量＞3000 ml/day）：糖尿病，多飲，尿崩症，ADH 分泌異常症，利尿剤投与，高血圧症，高 Ca 血症，低 K 血症，慢性腎炎，腎盂腎炎

41. 夜尿　Nocturnal enuresis

1. 夜間多尿（尿量500 ml 以上）：多飲，高齢者，水腎症，慢性糸球体腎炎，糖尿病，尿崩症，SIADH，クッシング症候群，アルドステロン症
2. 夜間頻尿（尿量少，回数多）：尿路感染症（膀胱炎），間質性膀胱炎（免疫，膠原病），膀胱結核，膀胱癌，膀胱結石，膀胱異物，神経因性膀胱，神経性頻尿（本態性，心因性），前立腺肥大症，前立腺炎，前立腺癌，腎硬化症（萎縮腎），尿閉，尿道狭窄，神経症，不眠症，下肢冷え症

42. 乏尿　(Oliguria＜500 ml/day,　無尿 anuria＜100 ml/day)

1. 腎前性：出血性ショック，心不全，敗血症性ショック，脱水症，電解質異常，腎血管障害，腎梗塞，嘔吐，下痢，高度の発汗，各種疾患末期
2. 腎性：急性腎炎，腎盂腎炎，糖尿病性腎症，妊娠中毒症，痛風腎，不適合輸血（全血輸血），腎毒性薬物中毒，水腎症，腎不全
3. 腎後性：尿管狭窄，尿管結石，膀胱癌，前立腺癌，前立腺肥大症，膀胱外傷，骨盤内臓器腫瘍による尿管閉塞，腹膜後線維症

Ⓓ　機能障害　Functional Changes

43. 意識障害　Disturbance of Consciousness

髄膜刺激症状：頭痛，項部硬直，Kernig's sign, Brudzinski's sign
脳局所症状：片麻痺，運動麻痺，知覚麻痺，言語障害，各種反射障害

Ⅰ. 髄膜刺激症状（有），脳局所症状（無）
1. 突発な頭痛：くも膜下出血
2. 発熱：髄膜炎，脳炎

Ⅱ. 髄膜刺激症状（有または無），脳局所症状（有）
1. 外傷：脳挫傷，硬膜外血腫，硬膜下血腫
2. 突発：脳出血，脳梗塞（大脳，小脳，脳幹）
3. 発熱：脳膿瘍，脳炎，脳静脈血栓症（海綿静脈洞）
4. 徐々に発症：脳腫瘍，慢性硬膜下血腫

Ⅲ. 髄膜刺激症状（無），脳局所症状（無）
1. 尿異常：尿毒症（腎不全），糖尿病性昏睡，脱水
2. ショック：低血糖発作，心筋梗塞，肺梗塞，大出血（外傷，潰瘍）
3. 中毒：アルコール，眠剤，向精神剤，農薬，ガス中毒
4. チアノーゼ：呼吸不全（PO_2＜40, PCO_2＞90），心不全（肺水腫，VT）
5. 高熱：重症感染症，マラリア，熱射症，甲状腺中毒症
6. 外傷：脳挫傷，心破裂
7. 黄疸：肝不全，胆囊炎（敗血症）
8. その他：てんかん，心因性，下垂体前葉機能不全症，低体温症

【急性期意識障害の重症度分類】

Ⅰ-1　senselessness　清明だが，今一つはっきりしない。
Ⅰ-2　delirium　見当識障害（時，場所，人）がある。
Ⅰ-3　confusion　名前，生年月日が言えない。
Ⅱ-10　drowsiness　普通の呼びかけで容易に開眼する。
Ⅱ-20　somnolence　大声または体を揺さぶることにより開眼する。
Ⅱ-30　stupor　痛み刺激を加え，呼びかけて辛うじて開眼する。
Ⅲ-100　Semicoma　痛み刺激を払いのける動作をする。
Ⅲ-200　coma　痛み刺激に手足を少し動かしたり，顔をしかめる。
Ⅲ-300　deep coma　痛み刺激に全く反応しない。

【脳死の判定】

1. 深昏睡：意識Ⅲ-300, deep coma, 顔面の疼痛刺激に無反応。
2. 自発呼吸の消失：人工呼吸器をはずし，自発呼吸（−）。
3. 瞳孔：瞳孔は固定し，左右径とも4 mm以上。
4. 脳幹反射消失：対光反射（−），角膜反射（−），咽頭反射（−）。
5. 脳波：平坦。
6. 時間的変化：1〜5の条件，6時間を経過しても変化がないこと。

44．失神発作　Syncope

1. 血管迷走神経：情緒的刺激，知覚的疼痛，精神的ショック
2. 起立性低血圧：長期臥床，自律神経障害，降圧剤内服，老人
3. 心拍出量低下：大動脈弁狭窄，心筋梗塞，心タンポナーデ，心腫瘍
4. 肺血流障害：肺動脈狭窄，肺性高血圧，肺塞栓
5. 不整脈：発作性頻脈，Adams-Stokes症候群，洞不全症候群（徐脈）
6. 失血，貧血：消化管出血，重症貧血，急性出血（外科，産婦人科）
7. 脳血管障害，神経性：精神的因子，薬物，一過性脳虚血発作，ヒステリー
8. 頸動脈洞性：頸動脈洞過敏症，頸動脈洞マッサージ
9. 胸腔内圧上昇：排尿失神，咳嗽性失神
10. その他：低血糖，低酸素血症，脱水，熱失神，低体温，低血圧症

45. 顔面のしびれ，手足のしびれ，内・外科的しびれ

Ⅰ. 顔面のしびれ　Numbness of Face
1. 脳血管障害：脳梗塞（とくに脳幹，視床），脳出血，くも膜下出血，脳動脈瘤（脳底，内頚動脈）。
2. 腫瘍：転移癌（視神経，髄膜，頭蓋底，海綿静脈洞），脳幹神経膠腫，聴神経腫瘍，鼻咽頭腫瘍，上顎癌，肺癌。
3. 創傷：外傷後，歯科手術後。
4. 炎症：くも膜炎，神経炎，帯状疱疹，梅毒。
5. その他：頸肩腕症候群，Amyloidosis，多発性硬化症，心筋梗塞時の関連痛，心因性（ストレス），更年期障害，てんかん。

Ⅱ. 手足のしびれ　Numbness of Extremity
A. 原因　1. 末梢神経障害：多発性神経症(Neuropathy)，自律神経失調症，糖尿病，尿毒症，低K血症，低Ca血症，癌，膠原病。
2. 脊髄障害：変形性頸椎症，後縦靱帯骨化症，脊髄炎，多発性硬化症，脊髄血管障害，脊髄空洞症。
3. 脳幹，視床，大脳障害：脳血管障害（一過性脳虚血発作，脳梗塞，脳出血，血管奇形），多発性硬化症，脳炎，脳腫瘍，てんかん
4. 末梢循環障害：動脈硬化症，過換気症候群，Raynaud病（指趾冷白）
5. 心因性障害：ヒステリー，心身症，うつ病。（神経支配域との不一致，不定愁訴），過換気症候群，咬合症（歯科）
B. 部位　1. 一側上肢のしびれ：変形性頸椎症，頸椎椎間板ヘルニア，胸郭出口症候群，橈骨・正中・尺骨神経障害，手根管症候群
2. 一側下肢のしびれ：腰椎椎間板ヘルニア，変形性腰椎症，脊椎管狭窄症，Buerger病（下腿），閉塞性動脈硬化症，脛骨・腓骨末梢神経障害
3. 身体半側のしびれ：①顔面を含む半身：脳幹部以上の病変，視床への脳出血や脳梗塞，一過性脳虚血発作，片頭痛，脳動脈奇形，脳腫瘍，②顔面を含まない半身：変形性頸椎症，脊髄腫瘍
4. 四肢遠位部のしびれ：多発性神経炎（糖尿病，アルコール中毒），過換気症候群，心不全，呼吸不全，高度の貧血，電解質異常，自律神経失調症

III．内科的しびれ，外科的しびれ
1. 内科的しびれ：①中毒：重金属，有機溶剤，薬物，②代謝疾患：電解質異常，糖尿病，尿毒症，脚気（Vit B_1 不足），③内分泌疾患：甲状腺機能低下症，副甲状腺機能低下症，原発性アルドステロン症，④感染：Guillain-Barré 症候群，脊髄癆，⑤脱髄：多発硬化症，⑥悪性：腫瘍性神経症，⑦その他：嘔吐，過換気症候群，神経症（ストレス），更年期障害．
2. 外科的しびれ：①脳：腫瘍，血管障害，②脊髄：腫瘍，空洞症，動静脈奇形，③脊椎：頸椎症，椎間板ヘルニア，頸肩腕症候群，四肢の循環不全．

46．手足の冷え　Cold constitution of Limbs

1. 緊急治療を要する手足の冷え：急性動脈閉塞（塞栓，血栓）
2. 緊急治療を要しない手足の冷え：更年期障害，指趾冷白現象，慢性うっ血性心不全，自律神経失調症（低血圧，皮膚血管収縮），四肢の閉塞性動脈硬化症，Buerger 病（p. 156），下垂体前葉機能低下症，副腎皮質不全症（Addison 病），甲状腺機能低下症，老人，栄養不良，薬物，冷え症

47．言語障害　Speech Disorder

1. 構音障害　Dysarthria：心因性，ヒステリー，仮病，扁桃肥大症，咽頭腫瘍，球麻痺（軟口蓋，咽頭，喉頭，上部食道，舌の運動機能を司る舌咽・迷走・舌下神経の障害，声帯麻痺），脳神経障害（脳神経 V→咬筋，Ⅶ→顔面筋，Ⅸ→口蓋挙上筋，Ⅹ→軟口蓋，咽喉頭筋，Ⅺ→咽頭筋，Ⅻ→舌筋）．脳出血，脳梗塞，Parkinson 病（p. 217）．
2. 失語症　Aphasia：①血管性疾患：脳梗塞（中大脳動脈深部），右片麻痺を伴う Broca 失語が多い，②脳腫瘍：構音障害が主で，明瞭な失語障害は現れにくい．経過は進行性で，日差変動が著しい，③脳外傷：局所症状として失認，失行，失語がはっきりした形で出現する．

48．運動障害　Motor Disorder

1. 単麻痺　Monoplegia：上肢または下肢の中の一肢が麻痺するもの．大脳皮質運動領の部分的障害，内包，脳幹の部分的障害，脊髄圧迫，神経叢の障害．原因：脳梗塞，脳出血，脊髄損傷．
2. 片麻痺　Hemiplegia：片側の上下肢の全部が麻痺する．大脳の内包，視

床，皮質，皮質下部，橋部の障害で起こる。脳障害部位と対側で起こる交代性半麻痺を伴って起こることが多い。原因：脳梗塞，脳出血
3. 対麻痺　Diplegia：両側の下肢が麻痺するもので，核上性麻痺，核下性麻痺がある。原因：脊髄・髄膜・脊柱疾患，旁矢状洞の腫瘍，多発性神経炎
4. 四肢麻痺　Tetraplegia：上下肢が全部運動性麻痺を示すもので，主に脳幹部・上部頸髄部障害。原因：多発性硬化症，周期性四肢麻痺，頸椎損傷
5. 歩行障害 Gait Disturbance：①痙性歩行（はさみ歩行）→脊髄病変，脳性麻痺。②失調歩行→中毒性，脳腫瘍，小脳出血・梗塞，多発硬化症。③片麻痺歩行→脳梗塞，脳出血。④鶏状歩行→末梢神経症，腓骨神経麻痺。⑤よたよた（動揺性）歩行→筋萎縮（筋ジストロフィ）。⑥跛行歩行（逃避跛行）→片側の股，膝，踝，坐骨神経痛の疼痛疾患。⑦間歇性跛行→閉塞性動脈硬化症，脊椎管狭窄症。⑧爪先歩行：第1仙髄神経の障害。⑨踵歩行：第1腰髄神経の障害。⑩小刻み歩行：Parkinson病。

49.　視力障害，視野異常

Ⅰ．視力障害　Disorder of Visual Acuity
1. 眼球：屈折異常（近視，遠視，乱視），白内障，硝子体混濁，緑内障
2. 視神経：脳腫瘍，梅毒，動脈硬化症，多発硬化症，限局性炎症，中毒性疾患，精神障害，動脈瘤，頭蓋内圧亢進症（視神経萎縮）
3. 眼底：うっ血乳頭（脳腫瘍，水頭症，硬膜下血腫），虹彩炎，ブドウ膜炎，網膜症（糖尿病，高血圧症），網膜剥離

Ⅱ．視野異常　Disorder of Visual Field
1. 狭窄：①求心性：網膜色素変性症，緑内障の末期，両側の後頭葉障害，②不規則：眼底疾患（網膜剥離，緑内障の初期，網膜血管閉塞症），③半盲：左か右の半盲：視索や側頭葉中部の障害。両鼻側半盲：視交叉部障害（内頸動脈瘤や高度硬化，下垂体腺腫），両耳側半盲：頭蓋咽頭腫，下垂体腫瘍，第3脳室水頭症，外傷。一側視野消失，他側耳側半盲：視神経交叉部の半分障害。同側の$\frac{1}{4}$半盲：視放線から視中枢の間の障害。黄斑回避：後頭葉の障害，黄斑分割：視索の障害。水平半盲：虚血性視神経症
2. 沈下：内部等視力線（Isopter）の感度の低下
3. 暗点：視野の中に孤立的に点状，斑点状に生じた欠損，黄斑洞孔

50. 味覚障害，嗅覚障害

Ⅰ. 味覚障害　Taste Disorder
1. 神経疾患：顔面，舌咽，三叉神経の損傷，神経炎，自律神経失調症
2. 薬物の副作用，舌炎，舌粘膜の熱傷　　3. ビタミン欠乏（A, B_2, B_{12}, 葉酸）　　4. 鉄，亜鉛（Zn）欠乏症
5. 唾液の量が少ない，老化，うつ病，糖尿病

Ⅱ. 嗅覚障害　Smell Disorder
1. 呼吸性：鼻中隔弯曲症，鼻茸，アレルギー性鼻炎，慢性副鼻腔炎
2. 嗅粘膜性：ウイルス・細菌感染による嗅覚細胞の炎症・変性
3. 嗅神経障害：頭部外傷，パーキンソン病，アルツハイマ病，脳腫瘍
4. その他：薬剤性，特発生，遺伝性，老人性

51. 複視　Diplopia, Double Vision

1. 脳神経障害：①動眼神経障害：内直筋の核下性の障害で眼球は外下向に偏位。②滑車神経障害：眼球の外下方への偏位。③外転神経麻痺：眼球の外方運動が障害される。
2. 脳・脊髄疾患：①脳腫瘍：外転神経麻痺による複視。②脳梗塞：椎骨動脈，脳底動脈の血栓，塞栓で出現する。③髄膜炎・脳炎：病原体はウイルスで，大脳基底核が主におかされ，大脳皮質，視床下部，延髄，末梢神経もしばしば侵襲される。④眼窩腫瘍。⑤多発性硬化症：眼筋麻痺による複視。⑥重症筋無力症：複視と眼瞼下垂。
3. その他：薬物（buscopan），睡眠不足，過労，神経衰弱

52. 顔面神経麻痺　Facial Paralysis

1. 特発性：Bell 麻痺，原因不明
2. 脳血管障害：脳出血，脳梗塞，椎骨動脈領域の動脈瘤
3. 外傷：顔面外傷，乳突骨骨折，中耳炎，術後合併症，歯科処理
4. 腫瘍：聴神経腫瘍，髄膜腫，耳下腺癌，転移性腫瘍
5. 炎症：脳底髄膜炎，多発性神経炎，Guillain-Barré 症候群，脳炎
6. 誘因：感冒，歯痛，寒冷，高血圧症，糖尿病，甲状腺機能亢進症

【眼瞼下垂】第Ⅲ脳神経麻痺，頸部交感神経麻痺，重症筋無力症，眼瞼炎

53. 顔面けいれん　Facial Convulsion, Hemi acial Spasm

1. 三叉神経痛：椎骨動脈や脳底動脈の圧迫，動静脈奇形腫瘍
2. 顔面筋痙攣：Bell 麻痺後，脳動脈や腫瘍による顔面神経圧迫，心身症
3. 眼瞼痙攣（眼輪筋の一部が不随意的に持続的に無目的にピクピク動く症状）：疲労，ストレス，カフェイン多量飲用，心因性，老人性。

54. 神経障害症状　Neurotic Disorder Signs

1. 運動　Motor：片麻痺，末梢神経麻痺，構音・嚥下障害，眼筋麻痺
2. 萎縮　Atrophy：筋萎縮（ジストロフィー），皮膚筋炎，廃用症候群
3. 感覚　Sensation：疼痛，視力障害，難聴，知覚減退
4. 緊張　Tonus：痙縮，固縮
5. 不随意運動　Involuntary movement：けいれん，ふるえ，眼球運動異常
6. 反射　Reflex：反射異常（亢進，低下）
7. 小脳　Cerebellum：平衡障害
8. 自律神経　Autonomic nervous：膀胱・直腸（排尿，排便）障害
9. 歩行　Gait：姿勢・歩行障害（p. 20）
10. 知識　Intelligence：大脳機能障害（痴呆），失認，失行，精神症状

55. 髄膜刺激症状　Meningeal Irritation Symptom

1. 項部強直：髄膜炎・脳炎，くも膜下出血，頭蓋骨折，パーキンソン病
2. 頭痛，悪寒，発熱：髄膜炎，脳炎，脳腫瘍
3. 運動神経麻痺：くも膜下出血，脳出血，脳梗塞
4. 全身感染：急性髄膜炎，急性脳炎
5. その他：頭部外傷，脳脊髄腫瘍，造影剤による副作用

56. ショック　Shock

1. 血管内への血液貯留：①神経原性：脊髄損傷，外傷，抜歯，腹腔穿刺，②アレルギー性：特異体質，異型輸血，造影剤，麻酔剤，鎮痛剤，抗生物質，インスリン過剰投与，③感染性：敗血症，急性膵炎，急性腹膜炎
2. 血液量の減少：大出血（胃腸出血，性器出血，外傷，外科手術），熱傷
3. 脱水による血液量減少：下痢，嘔吐，糖尿病性 acidosis, Addison 病

4. 心臓からの駆出の減少：①心筋障害：急性心筋梗塞，心筋炎，②機械的障害：左房の血栓，僧帽弁狭窄・閉鎖不全症，大動脈弁狭窄・閉鎖不全症
5. 静脈還流の減少：急性心膜液貯留，心臓破裂

57. 鼻閉　Nasal Obstruction，鼻づまり

1. 一側性：鼻中隔弯曲症，一側性副鼻腔炎，鼻腔腫瘍，上顎癌
2. 両側性：アデノイド，慢性鼻炎，上咽頭線維腫，肥厚性鼻炎，萎縮性鼻炎，慢性副鼻腔炎
3. 交替性，一時性：鼻中隔弯曲症，うっ血性鼻炎，アレルギー性鼻炎，感冒

58. けいれん　Convulsions，ふるえ　Tremor

1. 脳実質の障害：脳出血，脳梗塞，脳挫傷，内頸動脈閉塞，くも膜下出血，水頭症，脳髄膜炎，てんかん，脳腫瘍，脳膿瘍，パーキンソン病
2. 脳神経障害：顔面神経麻痺，外眼筋の緊張性けいれん
3. 末梢神経障害：多発性神経炎，脊椎性（限局性）
4. 代謝異常，内分泌異常：ビタミン B_6 代謝異常，尿毒症，鉛中毒，低 K 血症（≦1.6 mEq/l），低 Na 血症（≦110 mEq/l），低 Ca 血症（≦7 mg/dl），アルカローシス，重症嘔吐下痢，副甲状腺機能低下症，アルコール中毒症，熱射病，核黄疸，低血糖症（＜20 mg/dl），高熱
5. 末梢血管起因性疾患：Raynaud 病，SLE（p. 260）
6. 感染症：破傷風，つつが虫病，狂犬病，髄膜炎，敗血症，劇症肝炎
7. 心因性・有痛性緊張症，過換気症候群
8. その他：高血圧性脳症，CO_2 ナルコーシス，ヒステリー，仮病

59. のぼせ　Hot Flush，顔面紅潮

1. 神経：更年期障害，月経困難症，自律神経失調症，精神興奮（緊張）
2. 内科疾患：高血圧症，甲状腺機能亢進症，発熱
3. 環境：高温状態
4. まれな疾患：carcinoid 症候群，甲状腺髄様癌
5. 薬剤：Ca^+ 拮抗剤（アダラートなど），抗生剤（シプロキサンなど），ビタミン D_3（アルシオドール）

60. めまい　Dizziness（動揺感），Vertigo（回転感），ふらつき

1. 耳性：Ménière 症候群，内耳炎，迷路振盪症（頭頸部外傷による），突発性難聴，中耳・耳管疾患，中毒性内耳障害（SM, KM, GM），動揺病
2. 前庭神経性：聴神経腫瘍，真珠腫，帯状ヘルペス，前庭神経炎
3. 脳幹性：Wallenberg 症候群（後下小脳動脈閉塞），多発性硬化症，脳幹脳炎，脳幹腫瘍，椎骨脳底動脈循環不全
4. 小脳性：小脳出血，小脳梗塞，小脳腫瘍
5. 大脳性：てんかん，一過性脳虚血発作，脳出血，脳梗塞，感染，挫傷
6. 眼性：眼筋麻痺，眼鏡の過矯正，視力障害，眼精疲労
7. 内科疾患：高血圧症，低血圧，低血糖，脳動脈硬化症，貧血症，多血症，自律神経失調症，発作性頻脈症，過換気症候群，洞不全症候群，中毒
8. 精神障害：心因性，神経症，ヒステリー，抑うつ症，ストレス
9. 日常生活：緊張，二日酔，乗物酔，飢餓，脱水，過労，睡眠不足，薬物

61. 難聴　Hardness of Hearing

1. 伝音性難聴（外耳道，中耳道までの障害）：中耳炎，鼓膜穿孔，耳小骨連鎖障害，耳硬化症，外耳道の閉塞や狭窄（補聴器で回復）
2. 感音性難聴（蝸牛から内耳神経，脳聴覚路の障害）：突発性難聴，内耳炎，聴神経腫瘍，強大音響，老人，Meniere 病（めまい，耳鳴，難聴），薬剤（SM, KM, P），先天性（回復困難）
3. 中枢性難聴：脳梗塞，脳出血，脳腫瘍，老人（鈍感）
4. 非器質性：詐病，ヒステリー，心因性

62. 耳鳴り　Tinnitus aurium, Buzzing in the ear

1. 脳の器質性疾患：前下小脳動脈閉塞，脳出血，脳梗塞の前兆，頭部外傷，鞭打ち損傷（耳小骨，鼓膜），脳炎，多発性硬化症
2. 脳神経障害：聴神経の腫瘍，蝸牛神経の失調，側頭顎部の神経痛
3. 血液疾患：貧血症，内耳出血，多血病，血友病，血小板減少性紫斑
4. 自律神経障害：恐怖，うつ病，更年期障害，糖尿病性神経症，てんかん，神経症，動脈硬化症，高血圧症

5. 中毒性：ゲンタマイシン，メチルアルコール中毒，抗結核薬（SM，INH），サリチル酸，鉛，水銀，リン
6. 耳性：①内耳性：中毒性，職業性（騒音刺激，飛行時，潜水時の急激な気圧変化），Ménière病，内耳出血，突発性難聴，②中耳性：耳硬化症，耳管狭窄症，中耳炎（拍動性耳鳴り），耳小骨外傷，③外耳性：耳垢，異物，④その他：月経異常症，閉経期困難，聴神経炎，鼻炎による耳管閉塞

63. 嗄声　Hoarseness, Husky voice

1. 炎症：①急性：急性咽喉頭炎，カゼ症候群，ジフテリア，麻疹，ポリオ（球麻痺型），帯状ヘルペス，②慢性：結核，梅毒，真菌症，咽喉頭炎
2. 外傷性障害：甲状腺切除，肺切除後，咽頭打撲，酸・アルカリ，異物
3. 非外傷性障害：①特発性，ウイルス性病変，②頸部・胸部疾患：喉頭癌，肺癌，大動脈瘤，食道癌，甲状腺癌，頸部リンパ節癌転移，③中枢性病変：球麻痺，小脳動脈塞栓，髄膜炎，頭蓋底腫瘍
4. 発声器の過労または機能障害：声帯ポリプや肥厚（声楽家，演説家），重病回復期，強い貧血症，重症筋無力症，ヒステリー
5. 全身性疾患：末端肥大症，男性ホルモン，脳神経障害，甲状腺機能低下症
6. その他：①刺激物質の吸入：タバコ，煙，塩素，毒性ガス，②咽喉頭外病変の咽喉へ波及，a. 浮腫性病変：Quinke浮腫，虫刺症，薬物アレルギー，甲状腺機能低下症。b. 咽頭筋の攣縮：テタニー，破傷風。c. 声帯の偏位や圧迫：咽喉頭膿瘍，甲状腺腫，口腔癌，頸部癌

64. 動悸　Palpitation, Throb，心悸亢進

1. 頻脈：発作性頻脈症，WPW症候群，褐色細胞腫，心臓神経症，甲状腺機能亢進症，貧血症，低血糖症，発熱，緊張，薬剤の副作用
2. 徐脈：房室ブロック，洞不全症候群（徐脈頻脈症候群）
3. 不整脈：心房細動，心室性期外収縮，心臓弁膜症
4. 呼吸困難：肺気腫，慢性気管支炎，過換気症候群
5. その他：心因性（不安神経症，自律神経失調症），運動直後，コーヒー・紅茶・ココア・チョコレート・炭酸飲料の多量摂取，タバコの吸い過ぎ

65. 不整脈　Arrhythmia, Irregular pulse

1. 徐脈性：洞性徐脈，洞性不整脈，2度房室ブロック，3度房室ブロック，洞停止，洞不全症候群，各種疾患の末期患者，頸動脈過敏症，脳圧亢進，ジギタリス過剰投与，β-遮断剤の過剰投与，Ca^+拮抗剤の副作用（稀）
2. 頻脈性：洞性頻脈，心房粗動，発作性頻拍症，精神興奮，発熱，薬物，心房細動，心室細動
3. 徐脈性でない，頻脈性でない：期外収縮（上室性，心室性）
4. 致死的不整脈：心室細動，極端な徐脈（＜25回/分）・頻脈（＞250回/分）
5. 早期治療の必要な不整脈：心室性頻脈，QT延長，頻脈性心房細動，発作性上室性頻脈，完全房室ブロック，洞不全症候群，頻発性心室期外収縮

66. 鼾，いびき　Snore

1. 上気道の空間を占拠する病変：扁桃肥大，アデノイド，肥満
2. 鼻腔内通気の障害：吸気時に陰圧で弛緩した気道粘膜が引き寄せられる。アレルギー性鼻炎
3. 熟睡時：口蓋咽頭舌筋群が弛緩し，吸気時の気道開大を保てない，舌根沈下，口蓋垂，軟口蓋の伸長

67. 呼吸困難　Dyspnea，息切　Short of breath

1. 上気道性：気道内異物，気道閉塞，カゼ症候群（高熱，重度扁桃炎）
2. 肺性：肺炎，肺線維症，肺癌，気胸，気管支喘息，肺気腫，気管支拡張症，慢性気管支炎の増悪，成人呼吸促迫症候群（ARDS），肺梗塞，胸水
3. 心臓性：心不全，心筋梗塞，急性心膜炎，心筋炎
4. 心因性：過換気症候群，ヒステリー，不安神経症
5. 内分泌・代謝性：甲状腺機能亢進症，糖尿病アシドーシス，腎不全
6. 血液性：重症貧血症
7. 末梢神経筋性：進行性筋ジストロフィー症（PMD），重症筋無力症
8. 中枢神経性：脳出血，脳梗塞（広範囲），脳腫瘍
9. 激しい運動：血中二酸化炭素（$CO_2\uparrow$）の増加

〈雑談〉人生能活多少年？　珍惜現在，保重自己，謹言慎行，健康快楽。

68. 異常呼吸　Abnormal Respiration

Ⅰ. リズム異常

1. **Cheyne-Stokes 呼吸**：【原因】延髄呼吸中枢の機能失調。【所見】呼吸の深さと数が次第に増大して最大に達してから，次第に減少し，ついに無呼吸となり，5～30秒後再び増大が始まり反復する。
2. **Biot 呼吸**：【原因】脳炎，髄膜炎，脳外傷，脳腫瘍の脳圧亢進。【所見】同じ大きさの深い呼吸がつづいた後，突然無呼吸に陥りこれが反復する。
3. **Kussmaul 呼吸**：【原因】糖尿病性昏睡や尿毒症など代謝性アシドーシスにみられる。【所見】呼吸が持続的に異常に深く遅い呼吸。
4. **無呼吸 apnea と apneusis**：【原因】脳幹橋の両側性障害によって生ずるとされている。【所見】無呼吸は呼吸中枢の強い抑制の結果，安静呼気位で停止することをいう。持続性吸息は吸気位で停止する場合である。
5. **群発呼吸 Cluster breathing（couplet periodic breathing）**：【原因】脳幹橋下部や延髄上部の障害によって生ず。【所見】無呼吸の時期と小さい数回の換気が交互に出現する異常呼吸である。
6. **不規則呼吸 Irregular breathing**：【原因】延髄下部の障害によって生ずる（頻呼吸＞25回/分，徐呼吸＜12回/分）。【所見】正常な呼吸リズムが失われ，換気数も減少し，代償不同の呼吸がまったく不規則に出現する。
7. **睡眠時無呼吸症候群 sleep apnea syndrome**：【原因】肥満，老令，上気道・肺・心・神経筋疾患，薬剤。【所見】7時間の睡眠中，10秒以上の無呼吸が30回以上もみられる場合。

Ⅱ. 換気異常

1. **過換気症候群 Hyperventitilation**：【原因】心因性が多い，若い女性に多い。【所見】生体の代謝に必要な量以上の換気が行われる状態で，呼吸数の増加と1回換気量の増大を伴っている。動脈血 $PaCO_2$ の著しい低下，pH の上昇である。手足のしびれ感，発汗，けいれんの症状を示す。
2. **低換気症候群 Hypoventilation**：【原因】高度の肥満，筋ジストロフィー，腹部手術後にみられる。【所見】肺胞換気量の減少している状態で，呼吸中枢の感受性の低下，呼吸筋の筋力低下，横隔膜運動の制限にある場合。PaO_2 の低下，$PaCO_2$ の上昇。

Ⅲ．体位異常
1. **起坐呼吸 orthopnea**：【原因】左心不全のあるとき，横臥位では静脈還流が増大し肺うっ血が増強するために起こる。【所見】横臥位では呼吸困難が増強するため，夜間でも坐位をとったままでいる状態。
2. **側臥呼吸 Trepopnea**：【原因】高度の一側の胸痛，胸水，気胸などで患側を下にし，側臥位をとって呼吸する。【所見】他の体位では呼吸困難が生ずるため，一定位置に横臥すると呼吸が楽になること。

69. 喘鳴　Stridor, Pant

1. 鼻腔：鼻咽頭炎，副鼻腔腫瘍（癌）
2. 咽頭：口蓋扁桃高度肥大，扁桃周囲膿瘍
3. 咽頭：クループ，声帯麻痺，咽頭けいれん・浮腫，異物・腫瘍（癌）
4. 外部の圧迫：甲状腺腫，食道癌，リンパ節腫大，大動脈瘤
5. 気管支・肺：急性・慢性気管支炎，気管支喘息，肺炎，肺癌，肺気腫，肺結核，気管内異物・腫瘍
6. 心性：心不全（肺水腫）

70. 咳　Cough

1. 急性の咳：かぜ症候群，百日咳，急性肺炎，気管支炎，異物吸引による咳，①喘鳴：気管支喘息，急性細気管支炎，②呼吸困難：急性咽頭炎，扁桃炎（Ⅲ度以上の肥大），③薬の副作用（ACE 阻害剤），刺激性ガス吸入（煙，タバコ），④胸痛：胸膜炎，気管支炎，肺塞栓症，気胸，膿胸
2. 慢性の咳：慢性気管支炎，肺気腫，気管支拡張症，肺結核，塵肺症，肺癌，慢性咽頭炎，逆流性食道炎，精神的咳，①喘鳴：気管支喘息，②呼吸困難：肺気腫，肺線維症，心不全

71. 嚥下困難　Dysphagia, Hard swallow

1. 嚥下痛：口腔咬傷・熱傷，口内炎，急性扁桃炎，舌癌，食道狭窄，食道癌，食道痙攣，食道カンジタ症，舌咽神経痛，咽頭癌，胃癌
2. 胸やけ：逆流性食道炎，食道潰瘍，食道癌，アカラシア，裂孔ヘルニア
3. 舌炎・口内乾燥：鉄欠乏性貧血症，Sjögren 症候群，膵癌，熱傷，感染

4. 嗄声：球麻痺，急性咽頭炎，咽喉頭癌，皮膚筋炎，多発性筋炎，食道癌
5. 発熱：潰瘍性口内炎，急性化膿性耳下腺炎，扁桃周囲炎，食道周囲炎
6. 運動障害：重症筋無力症，Parkinson病，強皮症，皮膚筋炎，脳梗塞，脳出血，脳腫瘍，脳炎，多発性硬化症，衰弱

72. 倦怠感　Lassitude, Asthenia, Languor, 易疲労

1. 貧血：鉄欠乏性貧血，再生不良性貧血，発作性夜間血色素尿症，急性出血性貧血（胃腸出血，外傷），巨赤芽球性貧血症，悪性リンパ腫，白血病
2. チアノーゼ：先天性心疾患，肺炎，肺水腫，気管支喘息，肺梗塞，肺気腫，肺線維症，慢性気管支炎
3. 黄疸：急性肝炎，慢性肝炎，アルコール性肝炎，肝硬変，肝癌，胆嚢癌
4. 浮腫：心不全，腎炎，ネフローゼ症候群，肝硬変，腎不全，脚気，各種癌
5. 呼吸困難：肺炎，肺癌，気管支炎，肺気腫，肺線維症，心不全，胸膜炎
6. 知覚障害：多発性神経炎，脊髄出血，脊髄内腫瘍，脳出血，脳梗塞
7. 運動麻痺：脳出血，脳梗塞，脳腫瘍，外傷，低K血症，高Ca血症
8. 生理的疲労：肉体労働（激しい運動），睡眠不足，過労，絶食，老化
9. 心因性疲労：不安，不眠，頭痛，自律神経失調症，うつ病
10. その他：感染症，糖尿病，前葉機能不全，Basedow病，低血糖，低血圧症

73. 食欲不振　Anorexia, Loss of appetite

1. 器質性：①嚥下痛：口内炎，虫歯，耳下腺炎，舌炎，扁桃・咽頭炎，②嚥下困難：食道狭窄，食道潰瘍，食道癌，胃噴門癌，③腹痛：胃十二指腸潰瘍，胃炎，胃癌，急性腸炎，大腸癌，腸閉塞，虫垂炎，膵炎，膵癌，胆石症，胆嚢癌，腹膜炎，④倦怠感：脚気，肝炎，肝硬変，肝癌，下垂体前葉機能低下症，⑤発熱：各種感染症，⑥胸痛：狭心症，心筋梗塞，解離性大動脈瘤，⑦浮腫：心不全，ネフローゼ，甲状腺機能低下症，⑧頭痛：脳出血，脳梗塞，脳腫瘍，硬膜下出血，⑨貧血：白血病，悪性リンパ腫
2. 中毒性：尿毒症，敗血症，食中毒，妊娠中毒症，つわり，薬剤の過剰投与（強心剤，利尿剤，解熱剤，去痰剤，睡眠剤，サルファ剤，抗生物質，気管支拡張剤，モルヒネ，アトロピン）
3. 精神・神経性：うつ病，神経症，神経性食思不振症，ストレス

74. 悪心・嘔吐　Nausea, Vomit

1. 腹痛：急性胃炎，胃十二指腸潰瘍・穿孔，幽門狭窄，大腸憩室症，急性虫垂炎，腸閉塞，急性腹膜炎，胆石症，胆囊炎，急性膵炎，子宮外妊娠，卵巣囊腫茎捻転，子宮付属器炎，食中毒，尿路結石症，胃腸挫創
2. 吐血：胃・十二指腸潰瘍，食道癌，胃癌，食道静脈瘤破裂，出血性胃炎，食道炎，Mallory-Weiss症候群
3. 消化器不定愁訴：慢性胃炎，胃癌，急性肝炎，慢性肝炎の活動期（増悪），肝硬変，膵癌，肝癌，妊娠悪阻，寄生虫症，うつ病，神経症（胃下垂），過敏性腸症候群（胃腸神経症）
4. 下痢：食中毒，急性胃腸炎，コレラ，赤痢，結腸癌，下剤過剰投与
5. 意識障害：尿毒症，糖尿病性昏睡，肝性昏睡，脳出血，脳腫瘍，髄膜炎
6. 頭痛：脳腫瘍，脳炎，髄膜炎，脳出血，クモ膜下出血，硬膜下出血
7. 耳鳴り，めまい：Ménière症候群，迷路炎，小脳疾患，乗物酔（動揺病）
8. 心不全：心筋梗塞，うっ血性心不全
9. その他：薬物過剰投与（ジキタリス，テオフィリン，抗癌剤），腎盂炎，腎不全，心因性，扁桃炎，咽頭炎，自律神経失調症，妊娠，卵巣腫瘍

75. しゃっくり　Hiccup, げっぷ　Belching, Eructation

1. 胃内腔の拡張：過食，早食，呑気，胃内視鏡検査（送気，送水）
2. 温度変化：冷または熱食摂食，冷水シャワ，急激な気温の変化
3. 嗜好品摂取：アルコール摂取，喫煙，炭酸飲料摂取
4. 中枢神経疾患，①血管障害：脳出血，脳梗塞，くも膜下出血，②炎症：脳炎，髄膜炎，③脳腫瘍：脳幹腫瘍
5. 代謝異常：尿毒症，アルコール中毒，糖尿病，低CO_2血症，電解質異常
6. 全身麻酔と手術：胸部・腹部手術，気管内挿管，頸部伸展
7. 頸部疾患：腫瘍，嚢胞，リンパ腫，縦隔腫瘍，食道炎，食道潰瘍，食道癌
8. 胸部疾患：胸膜炎，大動脈瘤，肺炎，肺癌，心（外）膜炎，心筋梗塞
9. 腹部疾患：肝炎，肝癌，胆囊炎，横隔膜下膿瘍，胃癌，膵癌，腸閉塞
10. 心因性：ヒステリ，詐病，神経性食思不振症，興奮，ストレス

76. 黄疸　Jaundice, Icterus

1. 意識障害, 神経症状：劇症肝炎, 肝硬変, 肝不全（肝性昏睡）
2. 易疲労感：急性肝炎, 慢性肝炎の急性増悪（活動期）・肝硬変の増悪, アルコール性肝炎, 薬剤性肝炎
3. 瘙痒感：①閉塞性黄疸：肝癌, 膵頭癌, 胆道癌, 胆囊癌, 総胆管結石・寄生虫, ②肝内胆汁うっ滞：急性肝炎, 原発性胆汁性肝硬変
4. 右上腹部疝痛：胆石症
5. 発熱, 悪寒：急性胆囊炎, 肝膿瘍
6. 貧血：溶血性貧血症, 肝癌

77. 便秘　Constipation

1. 腹痛, 嘔吐：腸閉塞ないし狭窄, 過敏性腸症候群（胃腸神経症）
2. 腹部膨満：巨大結腸, 過長結腸, 薬剤, 大腸癌による腸麻痺・腸狭窄
3. 下痢を反復する：過敏性腸症候群, 大腸癌, 強皮症
4. 食欲不振：心因性便秘, 習慣性便秘
5. 排便時疼痛：肛門裂, 肛門攣縮, 肛門周囲腫瘍
6. 老人性：腸管の運動低下, 腹筋の弛緩, 便乾燥（飲水少）
7. 一過性：食物・生活様式の変化, 運動不足, 薬物, 精神的要因
8. 全身疾患に伴う：甲状腺機能低下症, 糖尿病, 多発性硬化症, 薬物中毒, 代謝異常, 脳梗塞, 脳出血, 心臓病, 重症感染症, 子宮筋腫, 腹部・骨盤内の癌や炎症, 交感神経や迷走神経の障害

78. 貧血　Anemia

1. 産生低下：骨髄抑制（毒物, 重症感染症, 肝硬変・腎不全）, 骨髄破壊（線維症, 毒物, 浸潤）, 栄養欠乏（葉酸, Vit B_{12}, 鉄, 銅, 亜鉛）, 老化
2. 溶血：自己免疫性, 血管症性, 細菌性溶血（敗血症）
3. 失血：消化管出血, 性器出血, 妊娠, 喀血, 鼻出血（大量）, 外傷（大量）
4. その他：薬剤の副作用, 老人, 各種悪性腫瘍（癌）

79. 発汗　Hyperidrosis, Sweating

1. 発熱を伴う：亜急性甲状腺炎，甲状腺機能亢進症，褐色細胞腫，末端肥大症，感染症，膠原病，悪性腫瘍，脳神経疾患，心臓血管疾患，高温環境
2. 発熱を伴わない：ショック，心因性，自律神経失調症，低血糖発作

80. かゆみ　Itching, Pruritus

1. 皮膚病変を伴う：①かゆみが軽い：脂漏，紅斑，乾癬，②かゆみが強い：湿疹，痒疹（薬剤，病巣感染，癌，悪性リンパ腫），疱疹状皮膚炎，接触皮膚炎，蕁麻疹，白癬，虫刺症，疥癬，アトピー皮膚炎，紅皮症
2. 皮膚病変を伴わない：①全身性疾患のかゆみ：黄疸を伴う肝炎，閉塞性黄疸，糖尿病，尿毒症，悪性腫瘍，甲状腺機能亢進症，甲状腺機能低下症，痛風，慢性腎不全，②局所疾患のかゆみ：痔，肛門周囲炎，蟯虫感染，③その他のかゆみ：皮膚瘙痒症，心身症，老人性乾燥皮膚

81. 体重減少（やせ），肥満

Ⅰ. やせ　Emaciation（肥満度－10％以上）　体重減少　Loss of weight
1. 内分泌・代謝系：①機能低下症状：Addison 病，下垂体前葉機能低下症，神経性食思不振症，②機能亢進症状：甲状腺機能亢進症，糖尿病（重症）
2. 消化器系：栄養吸収障害・胃腸切除（吸収面積の減少），Crohn 病，腸管寄生虫症，肝硬変，肝炎，膵炎，膵癌，消化管炎症，吸収不良症候群
3. 全身の症状：悪性腫瘍（癌），閉塞性肺疾患，貧血症，白血症，腎不全，慢性感染症，尿毒症，アルコール中毒，薬剤，滲出液・滲出液の喪失，食物不足，過労，抑うつ症，不安神経症

Ⅱ. 肥満　Obesity（10％以上→肥満。30％以上→要治療）
1. 本態性肥満：①過食，②運動不足
2. 症候性肥満：①内分泌性（Cushing 症候群，甲状腺機能低下症，糖尿病初期），②視床下部性（Frölish 症候群），③遺伝性（Turner 症候群），④薬剤性（ステロイド剤，経口避妊薬，向精神薬）

【参考】理想的標準体重＝〔（男性22.5，女性21.5）×（身長 m)^2〕kg
肥満度＝(現在体重－標準体重)/標準体重。＞＋10％肥満，＜－10％やせ
±20％以上の肥満またはやせ。±30％以上は治療が必要である。

82. 性欲減退　Declination of Sexual desire（Erotism）

1. 欲情障害：アンドロゲン（男性ホルモン）が高度に減少し，老人，脊髄損傷で勃起しない症例でも欲情は残っている．
2. 勃起障害：①器質的：脊髄損傷，大脳間脳脊髄の障害，陰茎血管動脈硬化，高プロラクチン血症，神経末梢損傷，糖尿病，アンドロゲンの減少，性器外傷後，膀胱・前立腺・直腸手術後．②精神的：自信喪失，嫌悪，緊張，疲労，ストレス．③薬剤性（抗潰瘍，抗ヒスタミン，安定剤）．
3. 射精障害：①最大興奮を伴なわない，②逆行性射精，③射精まで長時間を要する．④短時間に射精してしまう．

83. 局所出血　Local Bleeding

1. 皮膚：血小板減少症，アレルギー性紫斑病，DIC，悪性腫瘍，搔破，老化
2. 四肢（関節，筋内，皮下血腫）：血友病，白血球
3. 中枢神経系：外傷，高血圧，先天性血管奇形（動静脈瘻，動脈瘤）
4. 鼻・副鼻腔：外傷，炎症，高血圧，腫瘍，抗凝血剤過剰投与
5. 眼底：高血圧，糖尿病，血小板減少症．結膜出血（高血圧，特発性）
6. 気道：肺癌，肺結核，気管支拡張，肺梗塞，僧帽弁弁膜症（心不全）
7. 乳首：亀裂，乳癌，炎症　　　8. 腹腔：外傷，脾破裂，子宮外妊娠
9. 胃腸系：食道静脈瘤，消化性潰瘍，胃炎，腸炎，痔，胃癌，大腸癌
10. 尿路系：尿路結石，腎炎，腎盂腎炎，膀胱炎，前立腺癌，腎癌，腎創傷
11. 腟：陰唇創傷，内分泌異常，子宮癌，接触性出血，月経，流産
12. 肛門：痔，裂肛，直腸癌，直腸ポリプ　　　　　13. 外傷

84. 出血傾向　Hemorrhagic tendency

1. 血管性：老人性紫斑病，ステロイド紫斑病，うっ血による紫斑病，単純性紫斑病，アレルギー性紫斑病，壊血病（毛細血管抵抗試験，出血時間）
2. 血小板　①減少：造血障害（薬物，放射線，白血病，骨髄線維症，再生不良性貧血，癌転移），破壊亢進（ITP，敗血症，薬物，輸血，脾機能亢進），消費亢進（血管内凝固症候群，溶血），②機能障害
3. 凝固系　①内因性（APTT↑），②外因性（PT↑，TT↓）
4. 線溶系（Fibrinogen↓，FDP↑）

85. 発熱 Fever, 悪寒 Chill
(37～37.9軽度発熱, 38～38.9中等度発熱, 39℃以上高熱)

1. 感染症 ①一般細菌：カゼ症候群（上気道炎），扁桃腺炎，気管支炎，肺炎，胸膜炎，膿胸，中耳炎，前立腺炎，尿路感染（腎盂炎），急性肝炎，胆嚢炎，虫垂炎，急性胃腸炎（食中毒，感染症），腹膜炎，皮膚感染（褥創），婦人科感染，深部膿瘍，骨髄炎，敗血症，心筋炎，急性心膜炎，心内膜炎，髄膜炎，脳膿瘍，歯槽膿漏，抜歯後感染，副鼻腔炎，腹腔内膿瘍，②結核菌：肺結核，肺外結核，③ウイルス：かぜ症候群，肺炎，髄膜炎，脳炎，麻疹，風疹，突発性発疹，④その他：マイコプラズマ感染，つつが虫病，オウム病，マラリア
2. 非感染性炎症 ①膠原病：慢性関節リウマチ，SLE，皮膚筋炎，大動脈炎症候群，②膠原病類縁疾患：リウマチ性多発筋痛症，③関節炎：痛風，④アレルギー：薬剤熱，アレルギー性肺炎，⑤腫瘍熱：白血病，悪性リンパ腫，胆嚢癌，肝癌，腎癌，副腎癌
3. 非炎症 ①内分泌：甲状腺機能亢進症，排卵後，②体温調節異常：中枢性発熱，自律神経失調症，心因性発熱，③運動後，入浴後，食後，高温環境
4. 不明熱（37.5℃以上の発熱3週間以上，数回38℃以上の発熱，入院検査して1週間経っても発熱の原因が不明である）①感染症（40％）：肝胆道系感染症，腹腔内膿瘍，結核症，ウイルス感染症，敗血症，感染性心内膜炎，骨髄炎，つつが虫病，リケッチア症，②悪性腫瘍（20％）：肝癌，肺癌，胆嚢癌，膵癌，悪性リンパ腫，白血病，③膠原病（15％）：慢性関節リウマチ，全身性エリテマトーデス，強皮症，皮膚筋炎，④その他（25％）：Sarcoidosis, Crohn病，肺梗塞，薬剤アレルギー，仮病

86. 脱水 Dehydration

1. 多尿：尿崩症，アルコール中毒症，利尿剤の過剰投与
2. 腎障害：慢性腎盂腎炎，糸球体腎炎，多発性嚢胞腎，急性腎不全
3. 発熱：感染症，発汗，熱傷，熱射病（heat stroke）
4. 消化管からの喪失：嘔吐，吸引，下痢
5. 水分摂取不能：中枢神経疾患による意識障害患者，嚥下障害，老衰者（飲食不十分），経鼻経管による栄養補給の不十分，IVH 輸液（p. 109）不十分

87. 不眠　Sleeplessness, Insomnia，睡眠障害

1. 環境因子：騒音，気温，採光，短期入院，旅行
2. 老化：脳動脈硬化症（脳萎縮，ぼけ），生理機能低下，自律神経失調症
3. 身体症状：痛み，痒み，咳，発熱，呼吸困難，頻脈，頻尿
4. 不眠のほか症状なし：眠る時間に仕事，身辺雑事，職場ストレス，友人付合，お金など心身因子，薬剤依存，コーヒー，ニコチン
5. 基礎疾患がある：脳血管障害（痴呆），不整脈，高血圧症，狭心症，心不全，気管支喘息，糖尿病，胃十二指腸潰瘍，不安神経症，うつ病

【病型】①入眠障害（寝付きにくい），②持続障害（たびたび目が覚める），③早期覚醒（朝早く目が覚める），④熟眠障害（うつらうつらして熟睡しない）

88. 口臭　Halitosis, Bad breath, Breath odors

1. 口腔症状：歯槽膿漏，虫歯，口内炎，舌癌，歯髄炎，口腔清掃不十分
2. 鼻咽喉症状：副鼻腔炎，慢性咽頭炎，慢性扁桃炎，鼻腔癌
3. 胃腸症状：胃潰瘍，幽門狭窄，胃癌，食道炎，腸閉塞（糞臭），肝性昏睡
4. 気管・肺症状：肺化膿症，急性肺炎，肺癌，慢性気管支炎，気管支拡張症
5. 尿異常：尿糖（＋）：糖尿病，蛋白（＋）浮腫（＋）：尿毒症（腎不全）
6. 急性中毒症状：ヒ素，鉛，燐，ニコチン中毒，有機溶剤による急性中毒
7. 食品，嗜好品：ニンニク，玉葱，アルコール，煙草，薬剤

89. 口渇　Thirst, Polydipsia

1. 多尿：糖尿病，尿崩症，アルドステロン症，副甲状腺機能亢進症，アルコール多飲，利尿剤使用，神経性頻尿
2. 乏尿：①水分摂取不能：上部消化管狭窄，嚥下筋麻痺，②胸水：胸膜炎，癌性胸膜炎，③腹水：肝硬変，腹膜炎，腎不全，④心不全：心臓弁膜症，心筋症，心筋梗塞
3. 多汗，発熱：各種熱性疾患，高温・高湿環境における作業，日射病
4. 嘔吐・下痢：急性胃腸炎，幽門狭窄，腸閉塞，食中毒
5. ショック：外傷，消化管の大量出血，熱傷
6. 口腔乾燥：Sögren症候群，唾液腺炎，薬の副作用，自律神経失調症

90. 痴呆（認知症），せん妄

Ⅰ. 痴呆の原因　Cause of Dementia
1. 血管障害：脳梗塞（特に多発性のもの），脳出血，クモ膜下出血，動静脈奇形，血管炎，静脈洞血栓，脳動脈硬化症
2. 水頭症：とくに正常圧水頭症，脳萎縮
3. 脳腫瘍：とくに前頭葉腫瘍や水頭症を伴うもの
4. 外傷：慢性硬膜下血腫，脳挫傷
5. 炎症：脳炎，髄膜炎，神経梅毒，脳腫瘍，膠原病，Behçet 病
6. 脱髄：多発性硬化症
7. 代謝：先天性代謝異常，Wernicke 脳症，ビタミン B_1，B_{12}，ニコチン酸欠乏症，甲状腺機能低下症，肝性脳症，尿毒症，脳虚血後遺症，低血糖症
8. 中毒：鉛，砒素，アルコール，薬物
9. 変性：Alzheimer（アルツハイマ）病，Pick 病，Parkinson 病，精神分裂病
10. その他：心因性，詐病，廃用症候群（p. 264）

Ⅱ. 痴呆（認知症）の症状　Senile symptom (Dementia)
1. 記憶力障害（覚えたものを保持する能力）
2. 見当識障害（時，場所，人物がわからない）
3. 計算力障害（簡単な計算ができない）
4. 感状障害（環境に適応する能力を徐々に失って行く）
5. 思考力障害（思考の内容が貧弱になり，自分の考えに固執する）
6. 行動異常（他人に理解できない行動，昼間傾眠，夜間覚醒）
7. 精神症状の出現（幻聴，幻視，幻覚，妄想）

Ⅲ. せん妄　Delirium，妄想　Delusion
1. 原因：（高令者）脱水，栄養不良，術後，心筋梗塞（心不全），肺炎（呼吸不全），敗血症，脳血管障害，甲状腺機能亢進症，低体温症，尿毒症，不整脈発作，肝障害，不適切な薬物投与，各疾患の重症化
2. 所見：急にぼけたようになり，朝・夜の寝起きに興奮し，錯覚，不安，妄想が現れる。変なことを言う。外界と無関係に行動する。睡眠や覚醒のリズムが障害される。適切な薬物治療をすれば，数日以内に軽快する。

Ⓔ 色調の異常　Color and Deformity

91. 発疹（紅斑）　Eruption (Exanthema)

1. 発熱を伴う　①紅斑：猩紅熱，伝染性紅斑，伝染性単核症，皮膚線維腫，膠原病，リウマチ熱，②丘疹：麻疹，風疹，突発性発疹，腸チフス，梅毒，結核，③水疱：水痘，帯状疱疹，単純疱疹，マイコプラズマ感染，④びらん，潰瘍：手足口病，⑤疼痛：Osler 結節（亜急性細菌性心内膜炎）
2. 発熱を伴わない　①かゆみを伴う（時に発熱を伴う）：蕁麻疹，②薬剤投与（時に発熱）：薬疹，肝炎，③光線過敏，④皮膚循環障害，皮膚悪性腫瘍，結節性硬化症，アトピー皮膚炎，貨幣状湿疹，自家感作性皮膚炎，慢性色素性紫斑，紅皮症，膠原病（RA, SLE, DM, Behçet 病）

92. 皮膚色調変化　Cutaneous Color Change

1. 色素増加（黒色）　①内分泌疾患：Addison 病，Cushing 病，②肝疾患：肝硬変，③遺伝性，④悪性黒色腫，⑤その他：Hemochromatosis（鉄過剰沈着症），銀沈着症，日光過敏性色素沈着（Porphyria，薬疹）
2. メラニン色素減少：下垂体機能低下症，尋常性白斑
3. 低色素（蒼白）：白皮症，白斑，貧血症
4. 赤色：紅皮症
5. 黄色：肝炎，胆嚢癌，膵癌，溶血性貧血，悪性貧血，カロチン血症
6. 灰色：金沈着症，銀沈着症（Argiria），Phenothiazin 長期大量使用

93. チアノーゼ　Cyanosis

1. 全身の皮膚・粘膜が紫赤色にみえる（中枢性チアノーゼ）　①咳・呼吸困難：肺梗塞，多血症，気管支喘息重積，呼吸不全，②出生時・幼児期より出現：Fallot 四徴症，Ebstein 奇形，動脈管開存症
2. 四肢末端が紫赤色（末梢性チアノーゼ）　①全身循環の減少：うっ血性心不全，低血圧，心筋梗塞，Adams-Stokes 症候群，高熱，悪寒，②局所循環の減少：ⓐ寒冷による：Raynaud 病，ⓑ四肢の疼痛，潰瘍：急性動脈閉塞症，Buerger 病，ⓒ四肢のうっ血，怒張：血栓性静脈炎，静脈瘤

94. 舌の異常　Tongue Disorder

1. 正常な舌：完全に左右対象，舌縁や舌背は滑らかである。舌表面はピンク色で，唾液の流出により光沢があり，口の中央より容易に突出る。舌背に細い糸状乳頭，茸状乳頭が目立つ。色は舌苔と関係が深い。
2. 色調の変化　①淡黄色：貧血，黄疸。②オレンジ色：閉塞性黄疸。③いちご赤色：猩紅熱，抗生物質，悪性貧血。④青色：チアノーゼ，多血病，Raynaud病。⑤牛肉赤色：ビタミンB欠乏。⑥赤紫色：リボフラビン欠乏。⑦色素沈著：人種，アジソン病，ヘロイン中毒。⑧白色：貧血症。
3. 舌の乾燥　①脱水症状：高熱，下痢嘔吐の持続，脳血管障害，消耗性疾患，②唾液分泌の低下：Sjögren症候群，皮膚筋炎，③薬の副作用
4. 舌の発赤　①乳頭萎縮：巨赤芽球性貧血（悪性貧血，葉酸欠乏症など），②乳頭萎縮がない：胃腸疾患，ビタミンB欠乏症（特にB_2群），猩紅熱（いちご舌），③咽頭痛，嚥下困難を伴う：鉄欠乏性貧血症
5. 舌苔　①灰白色：慢性胃炎，胃潰瘍，胃癌，喫煙者，②汚穢褐色：腸チフス，各種熱性疾患，絶食，義歯不適合，柔かい加工食の摂取
6. 舌の潰瘍　①白色で疼痛を伴う場合：アフタ性口内炎，口内真菌症，②汚い膿汁：潰瘍性口内炎，Behçet病，舌癌，③薬剤，義歯
7. 舌の白斑：白板症（leukoplakia），扁平苔癬，カンジタ症，地図状舌
8. 舌の萎縮：舌下神経の麻痺，高度の栄養障害，球麻痺，脊髄空洞症，椎骨脳底動脈循環不全，先天性（小顎症，舌形成不全）
9. 平滑な舌：悪性貧血，老人性萎縮，ニコチン酸欠乏，Sjögen症候群
10. 舌の振顫：甲状腺機能亢進症，精神的緊張，アルコール中毒，麻痺性痴呆
11. 舌の偏位：片麻痺，球麻痺，脳梗塞，脳出血
12. 地図状舌：滲出性体質，アレルギー体質，ビタミン欠乏症，精神的因子
13. 黒毛舌：抗生剤投与，ステロイド投与による菌交代現象，慢性胃腸障害，糖尿病，腎障害，金属中毒，大量喫煙常習者
14. 溝状舌：慢性炎症，薬剤性，アレルギー性，梅毒，肉芽腫性舌炎，脱水症
15. 巨大舌：筋性巨大舌，腫瘍性巨大舌，慢性炎症による舌大舌（結核，梅毒），沈着症による（アミロイドーシス），甲状腺機能低下症，末端肥大症，Down症候群，急性舌炎，血管神経性浮腫（虫刺，熱傷）

95. 指趾冷白　Raynaud Phenomenon

1. 基礎疾患が存在する：①膠原病（強皮症，全身性エリテマトーデス，慢性関節リウマチ），②閉塞性動脈硬化症，末梢循環不全，③慢性腎不全，癌，④内分泌病（甲状腺機能亢進症，Addison，Cushing病，粘液水腫），⑤神経損傷（末梢神経炎，椎間板ヘルニア），⑥職業病（振動病），凍傷，⑦中毒（ヒ素，重金属），⑧神経-血管圧迫症候群（頸肋，前斜角筋，肋骨鎖骨），⑨薬剤（β-ブロッカ，経口避妊薬，抗癌剤）
2. 基礎疾患がない：Raynaud病，自律神経失調症，冷え症（血行正常）

96. 紫斑　Purpura

1. 血小板減少症：骨髄障害における腫瘍，急性白血病，再生不良性貧血
2. 末梢における血小板破壊亢進：ITP（特発性血小板減少性紫斑病），薬物起因性血小板減少症，SLE，DIC，輸血後紫斑。
3. 細小血管の脆弱性，透過性亢進：血管炎，Schönlein-Henoch 紫斑病，慢性関節リウマチ，Siögren症候群，SLE，尿毒症，ステロイド（長期投与）紫斑，単純性紫斑，壊血病，老人性紫斑，アナフィラクトイド紫斑
4. 薬剤性：ヘパリン，抗凝固剤（Warfarin），抗血小板剤（Panaldine），血栓溶解剤（Urokinase）の副作用
5. その他：採血，注射後刺入口の不適切圧迫，点滴後静脈炎，打撲症

〈医学雑談〉妊娠へ薬剤の影響
1. 受精前から妊娠3週末までに投与された薬剤は胎児への影響はない。
2. 妊娠4〜7週末は胎児臓器の発生時期で強く影響を受ける。
3. 妊娠8〜15週末は薬剤の感受性は低下してくるが，慎重に投与する。
4. 妊娠16週〜分娩は形態の異常は形成されないが，機能的異常や発育の抑制をきたすことがある。解熱消炎鎮痛剤の使用を避ける。
5. 産後授乳期は母乳中に移行することがある。やむをえず投与する場合は授乳を避ける。

97. 爪の異常　Nail Disorder

1. 緑色爪：緑膿菌感染症，pseudomonas aeruginosa 感染症
2. 爪甲下出血：貧血，DIC，爪挫傷，Osler 病，強皮症，皮膚筋炎，紫斑症
3. 咬爪症：神経症，欲求不満
4. 爪剝離症：外傷，化学物質，全身疾患，カンジダ症，多汗症，皮膚炎
5. 爪甲縦条（裂）：老化，湿疹，乾癬，凍傷，マニキュア，化学的刺激，RA
6. 横溝形成：爪囲湿疹や外傷，中毒，感染症，マニキュア，貧血
7. 薄い爪甲：全身性疾患による，貧血など（爪萎縮：内分泌障害）
8. 爪点状白斑：8才～18才に多い。30才以後ではまれ
9. 点状の凹み：外傷，表面の部分的形成不全による。円形脱毛症，乾癬
10. 黒色爪：悪性黒色腫，真菌感染，爪郭炎，乾癬，Addion 病，老人性変化，生理的，Wilson 病，Peutz-Jeghers 病，爪下 Bowen 病（表皮内癌）
11. 匙形爪（Spoon nail）：重症貧血，内分泌障害，栄養障害，外傷，皮膚病
12. 白色爪：肝硬変，貧血症，Raynaud 病，爪甲剝離，爪甲下血管異常
13. ばち指（Clubbed finger）：チアノーゼ，先天性心疾患，慢性気管支炎，気管支拡張症，肺気腫，肝硬変，慢性下痢，白血病，甲状腺疾患
14. 黄色爪：高ビリルビン血症，高カロチン血症，薬剤性，真菌，リンパ浮腫

98. 顔貌の変化　Facial Change

1. 末端肥大症 Acromegaly：下顎・眼窩上縁の突出，口唇肥大
2. クッシング（Cushing）症候群：潮紅性満月様顔貌，水牛肩，中心性肥満
3. 甲状腺機能亢進症（Basedow 病）：眼球突出，眼裂開大
4. 甲状腺機能低下症：浮腫状，口唇肥大，毛髪がうすく，表情も乏しい
5. 顔面蝶形紅斑：SLE，皮膚筋炎，Sweet 病，日光皮膚炎，伝染性紅斑
6. Parkinson 病：仮面様顔貌（Mask-like face, Salve face），表情が乏しい
7. 無欲性（Apathetic），苦悶状（Painful），痙笑（Risus Sardonicus）
8. 顔色　①青白色：鉄欠乏性貧血症，慢性心不全，胃十二指腸潰瘍，腎不全。②黄色：肝炎，肝硬変，膵癌，糖尿病，心不全，溶血性貧血，カロチン血症，各種疾患。③赤紫色：僧帽弁狭窄症。④黒色：日焼け，肝硬変，アジソン病。⑤赤色：高血圧症，発熱，精神興奮，薬の副作用

99. 脱毛症　Alopecia

1. 皮膚病変を伴わない　①円形脱毛症（自律神経失調），②男性型脱毛症（若はげ），③分娩後脱毛症，④薬物脱毛症，⑤栄養代謝障害脱毛症，⑥内分泌異常脱毛症，⑦外傷：乳児仮性脱毛，牽引性脱毛，圧迫性脱毛，抜毛狂
2. 皮膚病変を伴う　①萎縮性，炎症性病変：SLE，皮膚筋炎。②代謝産物沈着：毛包性ムチン沈着症。③感染症：頭部白癬，Candidiasis（真菌症），梅毒，④腫瘍（腫瘍性脱毛症）：原発巣，転移性病巣
3. 瘢痕性脱毛症：酸，アルカリ，熱傷，大量の放射線

100. 多毛症　Hirsutism, Hypertrichosis

1. 副腎性：副腎過形成，Cushing 症候群，副腎性器症候群
2. 卵巣性：多嚢胞卵巣症候群，男性腫瘍（Arrhenoblastoma）
3. 特発性多毛症：人種，家族性
4. その他：下垂体腫瘍，Cushing 病，異所 ACTH 分泌過剰，末端肥大症，神経性食思不振症，薬剤性（フェニトイン，ステロイド，アンドロゲン）

〈診療雑談〉医師と患者，薬の効果・価格

1. 医師も患者も人間であるから，個性，考え方，言葉使いに相性（p. 152）が合う，合わないこともある。不満をうっ積するよりも主治医を変えてみた方がよい。相性がよくても，病気が4週間経って軽快しなければ，医院または医師（病院）を変えてみた方がよい。医師にも得意・不得意の分野や診療能力の差がある。医師を選ぶも寿命のうち。病気は治るが老化は治らない。最善の努力をしても治らない病気もある。
2. 西洋薬は1〜2日，漢方薬は1〜4日間で効くはずである。急性期または治れる病気に遅くても西洋薬は7日間まで，漢方薬は14日間まで効かなければならない。慢性病は3〜4ケ月間経てから効果が出るのもある。強い薬だから効くのではなく，病気や体質に合うから効くのである。合わない薬は変えた方がよい。病気の診断が間違っているか，薬の処方や使い方が間違っていないかを考えなければならない。患者は遠慮せずに正直に言うべきである。医師は反論せずそれを真剣に受け止めて，原因を考えなければならない。薬は少量で効く方が良い。薬の効果と価格は関係ない。

III 検査から考えられる病気

　何らかの症状で来院した患者に問診，視診，聴診，触診を行う。さらにうらつけと説明のために臨床検査を行う。慢性疾患に経過の観察，長期服薬中の患者に対する副作用の検出にも用いられる。症状，所見，目的により検査項目の選択と評価が行われる。正常値とは健康人のデータの95％が含まれる検査値の範囲内にあるものである。診断は問診（→70％），診察（→80％診断がつく），検査（→95％）を総合的に判断し確診していく。少数は診断がつかない。

1. 喀痰　Sputum

　水道水で数回うがい，数回深呼吸，深い咳で痰を喀出して検査する。
1. 肉眼的検査：①量：多量の痰は急性・慢性気管支炎，気管支拡張症，肺炎，肺癌で観察される。②色と性状：無色は軽度の気道炎。黄色や緑黄色の痰は細菌感染症。血性痰は結核，肺癌，DICでみられる。膿性の痰に血痰が混じるような状態は肺化膿症，気管支肺炎が考えられる。黒色痰は煤煙の吸入，朝のみタバコ愛好者でみられる。血性泡沫状の痰は急性左心不全，間質性肺炎でみられる。③臭気：悪臭の強いものは嫌気性感染を伴った肺化膿症。甘酸っぱい臭いがする場合はカンジタ感染症が疑われる。敗臭は嫌気性菌感染による肺化膿症が考えられる。
2. 細菌学的検査：①一般細菌：単染色で菌の形態が観察される，1週間の培養，②結核菌：培養検査の判定には通常4週間。現在PCR法で数日間に検出可能。③真菌，ウィルス，マイコプラズマなどの同定も行われる。
3. 細胞診検査：気管支・肺癌の検査，悪性細胞についてパパニコロウ分類：classⅠ，Ⅱは陰性，Ⅲは偽陽性，Ⅳ，Ⅴは陽性である。（参考 p. 89）

2. 胸水　Hydrothorax, 胸腔穿刺　Thoracentesis

　正常人の胸腔には約1～20 mlの胸水が存在し，壁側胸膜と臓側胸膜との間に潤滑油の役割を果している。胸水の産生と呼吸は静水圧，膠質浸透圧，組織圧の3者に左右される。
【胸水貯留】①胸水出現の機序：胸腔内液は肋膜の毛細血管壁（主として臓側面）からの生産とリンパ系による吸収の不均衡によって生ずる，血管床の透過

性亢進ではうっ血性心不全, 肺炎等。血液滲透圧不均衡では低蛋白血症, Na 貯留等, ②胸水による呼吸循環器系に対する影響：肺換気障害→呼吸困難, 胸腔内圧上昇→拡張期の心臓血液充満を妨害する。

【疾患】①感染：肺結核, 肺炎, 胸膜炎, ②悪性腫瘍：肺癌, 転移性肺癌, 縦隔腫瘍, 悪性リンパ腫, ③心血管病：うっ血性心不全, 肺梗塞, 心膜炎, 上大静脈症候群, ④低蛋白血症：肝硬変, 腎炎, ネフローゼ症候群, 膠原病。

【穿刺】胸水が300 ml 以上貯留すると, 胸部 X 線で胸水像が認められる。診断と排液（1回1000 ml まで）の目的で胸腔穿刺を行う。肋骨上縁（後腋窩線, 第6～7肋間）に沿って斜め下に刺入する。（肋骨下線の穿刺は不可）

1. 肉眼的観察：血性, 膿性, 乳糜性胸水。これらはいずれも滲出液である。血性（胸水のヘマトクリットが20％以上, または末梢血ヘマトクリット値の50％以上）, 膿性（沈渣では白血球が多い）, 乳糜性（中性脂肪110 mg/dl 以上, カイロミクロン陽性）
2. 細胞数：①赤血球≥100,000/mm^3 なら悪性腫瘍, 外傷性気胸, 肺梗塞, ②白血球：好中球増加は急性炎症, 小リンパ球増加は悪性腫瘍, 結核, 好酸球増加は寄生虫, 真菌症による胸膜炎, 気胸血胸の後遺症。
3. アミラーゼ：血清値正常値をこえたら, 膵炎, 食道破裂, 癌性胸膜炎。
4. PH＜7.2：肺炎性胸膜炎, 食道破裂, 慢性関節リウマチ, 結核性胸膜炎, 癌性胸膜炎, 血胸, アシドーシス。PH＜7.0：胸腔ドレナージ。
5. タンパク濃度：漏出液が滲出液かの鑑別に有用。（滲出性：胸水蛋白量/血清蛋白量＞0.5）
6. LDH：タンパク濃度と同様, 漏出液か滲出液かの鑑別に有用。（滲出性：胸水LDH/血清LDH＞0.6）。LDHが高いほど胸膜炎の炎症が激しい。
7. 糖：60 mg/dl 未満の場合, リウマチ様関節炎（RA）に伴った胸水, 癌性胸膜炎, 結核性胸膜炎, 細菌性肺炎に伴う胸水。
8. 腫瘍マーカー：CEAは癌性胸膜炎で約50％に陽性。NSE（neuron specific enorase）, Pro-GRPは肺小細胞癌で高値。(p. 79)
9. 細胞診：癌性胸水では癌細胞の検出を50％前後である。陰性でも胸水の癌性を否定できない。胸膜生検。
10. 微生物学的検査：結核性胸膜炎における結核菌培養陽性率は25％。嫌気性菌は膿胸の原因として重要。一般細菌の検出率は50％程度。

3. 腹水 Ascites，腹腔穿刺 Abdominal Paracentesis

　正常時に腹腔内に約20～50 ml の腹水が存在する。100 ml 以上貯留すると腹エコーで確認できる。1000 ml 以上貯留すると診察や腹 X 線で診断できる。
【目的】①腹水による圧迫症状の軽減（1回排液量1000 ml まで），②診断的腹腔穿刺。細胞診，細菌学的検査，生化学的検査，出血の確認。
【方法】①臍と左腸骨前上棘を結ぶ線の中央または外1/3の点，臍下 3 cm の点。②穿刺用套管針 trocar またはエラスター針，三方活栓，延長チューブ，30 ml 注射器。なければ18 G の注射針を使う。

1. 外観：①漿液性腹水は水様透明である。一般には漏出液で，肝硬変，うっ血性心不全などでみられる。②膿性腹水は黄色で混濁し，細菌性腹膜炎，結核性腹膜炎で認められる。③血性腹水は癌性腹膜炎，結核性腹膜炎や，卵巣腫瘍の出血などでみられる。④乳糜性腹水は白濁し，脂肪より成り，腸管から胸管に至るまでの破綻によりリンパ液が貯留することにより生じる。外傷，悪性腫瘍，結核によるリンパ管の破壊や通過障害。⑤胆汁性腹水は黄褐色を呈し，ビリルビンより成る。腸管，胆嚢の穿孔などにより腹腔内に胆汁が貯留する。

2. 比重，タンパク量：①漏出液（Transudate，タンパク＜2.5 g/dl，比重＜1.015）は門脈亢進，低タンパク血症，ADH，アルドステロン増加，レニン・アンジオテンシン系の異常，プロスタグランジンなどの因子が関与する。肝硬変，肝不全，Budd-Chiari 症候群，うっ血性心不全，ネフローゼ症候群，低タンパク血症が疑われる。②滲出液（Exudate，タンパク＞4.0 g/dl，比重＞1.04）は腹腔内の腫瘍・感染・炎症により生じる。腹膜炎や腹膜転移癌が考えられる。

3. ADA (adenosine deaminase)：結核性腹膜炎では高値。

4. 腫瘍マーカー：LDH, CEA, CA19-9, AFP（α-fetoprotein）が血清値より高値の場合は，癌性腹膜炎が疑われる。

5. アミラーゼ：膵性腹水では血清アミラーゼより高値を示す。

6. 細菌学的検査：腹水を遠心，塗抹標本を作製し染色を行なう。腹水の培養を行い，細菌，結核菌，真菌などの感染の診断を行なう。

7. 細胞診：腹水の沈渣をとり，癌性腹膜炎の診断を行う。参考 p. 89

4. 髄液 Cerebrospinal Fluid, 腰椎穿刺 Lumbar Puncture

【目的】不明熱，髄膜刺激症状，髄膜炎，頭痛などの神経疾患の鑑別診断。
【方法】第4・5腰椎間（両腸骨稜上方を結ぶ線）に腰椎穿刺針で穿刺採液。

1. 髄圧：正常70〜180 mmH$_2$O。両側頸静脈を圧迫すると直ちに圧が上昇する。①髄圧＞200 mmH$_2$O，脳圧亢進：髄膜炎，脳膿瘍，脳腫瘍，頭蓋内静脈洞血栓症，上大静脈症候群，脳出血，くも膜下出血，硬膜下血腫。高血圧性脳症。②髄圧＜50 mmH$_2$O，脳圧低下：虚脱，重症脱水症，高浸透圧血症，Barbiturate中毒，特発性低髄液圧症候群（頭痛）。
2. 外観：①正常は無色透明。②キサントクロミーは黄色調で少し古い頭蓋内出血。血性髄液はくも膜下出血，脳出血（出血後6時間〜2週間）。CTがなければ役立つ検査。③混濁は白血球200/mm^{3}以上の増加で見られる。
3. 髄液タンパク（正常15〜45 mg/dl）：①タンパク増加（100 mg/dl以上）髄膜炎，脳炎，脳脊髄腫瘍，脳出血，高血圧性脳症，糖尿病。②タンパク低下（3〜15 mg/dl）：慢性髄液瘻，良性頭蓋内圧亢進症，甲状腺機能亢進症。髄液IgG増加，多発性硬化症，各種の中枢神経系炎症。
4. 腫瘍マーカー：CEA, CA19-9, TPAを測定し，原発巣の検索を急ぐ。
5. 髄液糖（正常20 mg/dl）：高値は糖尿病性昏睡。低下は細菌性（20 mg/dl以下），結核性（15〜45），真菌性，癌性髄膜炎，サルコイドーシス，低血糖昏睡などで観察される。
6. 髄液細胞（正常5ケ/mm^3）：細胞数の増加（＞10ケ/mm^3）がある場合は，髄膜炎，脳炎などが示唆される。多核細胞の増加は化膿性髄膜炎，リンパ球の増加はウイルス性，癌性，結核性髄膜炎，脳腫瘍，硬膜下血腫。
7. 髄液中の感染因子とその検索：塗抹，培養（結核菌，真菌，ウイルス，抗体価，一般細菌）。
8. 生化学物質：LDH→細菌性髄膜炎で増加。ADA, adenosine deaminase→結核髄膜炎で増加。アセチルコリンエステラーゼ，5-HIAA→アルツハイマー病で低下。GABA→ハンチントン舞踏病で低下。
9. MBP（Myelin Basic Protein）：多発性硬化症，神経Behçet病脳脊髄炎，脳梗塞急性期に増加する。髄鞘崩壊の進行状態を示す。
10. 細胞診：原発性脳腫瘍の陽性率は15〜30％。

5. 関節液検査　Articular fluid

1. 目的：慢性関節リウマチ，痛風，化膿性関節炎，外傷性，変形性関節症，関節水腫，捻挫（靱帯の損傷）の診断と治療に行われる。
2. 方法：18 G 注射針で関節間腔に穿刺する。①膝関節：背臥位，伸展位で，膝蓋骨の上外線から穿刺する。②肩関節：前方なら小結節と烏口突起間で，後方なら肩峰の後下方から刺入。③肘関節：肘頭外側より内下方に刺入。④手関節：橈骨茎状突起背側で手関節裂隙に刺入。⑤足関節：外顆と伸筋腱の間の関節腔に刺入する。
3. 診断：混濁，細胞数（2,000以上→炎症性，2,000以下→非炎症性），粘稠度，脂肪滴，出血の有無を観察する。①正常（透明，曳糸状）。②黄色清明（変形性膝関節症，慢性関節リウマチ，痛風）。③黄白混濁（化膿性膝関節炎）。④血性（靱帯損傷，骨折，血友病）。

6. 糞便　Feces，検便

1. 肉眼的観察：①正常は黄褐色。②閉塞性黄疸→ビリルビンの腸内排出が障害されるため，便が白色調。③鉄剤服用中→黒色。④便に新鮮な血液の混在→下部消化管，肛門部からの出血。⑤黒色のタール便→上部消化管（食道・胃・十二指腸・小腸）からの出血を疑う。通常100 mlの出血があれば，タール便となる。⑥粘血便→潰瘍性大腸炎などの炎症性疾患を疑う。
2. 便潜血ヘモグロビン HBLA：免疫学的便潜血検査はヒトヘモグロビンのみに反応する方法で感度，特異性ともに優れている。陽性（+）なら急性胃炎，大腸炎のほか胃腸の潰瘍か癌か痔か考えられる。再検して（+）なら腫瘍マーカー（CEA, CA19-9）と注腸や内視鏡（食道，胃，大腸）検査を行う。
3. 寄生虫ならびに虫卵検査：塗抹法（顕微鏡による直接鏡検）回中卵，鞭虫卵，広節裂頭条虫卵，住血吸虫，糞線虫，鉤虫卵，蟯虫卵を検出する。
4. 病原性微生物：持続性または重症の下痢は，病原微生物の検査が必要である。サルモネラ菌，ビブリオ菌，コレラ菌，赤痢菌，病原性大腸菌，真菌，ブドウ球菌がある。塗抹，培養，免疫学的検査による菌の同定を行う。
5. キモトリプシン（Chymotrypsin）：慢性膵炎，膵癌，膵機能低下症

7. 尿 Urine，検尿

1. 尿量 Amount of urine，尿比重 Specific Gravity，尿の色

①正常人の尿量は1日800～1600 ml。500 ml以下→乏尿 Oliguria, 3000 ml以上→多尿 Polyuria。②随時採尿または蓄尿の比重は1.010以下，1.025以上なら異常である。早朝尿比重は1.05以下→腎機能低下，多飲症，尿崩症を疑う。CRE, Na, K, 血糖，甲状腺ホルモン，コルチゾール，ADHを測定する。高張生食水点滴後，尿比重上昇すれば，心因性多尿である。上昇しない場合，Vasopressin静注する。尿比重上昇すれば下垂体性尿崩症である。上昇しなければ腎性尿崩症と考えられる。③尿の色：正常→透明淡黄色。多尿→薄い色。脱水時・長時間水を飲まない時・ビタミンB服用→黄色。下剤センナ服用→オレンジ色。肝炎→褐色。ミオグロビン尿，尿路損傷→赤色。尿路感染症→混濁尿。④泡：心配はない。

2. 尿タンパク Proteinuria

蛋白尿は機能性，体位性，尿細管性，糸球体性，溢流性に分けられる。正常範囲を超える尿タンパクには：①糸球体からのタンパク成分の漏出，②尿細管でのタンパク再吸収障害によるタンパク尿，③血液に糸球体を通過する小分子タンパクの血中濃度の増加で流出したタンパク尿。尿細管性のタンパクとして，BMG (p. 58) がある。分子量が小さく自由に糸球体を通過し，尿細管で再吸収または代謝を受けるが，尿細管機能障害により尿に排出が増加する。尿タンパクの存在は，腎尿路系にタンパクが漏れる機序が存在することを示す。特殊な場合（起立性タンパク尿）を除いて，疾患の存在を意味する。前夜の過労や色気に興奮時も尿タンパクは認められるので，1回の検査だけでは診断できない。再検査や他の腎機能検査を行い，総合的に判断する。

【高値】①腎前性：多発性骨髄腫，横紋筋融解炎，溶血，発熱，運動，②腎性：糸球体腎炎，ネフローゼ症候群，腎硬化症，腎盂腎炎，糖尿病性腎症，IgA腎症，急性尿細管壊死，痛風腎，③腎後性：尿路感染症，腫瘍，精液混入。

3. 尿糖 Glycuresis, Glycosuria

尿糖（＋）即ち糖尿病と診断しない。他の検査値とあわせて判断する。糸球体で濾過されたボウマン嚢に出たブドウ糖の95％は，近位尿細管で再吸収され，残りは遠位尿細管で吸収される。①血糖が180 mg/100 mlを超えたら，尿細管の再吸収量を超え，尿中に糖が排出される。血糖値が高くても，尿糖が出

ない場合もある。腎の尿糖排泄閾値は一定ではない。②腎尿糖排泄閾値が低いため，血糖値は正常で，糖代謝にも異常は認めないにもかかわらず尿糖が陽性になる場合を腎性糖尿と呼ぶ。③尿細管機能障害を伴う腎疾患では，尿細管での糖質再吸収が障害され，尿糖が陽性となる。これを症候性腎性糖尿という。
【高値】糖尿病，腎性糖尿，症候性・薬剤性高血糖，ステロイド，ストレス

4. 潜血　Occult blood

　①腎臓や尿管，膀胱に異常があると，尿に赤血球が混じることがある。膀胱炎が最も多く，腎臓や尿管の結石がその次に続く。自覚症状がなく潜血反応を認める場合，慢性糸球体腎炎や腎尿路系の悪性腫瘍（尿潜血陽性患者の1％）が考えられる。中高年者では悪性腫瘍の有無が重要で，腎尿路系の画像的検査（DIP, CT, Echo）と尿の細胞診が必要である。若年者では慢性糸球体腎炎の可能性が高い。画像診断とともに，腎機能検査や免疫グロブリンなどの検査を行い，腎生検が必要なこともある。一回の検査だけでは判定が難しく，一過性で無害な場合が多い。再検査が必要。再検査でも異常がみられたら，尿沈渣を行い，その結果と比較する。横紋筋融解症。②尿潜血（＋），蛋白（＋），腎機能正常，血中IgA高値→IgA腎症（経過観察，過激な運動を避ける）。
【陽性】①腎臓疾患：遊走腎，腎癌，急性腎炎，慢性腎炎，腎結石，腎盂炎，水腎症，IgA腎症，腎臓の外傷，②尿管疾患：尿管結石，尿管腫瘍，③膀胱疾患：膀胱炎，膀胱腫瘍，膀胱結石，④尿道疾患：尿道炎，淋病，前立腺炎，尿道の異物，陰部びらん，⑤赤血球（－）：ミオグロビン尿，ヘモグロビン尿。

5. ケトン体　Ketone body

　肝臓で作られるアセト酢酸，β－ヒドロキシ酪酸，アセトンの総称である。インスリンが不足し，エネルギー源としてのブドウ糖の取り込みを筋肉が行えなくなると，糖以外にエネルギー源を求める。脂肪組織内の中性脂肪が分解され，エネルギーとして利用される。ケトン体の産生が増加する。
【高値】高熱，飢餓（絶食，摂食不能），糖尿病コントロール不良，運動後。

6. 細菌　Bacteria, Bacteriuria

　①正常尿は無菌である。②尿中細菌（＋）以上，尿中白血球10/f（1視野）以上なら尿路感染症と診断する。尿細菌培養検査で細菌数の決定と種類を同定し，抗菌薬の薬剤感受性試験を行なう。発見される菌には，大腸菌，糞便菌，ブドウ球菌，クレブシェラ，緑膿菌，淋菌，結核菌，真菌がある。細菌尿を示

す最も一般的疾患は女性の膀胱炎である。膀胱炎はそのまま放置すると，自然治癒か急性腎盂炎へ進展していくことがある。女性の外尿道は短く（4 cm，男性約20 cm），解剖学的に感染症にかかりやすい。③尿細菌（＋），尿白血球5/f以下（－）なら，膀胱炎ではなく外陰から混入した細菌である。外陰部を清潔に保つことが大事である。

7. 沈渣　Deposit

①赤血球↑（一視野に5個まで正常）：急性慢性糸球体腎炎，尿路感染症，尿路結石症，腎嚢胞，尿管腫瘍，膀胱癌。②白血球↑（一視野に5個まで正常）：尿路感染症，急性慢性腎炎（増悪），薬剤による急性間質性腎炎。白血球が認められるのに細菌が存在しない場合は無菌性膿尿（無菌性膀胱炎）という。ウィルス，結核，クラミジア感染と疑われる。③上皮細胞：尿感染症，膣分泌物の尿への混入。④円柱：赤血球円柱→糸球体病変。白血球円柱→腎盂腎炎。上皮・顆粒円柱→急性尿細管壊死，慢性腎盂腎炎，慢性糸球体腎炎。

8. 培養　Culture

尿培養で大腸菌（E. Coli）が最も多く，次いで腸球菌（Enterococcus）である。5 ml 中間尿の尿培養によって起因菌がはっきりすれば，感受性のある薬剤を投与する。薬剤投与後は尿培養を行い，治療の効果を判定する。治癒し薬剤を中止した後，薬剤非投与下での尿培養を行い，尿中に細菌が存在しないことを確認し，治癒を完了する。尿路感染症では細菌尿とともに尿沈渣で多数の白血球や上皮細胞を認める。細菌尿で尿沈渣の白血球が正常の場合には，女性は採尿時の細菌混入による可能性が高い。混入を避けるため，外陰部を清潔にして中間尿をとる。（検査提出まで冷蔵庫に保存）

9. 細胞診　cytology

検体採取にあたり患者さんへの侵襲がほとんどなく，繰り返しての検査が容易であるため，尿路系の悪性腫瘍の診断に有用である。Papanicolaou 分類でClass Ⅳ, Ⅴは悪性腫瘍（癌），Class Ⅰ, Ⅱは正常範囲を示す。（参考 p. 89）

10. 妊娠反応　Pregnancy Reaction

尿中 Gonadotropin, HCG 測定で高値は妊娠である。妊娠7〜10週で最大値を示す。RIA 法で排卵後12日目から。LAR 法では24日目から妊娠を検出できる。腹痛または吐気の妊娠可能な女性患者について，生理（月経）有無の問診はあてにならないことがある。検尿で妊娠反応を調べた方がよい。

8. 骨髄穿刺　Bone Marrow

1. 目的：貧血症，白血病，赤血病（赤白血病，赤芽球↑），骨髄腫，顆粒球減少症，癌の骨髄転移を診断する。
2. 方法：①穿刺部位：胸骨，腸骨。②採取量：0.2 ml。③染色：Wright-Giemsa（普通染色），ペルオキシダーゼ染色（陽性細胞3％以下ならリンパ芽球性，3％以上なら骨髄性），エステラーゼ染色（単球系と骨髄系細胞の鑑別），パス染色（各種白血病の染色所見，特異性は低い）。
3. 診断：骨髄像の形態的検索→造血障害と腫瘍。①成熟障害（顆粒球減少症，赤芽球癆，急性白血病），②低形成（再生不良性貧血），③正～過形成（MDS，脾機能亢進，溶血性貧血，血小板減少症，多血症），④白血病：リンパ性，骨髄性，急性，慢性，骨髄異形成症候群（myelodysplastic syndrome）の有無をみる，⑤ Dry tap。

9. 血液型の判定

血液型の判定に赤血球凝集反応を行う。既知の抗血清を用いて，未知の赤血球の凝集をみる。（おもて試験）。

1. 血液 ABO 型の判定（表試験）

抗A血清	＋	－	＋	－
抗B血清	－	＋	＋	－
血液型	A	B	AB	O

＋：凝集あり
－：凝集なし

2. 父母の血液型の組合によりありうる子供の血液型

父(母)	A	A	A	A	B	B	AB	AB	O	O
母(父)	A	B	AB	O	B	AB	AB	O	O	B
子	A, O	A, B AB, O	A, B AB	A, O	B, O	B, A AB	A, B AB	A, B	O	B, O

3. Rh D 型（陽性，陰性）
　妊娠時に要注意。Rh 陽性の夫と陰性の妻の胎児は50％か100％かに Rh 陽性となり，抗原抗体反応を起こす。

10. 末血，網状赤血球　Red Blood Corpuscle

I. 赤血球（RBC），血色素量（Hb），血球容積比（Ht）

　ヒトの体重の1/13を占める血液は，体中を循環して組織のすみずみと接触し，酸素と炭酸ガスの供給と排出，栄養素の補給と老廃物の除去，外敵からの防御し，止血や身体の恒常性の維持などに深くかかわっている。血液の各成分の量や質を調べることにより，体内の組織や細胞の変化を知ることができる。

1. 貧血の有無：①赤血球数 RBC（正常値男430～570万，女380～500万），②血色素量 Hb（男13～17，女11～15），③ヘマトクリット Ht（血球/全血）（男40～52％，女33～45％）。血色素量は11以下，鉄50以下→要治療。
2. 貧血の種類：①赤血球平均恒数（MCV, MCH），②溶血の有無（間接ビリルビン定量，LDH 値，ハプトグロビン値，尿中ヘモジデリン），③血清鉄，総鉄結合能，フェリチン（貯蔵鉄），④赤血球像の観察，⑤骨髄穿刺。〈雑談〉貧血をみてすぐ鉄剤を投与するのはよくない。きちんと貧血の種類を鑑別してから治療の方針を決めるべきである。p. 239 参照。
3. 出血傾向の有無：①血小板数，②出血時間，③プロトロンビン時間（p. 54），④ APTT（p. 54），⑤ FDP（p. 55），フィブリノーゲン（p. 55）。
4. 血液疾患の診断：①白血球分画，②骨髄穿刺・生検（p. 50）。
5. 炎症の有無および程度：①白血球数，②白血球分画，③赤沈，④ CRP

II. 網状赤血球　Reticulocytes（4～19‰, 5万/μl）

　網状赤血球は，骨髄の赤血球産生能の指標である。増加は生産力の亢進を，減少は低下を示している。骨髄の検査は頻繁には行えないので，網赤血球数を見ることによって，骨髄の赤血球産生能力を推定することができる。正常成人の網赤血球絶対数は，赤血球数500万×10/‰＝5万/μl である。網赤血球絶対数は，新生赤血球の生産量を示す。網状赤血球の千分率がほぼ正常で，絶対数は減少する病態：腎疾患，肝疾患，感染症などに合併した症候性貧血。

【増加】急性出血，溶血性貧血，続発性多血症。
【正常】腎性・内分泌性・肝性貧血，MDS（骨髄異形成症候群）
【減少】再生不良性貧血と栄養素の欠乏による貧血。

11. 白血球，白血球分画（血液像）

1. 白血球　Leucocyte, WBC（4000～9000/μl）

血液疾患，感染症，炎症の有無などの診断に，白血球数だけでなく分画を調べる。末梢血に出現している白血球は，好中球（桿状核球・分葉核球），好酸球，好塩基球，単球，リンパ球の5種類で，数の増減はほとんどが好中球の変動による。通常，白血球数10,000/μl以上を白血球増多症，4,000/μl以下を白血球減少症といい，50,000/μl以上の増加時には，慢性白血病，急性白血病をまず考え，1000/μl以下では無顆粒球症という，抗癌剤や放射線治療による骨髄抑制を疑う。急性炎症（虫垂炎・肺炎，感染症）や心筋梗塞では10,000～20,000/μlに増加することが多い。老人では増加しない場合もある（CRP↑）。

10,000まで軽症，10,000～20,000中程度，20,000以上または2500以下重症。

2. 白血球分画　Neutrophil, Eosinophil, Basophil, Lymphocyte, Monocyte

【好中球】①機能：遊走能，貪食能，殺菌能。②増加：生理的，感染症（細菌，真菌，スピロヘータ，ウィルス，寄生虫），血液疾患（白血病，骨髄線維症），神経疾患，内分泌疾患，中毒（尿毒症，糖尿病性アシドーシス，痛風，薬剤），ストレス（出産，術後，痙攣，嘔吐），紅皮症，膠原病，悪性腫瘍。③減少：ⓐ産生の減少：欠乏（ビタミンB_{12}，葉酸），薬剤（抗癌剤，抗甲状腺剤，抗けいれん剤），血液疾患（急性白血病，再生不良性貧血，骨髄線維症，骨髄腫，悪性リンパ腫），有機溶媒，放射線照射。ⓑ破壊や消費の亢進：重症感染症（敗血症，粟粒結核），膠原病（SLE），薬剤。ⓒ分布異常：脾機能亢進症（肝硬変，Banti症候群），ウイルス感染症。

【好酸球】①機能：寄生虫，アレルギー反応。②増加：寄生虫疾患，アレルギー疾患，天疱瘡，放射線照射後，潰瘍性大腸炎，Crohn病，膠原病，薬剤。

【好塩基球】①機能：抗原抗体，アレルギー反応。②増加：アレルギー疾患，粘液水腫，血液疾患（白血病，真性赤血球増加症，摘脾後），潰瘍性大腸炎

【リンパ球】①機能：生体の免疫反応。②増加：生理的，急性感染症，中毒症，白血病，リンパ腫，百日咳。③減少：ⓐリンパ腫，悪性腫瘍，結核，マラリア，肺炎，SLE。ⓑ免疫不全，放射線照射，ステロイド剤，免疫抑制剤投与。

【単球】①機能：細菌，真菌など異物を貪食，消化する。抗原抗体にインタフェロンを産生する。②増加：結核，クラミジア，原虫症，リケッチア症。

12.　血小板　Thrombocyte, Platelet, PLT（12～35万）

血小板は血液幹細胞より分化成熟したもので、骨髄より放出されると30%は脾に、残りは末梢血に約10日間で脾臓に貪食される。$8 \times 10^4/\mu l$ 以下を**血小板減少症**、$50 \times 10^4/\mu l$ 以上を**血小板増多症**という。$5 \times 10^4/\mu l$ 以下では止血困難となりうる、$2 \times 10^4 \mu l$ 以下では自然出血し、出血斑、鼻出血、歯肉出血、致死的となることもある。ときに血小板が1万/mm³ 以下になっても出血傾向を呈しないこともある。数が正常でも、質的異常（血小板凝集や粘着能の障害）もある。血小板の1万以下の増減は誤差範囲内である。

【高値】1.　原発性血小板増多症：本態性血小板血症、真性赤血球増多症、慢性骨髄性白血病、骨髄線維症
2.　症候性血小板増多症：感染症、炎症性疾患、悪性腫瘍、鉄欠乏性貧血、外傷、手術、出血、溶血性貧血、骨髄抑制回復期
3.　脾機能廃絶（asplenism）：摘脾、脾萎縮症、脾静脈血栓症
4.　生理的血小板増多症：運動後、分娩、アドレナリン投与、薬剤作用

【低値】1.　血小板崩壊亢進：①免疫性：特発性血小板減少性紫斑病、全身性エリテマトーデス（SLE）、薬物アレルギー性血小板減少症、②播種性血管内凝固症候群（DIC）：敗血症、悪性腫瘍、白血病、血友病、産科的合併症、術後大出血、広汎な外傷・熱傷、ショック。③肝硬変、脾腫
2.　血小板産生減少：①造血器疾患：再生不良性貧血、急性白血病、発作性夜間血色素尿症、巨赤芽球性貧血、骨髄線維症、②薬物性骨髄抑制：抗癌剤、抗血小板凝集剤、抗凝固剤、経口血糖降下剤、経口利尿剤、抗精神剤
3.　血小板分布異常（脾機能亢進症）：脾腫（肝硬変、Banti 症候群）
4.　遺伝性血小板減少症

13.　出血時間　Bleeding time（2～5分）

止血現象を総合的に検査する、止血に関わるすべての因子が影響するが、特に血小板数と機能、さらに血管収縮力。皮膚に一定の切り傷をつけ、その傷口から流れる血液を30秒毎に沪紙につけて自然に止まるまでの時間を測定する。
【延長】血小板減少、血小板機能異常、毛細血管機能異常、一部の血液凝固・線溶異常、抗血小板凝集剤、抗凝固剤、播種性血管内凝固症候群（DIC）。

14. プロトロンビン時間，トロンボテスト

Ⅰ．プロトロンビン時間　Prothrombin time, PT（11～15秒），70～120%

外因系（Ⅶ因子）と共通系（X，V，Ⅱ，Ⅰ因子）の異常を検出するためのテストで，特に肝実質障害の判定には重要な検査といえる。Ⅶ因子は産生消失が速いため，重症肝障害で産生が低下すると，速やかにPTの延長として表れるので，劇症肝炎の診断には不可欠の検査となっている。ただプロトロンビン時間はⅨ因子の変化が反映しない欠点があるので，肝実質の障害を正しく把握するには，トロンボテスト，ヘパプラスチンテストがよく使われる。

【延長】先天性凝固因子欠乏症（Ⅰ，Ⅱ，Ⅲ，Ⅳ，V），重症肝実質障害，抗凝血薬（heparin, warfarin）投与，ビタミンK欠乏による凝固因子欠乏症，DIC（播種性血管内凝固）。

【低下】妊娠，経口避妊薬の投与。

Ⅱ．トロンボテスト　Thrombo Test, TT（70～130%）

複合凝固因子，①40%以下の場合はビタミンK依存因子（Ⅱ，Ⅶ，Ⅸ，X，protein C）の異常低下，抗凝固剤内服中。②心房細動，PTCA，人工弁置換後の血栓塞栓予防に，抗凝固療法でワーファリンを投与している患者のトロンボテストの値を15～25%に保つように，抗凝固剤（1～5 mg）の投与指標である。

Ⅲ．その他の血液凝固マーカー：β-TG, PF_4, TAT, INR（冷凍要，不便）

15. 活性化部分トロンボプラスチン時間　APTT　Active Partial Thromboplastin time（25～45秒），70～130%

内因系凝固機序に関係するⅧ，Ⅸ，Ⅺ因子の異常を調べるもので，Ⅻ因子を活性化して測定時間の短縮と再現性を向上させたAPTTが用いられている。医院ではPT, APTTがほとんど問題はない。TTはよく利用される。

【延長】先天性凝固因子（Ⅰ，Ⅱ，V，Ⅷ，X，Ⅺ，Ⅻ）欠乏症，DIC，抗凝血剤投与，重症肝障害，線溶系亢進，ビタミンK欠乏症。

【低下】トロンボプラスチンが混入した場合，採血上の問題

16. フィブリノゲン，FDP（フィブリン分解産物），ATⅢ

1. フィブリノゲン　Fibrinogen （180～400 mg/dl）

血管内で起こる内因性凝固，血管外（組織内）で起こる外因性凝固は，いずれも血漿蛋白質の一種であるフィブリノゲンがトロンビンの酵素作用によってフィブリンとなる。凝固系フィブリノゲンの減少と線溶系 FDP の増加は DIC（汎血管内凝固症候群）の診断と重症度の判定に役立つ。フィブリノゲンが 100 mg/dl 以下では出血傾向。700 mg/dl 以上では血栓形成傾向。

【上昇】感染症，悪性腫瘍，脳卒中発作後，心筋梗塞，炎症性疾患，ネフローゼ，妊娠，ヘパリン投与中止，フィブリノゲン製剤の持続投与，手術侵襲

【低下】DIC（播種性血管内凝固症候群 p. 243），大量出血，線溶系の亢進，肝不全，骨髄疾患（悪性貧血，白血病，癌転移），蛇毒製剤

2. FDP （＜10 μg/dl）　Fibrin Degration Products

FDP はプラズミンにより分解されたフィブリノゲン，フィブリンの分解産物である。線溶現象でフィブリンは溶解し吸収され，出血部位が修復される。

【高値】① DIC（著増することが多い），血栓症（心筋梗塞，肺梗塞），出血（外傷・腹腔内），悪性腫瘍，腎疾患，熱傷，肝硬変，ウロキナーゼ大量投与。
② 尿中 FDP 高値：DIC，糸球体腎炎，妊娠中毒，膀胱腫瘍。

3. AntithrombinⅢ　（ATⅢ 15～25 mg/dl, 80～130％）

生体内血液凝固阻止因子である。その作用は Heparin 存在下で増強する。ATⅢ の減少は凝固亢進に伴う血栓傾向を予測できる。

【高値】急性肝炎，腎移植。

【低値】血栓塞栓症，DIC（p. 243），肝不全，慢性腎不全。

17. 皮膚反応テスト　Skin test

1. 即時型：①注射薬のアレルギー診断用，抗原液を皮内に注射する。② 15 分後に判定する。膨疹 5 mm 以上，発赤 15 mm 以上（＋，陽性）。
2. 遅延型：①結核症の診断，ツベルクリン 0.1 ml を前腕屈側に注射する。② 48時間後に判定，発赤 10 mm 以上（＋），発赤 10 mm 以上，硬結（∺）。
3. 貼布 Patch test：①染髪料使用前，薬疹の時，試験用絆創膏のリント面に被検物を塗布し，前腕か背部に貼付する。② 48時間後，絆創膏をはずして20分後に判定，発赤（＋），発赤・浮腫（∺），発赤・浮腫・小水泡（∺）。

18. 炎症反応 (CRP, ESR)

1. CRP (<0.4, <0.7 mg/dl)　C-Reactive Protein

　肺炎球菌のC多糖体と結合する一種のタンパクが，炎症や組織破壊がある場合に血中に出現し，これをCRPと呼ぶ。急性炎症ではその経過とよく相関し，炎症の活動性，重症度，予後の判定に役立つ。治癒過程において，赤沈などの炎症反応は改善が遅れて現れるが，CRPは炎症の消退に伴って速やかに改善される。CRPは正常血中ではほとんど見られず，CRPの上昇は炎症の存在を意味する。CRPが陽性（上昇）なら炎症か細菌感染を考える。産生場所は白血球，網内系細胞，肝臓にある。急性期反応物質として炎症の強さと消長を示す指標としては現在最も鋭敏である。感染症，悪性腫瘍による組織破壊，膠原病などで活動期にはほとんど強陽性を示す。寛解期（治癒）に陰性（<0.4）を示す。治療効果を鋭敏に反映するので経過判定に役立つ。発熱，白血球数，赤沈とおおむねに相関する。急性炎症の活動期にCRP，赤沈ESRと共に亢進する。初期に赤沈は遅れて反応し，治癒期にCRPがさきに陰性化し，赤沈はなお亢進した値を続けることが多くなる。CRPは陰性化，白血球増多もなくなり，発熱もなくなった時期で，正常に回復していると思う。

【陽性】①呼吸器：気管支炎，肺炎，膿胸，肺癌，②循環器：リウマチ熱，細菌性心内膜炎，心筋炎，心膜（嚢）炎，心筋梗塞，③消化器：感染性胃腸炎，胆嚢炎，肝膿瘍，虫垂炎，潰瘍性大腸炎，肛門周辺膿瘍，腹膜炎，④泌尿器：腎盂炎，腎盂腎炎，前立腺炎，子宮卵管炎，⑤その他：化膿性耳下腺炎，扁桃腺炎，各種感染症，敗血症，外傷，熱傷，膠原病（活動期），癌。

　CRP<7.0(10)→軽度，7.1〜14(10〜20)→中等症，14.1(20)以上→重症。

2. 赤沈（血沈）　Erythrocyte Sediment Rate (♂<10 mm, ♀<15 mm)

　1時間値で判断する。20 mm以上なら有意的亢進である。至急にWBC，CRPを測定できない診療所では役立つ検査である。

【高値】各種感染症，膠原病（結合織病），ネフローゼ症候群，心筋梗塞，結核，敗血症，悪性腫瘍，貧血，組織の破壊，炎症，亜急性甲状腺炎。

【低値】赤血球増多症，DIC（播種性血管内凝固），低フィブリノゲン血症。

19. 尿素窒素　BUN（8〜20 mg/dl）

尿素（urea）は，タンパクの最終代謝産物であり，主として肝でアンモニアから合成される。尿素窒素は尿素中に含有する窒素量を測定したものである。血液の尿素は腎糸球体から濾過され，その一部が尿細管で再吸収された後，尿中に排出される。血清尿素窒素（BUN）を測定することにより，糸球体病変の程度，タンパク代謝（摂取量，組織タンパクの異化）の状態を把握することができる。食事や消化管出血の影響を受けるが，おおざばに腎機能を示す。CREは正常で，BUNだけの上昇は腎前性か腎後性である。
【高値】①尿素の排泄障害：腎不全（糸球体機能低下），脱水症，浮腫，閉塞性尿疾患，利尿剤，②尿素の過剰産生：高蛋白食，体組織の崩壊（異化亢進），絶食，発熱，感染症，癌，糖尿病，甲状腺機能亢進症，外科手術，ステロイドホルモン使用，消化管出血。
【低値】①尿素の産生低下：肝不全，低蛋白食，妊娠，Anabolic steroids，成長ホルモン，②尿素の過剰排泄：多尿（マニトール利尿，尿崩症）。

20. クレアチニン　CRE（0.5〜1.1 mg/dl）

Creatinineは筋肉のクレアチンの代謝産物で腎糸球体から濾過されたのち，ほとんど再吸収されずに尿中に排泄される。血清クレアチニンはGFR（腎糸球体濾過値）をよく反映する。食事因子や外因性の影響が少ない点で，腎糸球体障害の指標としてBUNより的確とされる。糸球体濾過値の機能低下が$\frac{1}{2}$（正常の50％）になれば，CREが正常値を超えて上昇する。CREと共にCCr（24時間クリアチニン・クリアランス）とαMG・β_2-MGを測定する。
【高値】①GFRの低下：腎炎，腎不全，心不全，脱水，②血液の濃縮：脱水，熱傷，③筋量増加：末端肥大症，④その他：甲状腺機能低下症
【低値】①筋萎縮：筋ジストロフィー，多発筋炎，②血液希釈：過剰輸液
BUN/CRE比　　正常10前後（腎性）。
【10以上】過剰蛋白摂取，消化管出血，体蛋白の異化亢進（発熱，感染，ステロイド投与），尿路の不完全閉塞，尿細管の尿素再吸収亢進（腎不全）。
【10以下】蛋白制限，透析療法，下痢，嘔吐

21. 尿中 NAG（＜5 U/l）

NAGは主に近位尿細管上皮の変性・壊死が起こると，上皮細胞から逸脱して，尿中に増加してくる。薬物や腎毒物による腎障害の早期診断に役立つ。
【高値】①糸球体障害：糸球体腎炎（活動期），ネフローゼ症候群，糖尿病腎症，高血圧性腎病変，②尿細管障害：抗生物質腎毒性，間質性腎障害。
【低値】腎実質細胞の減少（腎不全，急性尿細管壊死）

22. 血清 BMG β_2-microglobulin，尿中 BMG, αMG

BMGは腎糸球体を自由に通過するが，99.9％以上が近位尿細管で再吸収，異化され，尿中への排泄はわずかにすぎない。体内産生はほぼ一定で，血中での変動は主として糸球体沪過値（GFR）に左右される。GFRが$\frac{1}{2}$低下すれば血清BMGはほぼ2倍に上昇する。腎機能の指標としてBUNやCREに比べて鋭敏である。尿中BMGは近位尿細管の再吸収能力低下により著明に上昇し，尿細管障害のよい指標となる。
【血清BMG高値】①腎疾患（腎炎，腎不全，ネフローゼ症候群），②癌（多発骨髄腫，白血病，悪性リンパ腫，肝癌，胃癌，大腸癌），③免疫疾患，④肝疾患（肝炎，肝硬変），⑤腎動脈硬化症（高齢者）
【尿中BMG高値】尿細管障害（先天性，尿細管壊死，痛風腎，薬剤中毒）

23. 尿酸 Uric Acid（UA＜7.0 mg/dl）

尿酸は核酸の構成成分の1つであるプリン体（食物：肉類，豆類，ビールなど）の最終代謝産物で，血液中の尿酸は$\frac{3}{4}$が尿中に排泄され，残りの$\frac{1}{4}$は胆汁成分とともに腸管に排泄される。大部分は尿細管で再吸収される。高尿酸血症は体内に生成亢進（20％）または腎からの排泄低下（60％），または両者の混合（20％）に起因する。食事や飲酒によっても上昇する。尿酸は7.0 mg/dl以上で尿酸ナトリウム結晶を形成し，関節包滑膜や腎尿細管に沈着する。炎症反応の病変を引き起こす。痛風を発症する。
【高値】痛風，Sarcoidosis，白血病，多血病，慢性腎不全，悪性腫瘍，薬剤の副作用，骨髄線維症，溶血，過激な運動，飢餓，肥満，高血圧症，高脂血症
【低値】尿細管再吸収障害，重症肝障害。薬剤。

24. 血糖 (BS, Glu), Blood Suger, Plasm Glucose

1. 早朝空腹時血糖検査 (FBS, FPG 70〜110 mg/dl)
  糖尿病患者では代謝状態を示すよい指標である。空腹時血糖50 mg/dl以下または140 mg/dl以上，食後血糖200 mg/dl以上の時に病気，過食，運動不足，薬剤使用を調べ，原因を追求し，治療する必要がある。
2. 食後血糖 (1°BS 食後1時間血糖＜160, 2°BS 食後2時間血糖＜140)
  食前または食後2時間の血糖を測定する。入院時・退院前に糖尿病の程度・治療の効果を見るために，空腹時，各食前・食後2時間と就寝前の7回血糖を測定する。食前血糖90〜140 mg/dl・食後の血糖を120〜200 mg/dlにコントロールできているか，治療により低血糖が起こっていないかを調べる。

【高値】1. 器質的原因 ①ラ島の障害：糖尿病，急性慢性膵炎，膵癌，耳下腺炎，②内分泌疾患：末端肥大症，Cushing症候群，甲状腺機能亢進症，褐色細胞腫，③中枢神経疾患：脳出血，脳梗塞，脳腫瘍，髄膜炎，ストレス，④肝疾患：脂肪肝，慢性肝炎，肝硬変，肝癌，⑤インスリンレセプターの異常。
2. 機能的原因 ①食餌性：胃切除後症候群，糖過度摂取，②薬剤性：成長ホルモン，副腎皮質ホルモン（ステロイド），サイアザイド剤，③けいれん（てんかん，テタニー，破傷風），CO中毒，Acidosis，発熱。

【低値】1. 人為的原因 ①インスリン過剰投与，②経口糖尿病剤過剰投与
2. 器質的原因 ①高インスリン血症：膵島腺腫，転移性膵癌，②下垂体前葉機能低下，③副腎皮質機能低下（Addison病），④中枢神経疾患（脳幹，視床下部），⑤肝疾患：肝癌，肝硬変，⑥グルカゴンの低下。
3. 機能的原因 ①食餌性：胃切除後，胃腸吻合，②飢餓，栄養失調，③激しい筋肉運動，④反応性低血糖，⑤腎性糖尿。

〈診療雑談〉薬剤採用の基準
1. 効果が良い。　2. 副作用が少ない。　3. 飲み易い。
4. 価格が安い。　5. 利益がある。

〈薬剤の使用順〉①まず内服薬か外用薬を使用する。②次に坐薬を使用するかまたは筋肉注射，③効果不十分なら静脈注射，さらに点滴注射の順で行なう。

25. グリコヘモグロビン，フルクトサミン，1,5AG

1. HbA$_{IC}$（糖化血色素），Glycohemoglobin（4.0〜5.8%）

　タンパク質と糖が非酵素的に結合する反応である。タンパクが生体で長期間高血糖にさらされればさらされるほど糖化された場合が多くなる。赤血球の寿命は100日ですから，グリコヘモグロビンは過去1〜2ケ月間の平均血糖をよく反映する。糖尿病のコントロールの指標として月に1回測定する。HbA$_{IC}$は5.6%以上なら要注意，6.1%以上要指導，6.5%以上要治療。7%以上なら合併症発生の心配がある。グリコアルブミンは10日前から現時点までの平均血糖を反映する。血糖値はある時点だけの血糖変化を見ているわけで，糖尿病患者の一日の平均血糖を見ているわけではない。長期の情報を推定するのが HbA$_{IC}$である。逆にこの検査が異常に高値であっても，直ちに治療薬を増量するのも，現在の状態を表していないので，危険である。HbA$_{IC}$は血糖値と合わせて，糖尿病管理の指標である。ほかに Furctosamine や 1,5 AG の検査もある。

【高値】糖尿病，赤血球寿命の延長，異常ヘモグロビン症
【低値】大量出血，溶血性貧血，異常 Hb 症

2. フルクトサミン（200〜280） 過去2週間の血糖レベルを示す。

26. ブドウ糖負荷試験　OGTT 食事負荷（空腹時血糖 FBS＜110，食後1時間血糖 1°BS＜160，食後2時間血糖 2°BS＜120, 140）

　糖尿病は口渇，多尿，多飲，肥満，やせの特徴的な所見があれば疑われる。空腹時血糖で140 mg/dl を超えて，随時血糖で200 mg/dl を超えていれば確診する。血糖が低くても，糖尿病に特有な眼底所見があれば診断できる。検査は糖尿病であるかどうかを判断するのが目的である。空腹時血糖が140 mg/dl を超えていたり，随時血糖（食前食後に関係なく採血）が200 mg/dl を超えていれば，ブドウ糖負荷試験は不要（有害無益）である。75gのブドウ糖を経口負荷してから1時間と2時間に採血を行い，診断基準値と比較して判定する。静脈血漿の空腹時140 mg/dl と2時間値200 mg/dl のどちらかを超えていれば糖尿病と判定する。同時にインスリンを測定することもある。糖尿病ではブドウ糖の刺激に対してインスリン分泌が不足していることが特徴である。正常なら食後2時間インスリンは食前インスリンの2倍かそれ以上に上昇する。食事負荷は食前，食後1時間，食後2時間の血糖とインスリンを測定する。

27. TP（血清総蛋白），蛋白分画

Ⅰ．血清総蛋白 TP （6.7〜8.3 g/dl） Total Protein

蛋白質は生命の基本になる大切な栄養素である。筋肉や臓器を作り，骨を強くする。アルブミンが総タンパクの約60％を占めるので，総蛋白質やアルブミンは健康，栄養状態の総合指標として利用される。アルブミンは肝細胞で合成される。肝細胞障害では低タンパク血症が認められる。腎疾患，胃腸疾患，皮膚疾患でも，尿，消化液，皮膚滲出液中にアルブミンが漏出する。胸水，腹水が大量に貯溜すると，体腔内にアルブミンが漏出する。重症感染症，悪性腫瘍，タンパク異化亢進のため，低タンパク血症となりやすい。

【高値】①血液濃縮，脱水（Hb, Ht, BUN も参考に），②高脂血症，③免疫グロブリンの増加（膠原病，慢性感染症，肝硬変，悪性腫瘍，多発骨髄腫）
【低値】①血液稀釈，②栄養不足（摂取不足か吸収不良），③肝細胞障害（重症），④蛋白漏出（ネフローゼ症候群，蛋白漏出胃腸症，胸水・腹水の貯留，広汎な熱傷），⑤蛋白異化亢進症（急性感染症，甲状腺機能亢進症），⑥薬物投与（抗癌剤，ステロイド剤），⑥体内分布の異常（全身性浮腫，日焼け）

Ⅱ．血清蛋白分画　Serum Protein Fractionation

1. Albumin （アルブミン）60〜72％ （3.8〜5.3 g/dl）
【高値】血液濃縮（Ht, TP, BUN, Na の上昇），膠原病，多発骨髄腫，脱水症
【低値】ネフローゼ症候群，蛋白漏出胃腸症，炎症疾患，栄養失調，肝硬変
【栄養障害】Albumin 3.5〜3.0→軽度，3.0〜2.5→中程度，2.5以下→重症

2. α_1 Globurin （グロブリン） 2.5〜3.5％
【高値】炎症，膠原病，癌，妊娠，腎不全【低値】肝障害，ネフローゼ症候群

3. α_2 グロブリン　5〜10％
【高値】炎症，膠原病，癌，妊娠，ネフローゼ症候群，肝障害，糖尿病
【低値】癌，肝障害，溶血性貧血，Wilson 病

4. β グロブリン　7〜10％
【高値】妊娠，腎不全，高脂血症，ネフローゼ症候群
【低値】ネフローゼ症候群，肝障害，溶血性貧血

5. γ-Globurin （γグロブリン）10〜20％
【高値】膠原病，肝硬変，感染症，癌，多発骨髄腫，肝炎，サルコイドーシス
【低値】白血症，抗癌剤，ネフローゼ症候群，蛋白漏出胃腸症

28. 総コレステロール，中性脂肪，HDL-コレステロール

I. 総コレステロール　TC, Total Cholesterol（120〜220 mg/dl）

コレステロールは細胞の膜の一部を作っている。人間にとってなくてはならないものである。高くなると血管壁に沈着し，動脈硬化症をきたす。老化を促進する。食前食後の変動はほとんどない。いつ採血しても良い。

【高値】高脂血症，甲状腺機能低下症，糖尿病，Cushing 症候群，肥満症，体質的，ステロイドの長期服用，経口避妊薬服用，ストレス，ネフローゼ症候群，コレステロールの過剰摂取

【低値】コントロール不良の糖尿病，甲状腺機能亢進症，肝硬変，悪性腫瘍（癌），消化吸収不良症候群，低栄養，長期間の摂食不能，うつ状態

II. 中性脂肪（TG）Triglyceride（40〜150 mg/dl）

体内で燃焼されて活動のエネルギー源になるが，高すぎても有害である。食後に上昇し，4〜6時間後に最大値となる。動静脈の差はない。暴飲暴食により中性脂肪は上昇する。採血する。

【高値】高脂血症，糖尿病，肥満，痛風，甲状腺機能低下症，Cushing 症候群，末端肥大症，自己免疫疾患，妊娠，胆汁うっ滞，ネフローゼ症候群，慢性腎不全，薬物（利尿剤，β-遮断剤，経口避妊薬，ステロイド剤，抗うつ剤），アルコール過剰摂取，高脂肪食，高糖食

【低値】原発性低中性脂肪血症，Addison 病，肝硬変，癌末期，心不全，吸収不良症候群，ヘパリン投与時，甲状腺機能亢進症，長期間の摂食不能

III. HDL-コレステロール（男40〜80，女45〜90 mg/dl）

HDL は小腸，肝臓で合成されるほか，カイロミクロン，VLDL のリポ蛋白リパーゼ（LPL）による分解過程で，その表層の脂質からアポ蛋白からも産生される。抗動脈硬化作用がある。

【高値】家族性高 HDL 血症，長寿症候群，運動

【低値】動脈硬化症，慢性腎不全，肝硬変，糖尿病，肥満

IV. LDL-コレステロール（65〜139 mg/dl）

LDL（低比重リポ蛋白）は肝で合成される。動脈硬化の発症を引起す。

【高値】高脂血症，ネフローゼ症候群，糖尿病，肥満

【低値】家族性低コレステロール血症，肝硬変，甲状腺機能亢進症

29. 血清鉄 Fe，血清鉄結合能 TIBC

血液中のヘモグロビン（血液中の酸素と結合して，体の細胞へ酸素を供給する）を作る。血清中から骨髄へ移行し赤芽球での血色素合成に利用され，赤血球内の血色素として血中に出る。赤血球寿命の終わる約100日後に網内系で処理され，鉄として再び骨髄赤芽球での血色素合成に利用される。血清鉄は微量であるが，その濃度は網内系と骨髄間の鉄の運搬状況を示し，骨髄での造赤血球能を反映している。鉄貯蔵臓器の障害によって，血清鉄は高値となる。血清鉄は肝臓で合成されるタンパクの一種のトランスフェリン（Tf）と結合して存在する。血中すべてのTfと結合できる鉄の総量を総鉄結合能（TIBC），未結合のTfと結合できる鉄量を不飽和鉄結合能（UIBC）という。すなわち総鉄結合能TIBC＝不飽和鉄結合能UIBC＋血清鉄の関係が成立する。肝障害がある場合は，トランスフェリンTfの合成障害のためTIBCも変化する。血清鉄，TIBU，UIBCの測定は造血能だけでなく，肝疾患などの鑑別にも役立つ。①血清鉄は低値，フェリチンは低値の場合，明らかな鉄欠乏性貧血である。血清鉄値が正常範囲内であっても，血清フェリチン（貯蔵鉄量を反映する）が低値であれば，潜在的鉄欠乏状態といえる。②真性赤血球増加症では，血色素が増加しているため，血清鉄は低値となる。③慢性炎症，悪性腫瘍では網内系からの鉄動員障害のため，血清鉄は低値となる。④悪性貧血，再生不良性貧血では，血色素合成能も低下し，血清鉄は高値となる。⑤溶血性貧血では，赤血球産生と崩壊のバランスで血清鉄値は一定しない。⑥鉄貯蔵臓器である肝臓の細胞破壊が起こる肝炎では，細胞内の鉄が血中に逸脱し，血清鉄は高値となる。⑦TIBCは鉄欠乏性貧血で著明な高値を示す。溶血性貧血では一般に正常範囲にある。

1. 血清鉄（男55〜200，女50〜150 μg/dl）
【高値】再生不良性貧血，急性肝炎，Hemochromatosis
【低値】鉄欠乏性貧血，真性赤血球増加症，悪性腫瘍，妊娠
2. 総鉄結合能（男250〜360，女250〜400 μg/dl）
【高値】鉄欠乏性貧血，真性赤血球増加症
【低値】悪性腫瘍，急性肝炎，感染症

30. 血清カルシウム Ca (8.4〜10.4 mg/dl)

Caは骨や歯を形成する。また筋肉の収縮，神経の安定，血液凝固，細胞内の生化学反応に作用する。成人体重の2％を占め，99％はリン酸塩として骨質をつくっている。血清Ca^{2+}量は動脈血のpHの変動に左右される。酸性側に傾くと，Ca^{2+}はタンパクから離れ，アルカリ性ではタンパクと結合しやすくなる。Caは腎糸球体で濾過された後，99％は再吸収される。血中濃度は副甲状腺ホルモン（PTH），ビタミンD，カルシトニンによって調節されている。血清Ca濃度はCaの吸収異常，骨疾患，Ca調節ホルモンの異常によって変動する。小腸から吸収の段階で，吸収を阻害する薬物や吸収不全があれば血清Caは低下する。骨に破壊性の病変でCaが遊離して高Ca血症となる。

【高値】1. 疾患：甲状腺機能亢進症，悪性腫瘍骨転移，多発性骨髄腫，副甲状腺機能亢進症，ビタミンD中毒症，Addison病，ベッド臥床，Sarcoidosis
2. 症状：易疲労，便秘，意識低下，高血圧，多尿，尿路結石
3. 治療：Ca＞12 mg/dlなら，ただちに治療を開始する。補液，生理食塩水＋ループ利尿剤の点滴。さらにカルシトニンやステロイドを加える。

【低値】1. 疾患：ビタミンD欠乏症，副甲状腺機能低下症，慢性腎不全，低アルブミン血症，急性膵炎，くる病，骨軟化症，抗痙攣薬，大量輸液
2. 症状：テタニー，白内障，脳内石灰化，皮膚乾燥，脱毛，爪甲異常
3. 治療：Ca＜7 mg/dlなら$CaCO_3$投与，活性化ビタミンD投与。

乳癌 Breast Cancer

【原因】不明（遺伝，女性ホルモン，高脂肪，慢性乳腺症）
【所見】①乳癌腫瘤は通常痛みのない硬いもので，左右の乳房がわずかに非対称的。②進行すると皮膚浮腫，発赤，胸壁への固定，腋窩リンパ節触知。③男性にも乳癌がある（女性の1％の頻度）。④病期：0〜Ⅳ期。
【症状】80％腫瘤触知，ほかに疼痛，皮膚びらん，陥凹，異常分泌。
【診断】①視診，触診，②マンモグラフィ，超音波検査，穿刺吸引，細胞診確定後CT，骨シンチグラム検査。④45才まで線維腫，乳腺症，50才以上乳癌を考える。
【治療】乳腺外科へ紹介受診，乳癌の進行度によって①手術。②放射線療法，抗癌剤療法，ホルモン療法。③転移に癌痛治療（p. 225）。
【生活注意】再発ありうる，定期通院必要。緑黄色野菜，食事のバランス。

31. 血清カリウム　K（3.5〜5.0 mEq/l）

　カリウムは重要な体液電解質で，高過ぎても低過ぎても生命にかかわる。体内の総K量の90％は細胞内にあり，わずか0.4％が血液中に含まれる。低K血症は疾患を発見することが少なくない。体内Kの調節は腎外調節（インスリン，カテコールアミン）と腎性調節（アルドステロン）が関与する。

【高値】1. 原因　①K摂取の増加：経口摂取，静脈内投与。②細胞外液への移行：偽性高K血症（WBC↑，PLT↑），Acidosis, Insulinの欠乏，組織の崩壊，Digoxin大量投与，周期性四肢麻痺，悪性腫瘍，採血後12時間以上放置，③尿中排泄の減少：腎不全，アルドステロン低下，細胞外液量の減少。
2. 症状：K＞6.5（7.5）mEq/l，筋脱力，知覚異常，痙攣，急性心不全
3. 治療：①緊急性がなければ，ケイキサレート10〜30 g/日を内服または注腸，Kの摂取や輸液制限，LOOP利尿薬の投与，②緊急時にグルコン酸カルシウム静注，Insulin＋ブドウ糖（GI療法）点滴，③腎不全に透析。

【低値】①経口摂取の減少，②Kの細胞内移行：Insulin分泌の増加，アルカローシス，周期性四肢麻痺，③尿中K喪失の増加（尿中K排泄＞30 mEq/day）：アルドステロン症，Cushing症候群，腎血管性高血圧，甘草の大量摂取，遠位尿細管流量の増加（利尿剤，塩類喪失性腎症），薬剤，④消化管からK喪失の増加：嘔吐，下痢，吸引，⑤大量の発汗，⑥悪性腫瘍。
2. 症状：K＜2.5（慢性K＜1.6）mEq/dl，筋脱力，けいれん，知覚異常。
3. 治療：①緊急性があればアスパラK，KCl点滴。②緊急性がなければGluconsan K（カリウム製剤）内服。（食事：バナナ，リンゴ，みかん）

歯槽膿漏，歯周病，Periodontitis

【原因】歯石，口腔内細菌，食物残渣，補綴物，歯列不整，口呼吸。
【症状】①口腔内不快感，歯肉易出血，②盲嚢からの排膿，口臭，③歯の動揺，咀嚼時歯痛，④知覚過敏（冷熱による歯痛）。
【診断】①視診：歯肉の発赤，腫脹。歯肉嚢の深さは2 mm以上。歯肉縁をブラシによる軽い刺激で出血しやすい。②歯科用X線診断。
【治療】①歯石除去，②盲嚢掻爬，③口腔外科処置。
【生活注意】①正しい歯みがきを行う，禁煙，②定期的に口腔検診，歯石除去。

32. 血清ナトリウム　Na (135〜145 mEq/l), Sodium

ナトリウムは大部分が細胞外液中に存在し，そのおもな陽イオンとして，血漿浸透圧を規定している。

【高値】1. 原因　①水分喪失：飲食不能，発汗増加（発熱，高温環境），脱水，火傷，呼吸器感染症，腎から水喪失の増加（中枢性尿崩症，腎性尿崩症，浸透圧利尿，薬剤），視床下部の障害（口渇の低下），腹膜透析。②Naの過剰負荷：高張NaCl, NaHCO$_3$の投与（メイロンのNa濃度は約1000 mEq/l），Naの過剰摂取。③Na貯留：原発性Aldosterone症，Cushing症候群。④本態性。
2. 症状：Na＞160 mEq/l，倦怠感，言語障害，けいれん。
3. 治療：（5％ブドウ糖液 500 ml〜1500 ml）を点滴する。Na≧170なら重症で，緊急に改善させなければ死亡する。乏尿 (p. 280)

【低値】1. 原因　①Na欠乏：嘔吐・下痢などによる消失（尿Na＜10 mEq）か，利尿剤投与・腎疾患による腎からの喪失（尿Na＞20 mEq）。②水過剰：ADH分泌異常症候群，悪性腫瘍，下垂体前葉機能低下症。③水・Na過剰：水分の増加がNaの増加を上回っている場合（うっ血性心不全，肝硬変，ネフローゼ症候群，水分多食）。④薬剤性（低Na輸液）。⑤採血後放置。
2. 症状：Na＜120なら倦怠感，食欲不振。Na＜110なら意識障害。
3. 治療：水分制限，塩分制限の取消，利尿剤の減量，NaClの投与。

33. 血清クロール　Cl (98〜108 mEq/l), Chlorine

血清クロール（Cl）は，血清の総陰イオンの約70％を占め，Naとともに大部分が細胞外液に存在する。通常食塩（NaCl）として摂取される。腎糸球体で濾過され，その一部が尿細管で再吸収された後，尿中に排出される。一般に血清Cl$^-$は，血清Na$^+$の動きに並行し，血清HCO$_3^-$（重炭酸イオン）とは逆の方向に変化する。

【高値】高Na血症（NaCl摂取過剰，Na$^+$Cl$^-$輸液過剰），代謝性アシドーシス，呼吸性アルカローシス（HCO$_3^-$↓），脱水症，下痢。

【低値】低Na血症（低Na$^+$Cl$^-$輸液），利尿剤過剰投与，急性腎不全，呼吸性アシドーシス（HCO$_3^-$↑）。採血後12時間以上放置。

34. 血清亜鉛　Zn（70〜110 μg/dl），Zinc

亜鉛は生体内のあらゆる組織内に存在し，ALP，RNA polymerase，DNA polymeraseなど70種以上の金属酵素の中心として，核酸，蛋白質代謝などに重要な作用を有する。血漿中亜鉛の60〜70％はアルブミンと緩やかに結合し，残りは α_1, α_2 グロブリンと強固に結合している。亜鉛欠乏の症状は食欲不振，創傷治癒遅延，免疫能力低下，味覚障害，腸性肢端皮膚炎，開口部の膿痂疹様皮疹，慢性下痢，脱毛がある。亜鉛の過剰摂取は免疫系によくない。
【高値】血液疾患（溶血），高血圧症（アドレナリン），甲状腺機能亢進症。
【低値】①摂取不足：消化器疾患，腸性肢端皮膚炎，長期の高カロリー輸液輸液（Zn不足），腎不全，悪性腫瘍，②排泄増加：肝硬変，消化管疾患，ネフローゼ症候群，熱傷，皮膚疾患，③需要増加：妊娠中，未熟児，④亜鉛の動員：心筋梗塞，感染症，外科的創傷。（治療：硫酸亜鉛の内服，Znの点滴）

35. GOT, AST（5〜40 mU/ml），GPT, ALT（5〜40 mU/ml）

AST（Aspartate aminotranaferase）/GOT（Glutamic Oxaloacetic Transaminase），**ALT**（Alanine aminotransferase）/**GPT**（Glutamic Pyruvic Transaminase）は細胞内では細胞質の可溶性画分に存在する。AST/GOTは心筋，肝，骨格筋，腎などに含まれ，ALT/GPTは肝，腎に多い。これらの組織細胞の傷害により血液中に逸脱し，酸素活性は上昇する。AST/GOTは肝のみではなく，比較的広範に分布する。ALT/GPTは肝に特異的で，ALT/GPTの上昇は肝障害の存在を示す。①肝細胞の破壊（急性肝炎，慢性肝炎，肝硬変症）は胆道系酵素（ALP, LAP, γ-GTP）の上昇を伴うことが多い。②心筋細胞の破壊（心筋梗塞，心筋炎，心筋症）はLDH, CPK, WBCの上昇を伴っている。③LDHとCPKのみ上昇の場合は中枢神経，筋の障害を示す。④肝障害はGOTとGPTが同時に上昇する。アルコール性肝炎，肝硬変症はGOT＞GPTを示す。急性・慢性肝炎ではGPT＞GOT。脂肪肝でも軽度のGOT, GPT上昇。
【高値】①高度（500以上）：急性肝炎。②中等度（150〜500）：急性・慢性活動性肝炎，アルコール性肝炎，胆汁うっ滞，薬剤性肝障害。③軽度（150以下）：急性肝炎，慢性肝炎，アルコール性肝炎，脂肪肝，肝硬変，肝癌（軽〜高）

36. ALP (70〜250 IU/l), Alkaline Phosphatase

　ALP の主な生成臓器は骨，肝臓，腸であるとされている。① ALP は胆管系に閉塞もしくは狭窄があり，胆汁の排出障害がある場合に上昇する。LAP, γ-GTP などの酵素もしばしば同時に上昇する（ALP↑, LAP↑, γ-GTP↑）。② 転移性肝癌や原発性肝癌のような肝内の占拠性病変の場合に，ビリルビンが正常で ALP などの胆管系酵素のみが上昇することがある。③ ALP は骨の新生，修復の際，成長期の小児，転移性骨腫瘍でも上昇する。LAP, γ-GTP などの胆道系酵素の上昇はみられない（ALP↑, γ-GTP〜, LAP〜）。主要な胆管が完全閉塞した場合はビリルビンも上昇し，黄疸が出現する。④部分閉塞の場合はビリルビンが正常で，胆道系酵素のみが上昇することもしばしばある。原発性硬化性胆管炎，良性胆道狭窄。⑤胎盤由来（ALP↑, LAP↑, γ-GTP〜）。
【高値】肝炎，肝癌，胆嚢癌。クル病，転移性骨腫瘍，副甲状腺機能亢進症，慢性腎不全，前立腺癌，乳癌，甲状腺髄様癌，胃癌。Sarcoidosis, PSC

ALP アイソザイム　ALP Isozyme

　血清 ALP は数種類のアイソザイムに分離され，正常血清では肝臓由来の ALP_2 が主成分を構成している。

ALP1　（肝）閉塞性黄疸，限局性肝障害（γ-GTP, GOT, GPT, Bil）
ALP2　（肝）肝・胆道疾患，細胆管炎，薬剤性肝障害
ALP3　（骨）骨生成性疾患（小児），副甲状腺機能亢進症，癌の骨転移
ALP4　（胎盤，癌）妊娠末期，癌（HCG, CA125, ESR↑）
ALP5　（小腸）肝硬変，慢性肝炎，慢性腎不全（GOT, GPT, BUN, CRE）
ALP6　（肝，骨）潰瘍性大腸炎（活動期）（免疫グリブリン，ALP）

37. ビリルビン　T-Bil (0.2〜1.1 mg/dl), Bilirubin

　ビリルビンは血色素 Hb の分解物である胆汁色素の主成分である。肝の摂取，肝内移送，抱合，肝からの排泄に分けられる。極度の疲労，感染，長時間の絶食，外傷，低栄養状態で高ビリルビン血症になりうる。間接型ビリルビンの増加が目立つ。1.5 mg/dl まで上昇は正常の上限。T-Bil＞10 mg/dl なら重症。

【高値】1. **I-Bil** 間接ビリルビン（0.2～0.7，非抱合型）：①ビリルビン過剰産生（溶血性），②ビリルビンの肝細胞への摂取障害，③抱合機転の障害
2. **D-Bil** 直接ビリルビン（＜0.4，抱合型）：①肝細胞障害，②肝細胞内ビリルビン輸送障害，③細胆管側の膜透過障害，④肝内性胆管閉塞（閉塞性），⑤肝外性胆管閉塞（閉塞性）。GOT，GPT，AlP，γ-GTP 上昇。

38. γ-GTP（男＜70，女＜40 IU/l）

γ-GTP（γ-glutamyltranspeptidase），γ-GT は，腎に多く含まれ，次いで膵臓，肝臓，脾臓，小腸などに多く含まれている。腎疾患で血清 γ-GTP が上昇することはほとんどない。血清 γ-GTP 活性の上昇は主として胆道疾患にみられる。①血清 γ-GTP は ALP などと同様に誘導酵素であり，特に胆汁うっ滞がある時に著しく上昇する。②転移性肝癌や原発性肝癌のような肝内の占拠性病変の場合に，ビリルビンが正常で，γ-GTP，LAP，ALP などの胆管系酵素のみが上昇することがある。③γ-GTP は，アルコールや薬物による酵素誘導でも上昇する。禁酒や減薬（または薬剤変更）により上昇した γ-GTP は低下する。日内変動，運動，食事による変動はほとんどない。個体差が大きい。

アイソザイム：1.肝炎，胆石症，肝硬変，転移性肝癌。2.胆肝癌，胆嚢癌，膵癌，肝癌。3.膵癌，胆肝癌。4.先天性胆管閉塞症。
【高値】急性肝炎，慢性肝炎，肝硬変，肝癌，胆石症，アルコール性肝障害，薬剤性肝障害，胆道系疾患，膵頭部癌。
【低値】妊娠時の胆汁うっ滞性黄疸，経口避妊薬による肝内胆汁うっ滞。

39. ヒアルロン酸　Hyaluronate（＜60, 130 ngm/l）

ヒアルロン酸は細胞，組織の保持作用を示すとともに機械的外力や細菌感染などに対する保護の役割を果すという。線維芽細胞で合成され，生体内では臍帯，硝子体，関節液中に多く存在する。血中に移行したヒアルロン酸は肝臓で分解された後，呼気や尿中に排泄される。血中ヒアルロン酸濃度から，関節組織での合成亢進，肝繊維化に伴う線維芽細胞による合成亢進，または肝類洞内皮細胞の機能低下による分解障害を推測する。リウマチでは活動性の判定，変形性関節症との鑑別にも有用である。加齢につれてヒアルロン酸は少しずつ上昇する。
【高値】活動性肝炎，肝硬変，アルコール性肝炎，慢性関節リウマチ。

40. コリンエステラーゼ　ChE（3700〜7800 IU/l）

①血清 ChE 活性は，肝の ChE 産生に大きく影響を受ける。ChE 活性の低下は，肝のタンパク合成能が低下した時にみられ，肝予備能(肝疾患の重症度)を知る指標である。②農薬中毒により，ChE 活性が阻害された場合には，特異的に低下する。③血清 ChE 活性の増加は脂質代謝とも関連があり，脂肪肝，肥満，ネフローゼ症候群に伴う高脂血症にみられる。

【高値】糖尿病，ネフローゼ症候群，甲状腺機能亢進症，脂肪肝，高脂血症，肥満，分裂病，急性肝炎の回復期，喘息，サリン中毒。

【低値】肝炎（活動期），肝硬変（非代償期），悪性腫瘍，低栄養，農薬中毒，妊娠中毒症，甲状腺機能低下症，熱傷，腎不全，天疱瘡，潰瘍性大腸炎。

41. **LDH**（120〜240 IU/l），Lactate Dehydrogenase

乳酸脱水素酵素（**LDH**）は生体のほとんどの組織に存在し，嫌気的解糖系の最終段階に働く酵素である。LDH 分子は H 型（心筋型）と M 型（骨格筋型）からできる，電気泳動では 5 種類のアイソザイム（$LDH_{1〜5}$）に分離される。血清 LDH の上昇は生体内組織からの血中への逸脱によるもので，GOT，GPT，CPK などと同様に逸脱酵素の一つである。LDH の上昇は，炎症や虚血で傷害を受けた細胞における嫌気的解糖系の亢進によるの産生増加と，傷害細胞よりの逸脱が推測されている。①血清 LDH の上昇のみから，どの臓器を推定することができない。LDH のアイソザイムの測定によって，ある程度の由来臓器を推測することができる。②血清 LDH は，進行癌患者や悪性の血液疾患で異常高値を示すことがある。③溶血血清や全血の放置により，血清 LDH は人工的に高くなる。④心筋の傷害（心筋梗塞，心筋炎など）では，CPK，GOT などの上昇がみられる。⑤肝細胞傷害（急性肝炎など）では，GOT，GPT，胆道系酵素の上昇を伴う。

【高値】①急性心筋梗塞，心筋炎，うっ血性心不全，心膜炎，亜急性心内膜炎，②肺梗塞，びまん性間質性肺炎，急性肺炎，③白血病，悪性貧血，溶血性貧血，骨髄線維症，④急性肝炎，⑤肝癌，腎癌，胃癌，膀胱癌，子宮癌，肺癌，神経芽腫，⑥疲労性筋炎，皮膚筋炎，進行性筋ジストロフィー，横紋筋壊死，⑦脳血管傷害，⑧溶血血清，⑨採血後12時間以上全血の放置，運動後。

42. LDH アイソザイム (Isozyme)

心筋・赤血球に LDH_1・LDH_2 が，肝細胞・骨格筋に LDH_4・LDH_5 が多い。多くの腫瘍では，LDH の上昇がみられ，$LDH_{3,4}$ が多くなる。良性腫瘍や腫瘍以外の腫瘤性病変（水腎症やのうほう腎）などでは，LDH の上昇がほとんどないので，良性と悪性との鑑別ができる可能性がある。過激な運動・肉体労働の後は骨格筋からの酵素の遊出のために血清 LDH 活性が数倍に上昇することがある。肉眼的溶血がある血清は検体として不適当で赤血球は血清の約200倍の LDH を含んでいるので，$LDH_{2,3,4}$ の上昇をきたす。血小板減少→LDH 上昇。(LDH 高値→LDH アイソザイムを検査する)

【LDH 1】心不全，心筋梗塞，悪性貧血，血管内溶血，血色素尿，弁置換術後
【LDH 2】肺梗塞，筋ジストロフィー，皮膚筋炎，疲労性筋炎，白血病，骨髄線維症，血管内溶血，血色素尿
【LDH 3】肺梗塞，白血病，各種の癌（$LDH_3\uparrow$，$LDH_4\uparrow$，$LDH_5\uparrow$…転移癌）
【LDH 4】心不全，再生不良性貧血，急性肝炎，各種の癌
【LDH 5】急性肝炎，慢性肝炎，肝癌，肝硬変，前立腺癌

43. CPK (Creatine Phosphokinase)，CPK アイソザイム

Ⅰ．CPK（男60～230，女50～190 IU/l）

Creatine Kinase は，骨格筋，心筋，脳，平滑筋などに存在するため，原発性筋疾患（筋ジストロフィーなど），心筋梗塞などの診断に使用されている。中枢神経系，内分泌系疾患でも使用されている。CPK は，脳・B (brain) 型と筋・M (muscle) 型からなる BB 型，MB 型，MM 型の3種類のアイソザイムが存在し，正常血清ではほとんど MM 型からなっている。運動により上昇する。痙攣発作，筋肉注射によっても，一過性に上昇する。鎮静剤で上昇する場合もある。神経・筋疾患，心疾患，脳損傷時に上昇する。

【高値】急性心筋梗塞，心筋炎，開心術，末梢循環不全，閉塞性動脈硬化症，ジストロフィー，ミオパチー，皮膚筋炎，脳梗塞，脳損傷，悪性腫瘍，薬物中毒，悪性高熱，高度な筋破壊，横紋筋融解症，運動後。
【低値】甲状腺機能亢進症，先天性球状赤血球症（HS），栄養状態が悪い人，長く寝たきりの老人，ステロイド内服。

II．クレアチンキナーゼ　アイソザイム　CPK Isozyme

①進行性筋ジストロフィーなどの筋肉が崩壊する病気または運動後，骨格筋からCPKが多量に逸脱するので，血清CPKは高値となり，CPK-MM型が増える。②CPK-MB型は心臓の筋肉が壊死となってCPKが多量に逸脱して血清CPK活性は高値となる。血清CPKは発症後，2〜4時間で上昇し，24時間までに最高値に達し，72時間で正常で復するとされている。③脳梗塞などにより，脳組織が障害されると，脳型CPK-BBが遊出してくる。

【CPK-MMの上昇】運動後，疲労性筋炎，皮膚筋炎，筋萎縮症，横紋筋融解症。
【CPK-MBの上昇】心筋梗塞，急性心膜炎，心筋炎，開心術後。
【CPK-BBの上昇】悪性過高熱，中枢神経手術後，急性脳損傷，悪性腫瘍（前立腺，胃，腸など），腸管の壊死（腸閉塞，腸間膜動脈閉塞）。

44．トロポニンT　Troponin T（TnT＜0.25 ng/ml）

Troponin Tは94％が心筋細胞筋原線維の構造タンパクの一部を構成し，残り6％は細胞質に可溶性分画として存在する。Troponin Tは心筋細胞から逸脱と構造タンパク傷害の両区画の病態を反映するものと考えられている。TnTは心筋梗塞発症後3時間で有意の上昇を示す。12〜18時間で最高値に達する。心筋細胞構造タンパクの崩壊，壊死を反映し異常値を持続し，7〜20日間漸次正常値に戻る。

【高値】急性心筋梗塞，不安定狭心症における心筋傷害，心筋炎，急性心膜炎。

45．特殊検査

免疫学的検査：インフルエンザA型・B型抗体，麻疹 IgM・IgG，風疹抗体，ムンプス抗体，ツツガ虫 IgM，単純ヘルペス，水虫・帯状ヘルペス（CF）。
自己抗体：抗Sm抗体，抗Scl-70抗体，抗Jo-1抗体，抗ミトコンドリア抗体，抗インスリン抗体，抗RNP抗体，抗血小板抗体。
細胞免疫：DLST（薬剤によるリンパ球刺激試験），薬疹，薬アレルギー。
血液学的検査：LE細胞，マラリア原虫
アレルギー抗原検査：食事系，吸入系，アレルギー性鼻炎，アトピー性皮膚炎，気管支喘息，室内塵，雑草，イネ，花粉。実際種類が多く無理がある。

46. ファディアトープ　Atopy test　アトピー鑑別試験

臨床診断（体質的かどうかについて）に対するアレルギー検査の感度：IgE（p. 82）は60％，アトピーテスト（ファディアトープ）は80％位。
1. IgE（高値）＋ファディアトープ（陽性）→明らかにアトピーアレルギー。
2. IgE（高値）＋ファディアトープ（陰性）→非アトピー性アレルギー。
3. IgE（正常）＋ファディアトープ（陽性）→吸入性・接触性アレルギー。
4. IgE（正常）＋ファディアトープ（陰性）→本態性か非アトピー性か否定。

47. アミラーゼ　Amylase（60〜190 IU/l）

アミラーゼは消化酵素の一つで，デンプン（糖質，含水炭素）を分解して糖（glycogen）にする酵素で，主に膵と唾液腺から分泌される。膵型（pancreas type: P型，P_1, P_2）と唾液型（salivary type: S型，S_1, S_2）は，それぞれ十二指腸と口腔へ分泌されるが，両者ともに一部は血液中に入り，そのうち1/4は腎を通り尿に排出される。膵の外分泌機能の異常を血中・尿中アミラーゼを測定することで判断する（膵の内分泌機能は，インスリン，グルカゴン等のホルモンを測定することで判断できる）。膵特異性が低い。
【高値】①急性膵炎，慢性膵炎，糖尿病，膵癌，膵嚢胞，胆管炎（P），胆嚢炎，胆石症，慢性腎不全。②流行性耳下腺炎，唾液腺腫瘍，唾液管の閉塞，ショック後，外傷後，開腹術後，アミラーゼ産生腫瘍（S）。
【低値】慢性膵炎（末期），膵切除後，唾液腺の摘出，照射，高度な糖尿病。
【血中高値，尿中高値でない】腎不全，高唾液型アミラーゼ血症。
【血中・尿中ともに低い】膵疾患の末期，肝硬変，慢性消耗疾患

48. リパーゼ　Lipase（5.0〜43.0 IU/L）

膵臓の腺房細胞で産生され，食物の中性脂肪を水解し腸管から吸収しやすくする。リパーゼはほぼ100％膵由来で，急性膵炎時に高値を示す。アミラーゼより有用である（アミラーゼでは急性膵炎の陽性率は65〜95％）。膵臓の細胞が変性・壊死等になった時に血液中に増加する。
【高値】急性膵炎，慢性膵炎，膵の外傷，膵嚢胞

49. 骨塩定量検査

【目的】骨粗鬆の診断やその経過観察に行う。55才以後の女性や骨折者。
【検査】大腿頸部の骨量を測定するのが理想（易骨折部），腰椎測定（DEXA法）が原則であるが，X線撮影しやすい，誤差の少ない4切の中手骨X線写真（MD法）を使う。アルミ段階を中央に両手をその両側に置き，手のひらをカセッテになるべく密着させて撮影する。線源から距離1 m，電圧50 KV，電流時間2.0 mAs，結果は検査後3～5日後に説明する。
【基準】正常骨量（m-BMD）＝2.3（mmAl）以上。骨は男性70才頃から，女性55才頃から老化し始める。骨量減少（骨萎縮Ⅰ度）：YAMの80～70％（2.0～2.3），骨粗鬆症（骨萎縮Ⅱ度以上，p. 271）：YAMの70％（2.0）以下。

50. 甲状腺刺激ホルモン TSH $(0.4\sim4.0\,\mu U/ml)$，甲状腺ホルモン Free T_3 $(2.4\sim4.3\,pg/ml)$，Free T_4 $(1.0\sim1.8\,ng/dl)$

甲状腺機能を検査するのに最も簡単な血中甲状腺ホルモン濃度の測定である。甲状腺ホルモンは血中のヨードを原料として甲状腺の中で作られる。ヨードが甲状腺の中に取り込まれるとサイログロブリン（Tg）がヨードに結合して有機化される。有機化されたヨードが再合成して，T_4（甲状腺から分泌）とT_3（末梢組織より放出）が生成され，甲状腺の中に蓄えられる。T_3, T_4は脳下垂体から分泌されるTSH（甲状腺刺激ホルモン）によって調整されているから，甲状腺機能の異常が甲状腺自体の問題なのか，視床下部・脳下垂体系の異常なのかを知るためにT_3, T_4と同時にTSHの測定も必要である。サイロイドテスト，マイクロゾームテストの高値は自己免疫性疾患を示す。T_3, T_4は血中結合蛋白に結合し，一部分だけ結合しない，遊離の形（FT_3, FT_4）で存在する。FT_3・FT_4は結合タンパクの影響を受けず，甲状腺機能をより正確に反映する。TSH, FT_3, FT_4によって甲状腺疾患を分類することができる。
【分類】①甲状腺機能亢進症：TSH↓，FT_3↑，FT_4↑。②TSH産生腫瘍：TSH↑，FT_3↑，FT_4↑。③Euthyroid Graves病：TSH↓，FT_3～，FT_4～。④潜在性甲状腺機能低下症：TSH↑，FT_3～，FT_4～。⑤原発性甲状腺機能低下症：TSH↑，FT_3↓，FT_4↓。⑥下垂体性甲状腺機能低下：TSH↓～，FT_3↓，FT_4↓。

51. 性ホルモン　FSH, LH, E₂, HCG

Ⅰ．**FSH 卵胞刺激ホルモン** follicle stimulating hormone は卵巣に作用して原始卵胞から発育卵胞を形成する。LH と協力して Estrogen の分泌，卵胞の成熟と排卵を促進させる。睾丸の精細管上皮に作用して精子形成を促進する。

Ⅱ．**LH 黄体化ホルモン** luteinizing は卵巣の成熟卵胞に作用し，排卵，黄体化，Estrogen の分泌を促進する。睾丸の間質細胞に作用し，男性ホルモン androgen の分泌を促進させる。

Ⅲ．**Estrogen 卵胞ホルモン**（Estriol）黄体ホルモンは初期卵巣より分泌され，妊娠後胎盤から分泌される。妊娠がすすむに従い，卵胞ホルモンの分泌が促進され，妊娠末期にきわめて多量に分泌される。（膣・子宮頸管軟化）

Ⅳ．**Gestagen** は妊娠初期では卵巣，その後胎盤から分泌される。妊娠維持のために分泌され，分娩時に急速に低下する。

Ⅴ．**HCG 絨毛性性腺刺激ホルモン** human chorionic gonadotropin は妊娠5～6週で高値となる。卵巣の妊娠黄体を維持するように働く。妊娠70日目頃最高値。
【HCG】排卵誘発と黄体機能不全に応用する。妊娠診断として利用する。
【FSH, LH, E₂】更年期障害 FSH↑・LH↑・E₂↓，卵巣摘出後，骨粗鬆症，更年期障害の女性ホルモン投与適応の目安となる。

52. 副腎皮質刺激ホルモン ACTH (15～85 pg/ml), Cortisol

　脳下垂体ホルモンの1つである副腎皮質ホルモンの分泌を調節する ACTH（副腎皮質刺激ホルモン Adrenocorticotrophic hormone）を測定することによって，副腎の機能不全は，副腎に由来しているのか脳下垂体の異常によるかを鑑別する。**副腎皮質ホルモン** Cortisol の正常値：5～20 ng/dl。入院患者の朝8～9時の空腹安静臥床時の血漿 ACTH の値は10-70 pg/ml ですが，外来患者の場合は100 pg/ml 程度まで上昇する。ストレスにより ACTH は上昇する。
【ACTH 高値】①コルチゾール高値：Cushing 症候群，異所性 ACTH 産生腫瘍，異所性 CRF 産生腫瘍（ACTH 分泌刺激），アルコール多飲，抑うつ症，ストレス。②コルチゾール低値：Addison 病，ACTH 不応症，Nelson 症候群。
【ACTH 低値】①コルチゾール高値：Cushing 症候群（副腎腺腫，副腎癌，異所コルチゾール産生腫瘍），Hydrocortisone の投与，②コルチゾール低値：視床下部下垂体機能低下症（脳腫瘍，サルコイドーシス），下垂体機能低下症。

53. インスリン，グルカゴン

Ⅰ．インスリン　Insulin（前10±5, 2時間30±15 μU/ml）

血糖値は70〜160 mg/dl という狭い範囲にコントロールされている。インスリンは体で血糖を下げる唯一のホルモンで，膵臓のβ細胞から分泌される。血中のインスリンを測定することにより，糖尿病の病態や重症度を知ることができる。正常なら食後は食前より2倍以上に分泌される。

【高値】①分泌の亢進（肥満，妊娠，Insulinoma, Cushing 病候群，末端肥大症），②代謝の低下（異常インスリン血症），③インスリン抗体の存在。

【低値】①β細胞の破壊（インスリン依存性糖尿病，膵炎），②環境条件によるインスリン分泌の阻害（高血糖の持続によるインスリン分泌の阻害，飢餓，脳下垂体―副腎機能不全）。

Ⅱ．グルカゴン　Glucagon（40〜180 pg/ml）

血中のグルカゴンには，膵臓から分泌されるものと，腸管から分泌されるものがある。膵臓のα細胞から分泌され，肝臓におけるグリコーゲンの分解を促進して，血糖を上昇させる。

【高値】①内分泌疾患：Glucagonoma，末端肥大症，Cushing 症候群，褐色細胞腫，甲状腺機能低下症，②ストレス状態：心筋梗塞，重症感染症，熱傷・外傷・大手術，出血性ショック，過激な運動，飢餓，③その他：胃切除後，肝硬変症，急性膵炎，腎不全，高脂血症，新生児，老年者。

【低値】①膵α細胞の減少または欠如：膵全摘，重症慢性膵炎，②膵グルカゴン分泌反応の低下：下垂体機能低下症，糖尿病，Addison 病。

手足口病　Hand-Foot-Mouth Disease

【原因】唾液による Enterovirus による飛沫感染，まれに水泡による接触感染。

【所見】①手掌・足底・口腔に小紅斑が発生し，のちに灰白色の小水泡となる。②軽度の発熱，口内炎，7〜10日間で治癒する。

【症状】手足口に小水泡，発熱，口腔痛。

【診断】手足口の小水泡，白血球増加。水泡内容によるウィルス分離，血中抗体価（補体結合抗体，中和抗体）上昇。

【治療】消炎鎮痛解熱剤。

54. カテコラミン分画　Catecholamine, **NA**（0.05〜0.4 ng/m*l*）

循環機能促進・中枢神経興奮・糖分解・脂肪酸放出，エネルギー放出と活動性増加のすべてを促進的に働く。生体内にアドレナリン（Adrenaline, AD），ノルアドレナリン（Naradrenaline, NA），およびこの前駆物質であるドパミン（Dopamine, DA）の3種類があり，副腎髄質や交感神経節細胞，脳内に存在している。CA（カテコラミン）の生成・分泌が実際に亢進（褐色細胞腫，神経芽細胞腫）ないし低下（Shy-Drager症候群）している場合と代謝経路に異常があってDAからNA, ADへの代謝障害をきたす，家族性自律神経失調症のような場合がある。カテコラミンは代表的なストレスホルモンであるため，精神的・肉体的に負担がある時の採血では，生理的にも高値になる場合がある。血中カテコラミンの半減期は2.5分と極めて短いため，発作性高血圧を呈する褐色細胞腫などでは，尿中カテコラミンのほうが確実である。
【高値】褐色細胞腫，神経芽細胞腫，高血圧症，心不全，ストレス。
【低値】起立性低血圧。

55. レニン活性　PRA，アルドステロン **PAC, ACE**

1. レニン **Plasma Renin Activity**（PRA　0.5〜2.0 ng/m*l*）

Reninは腎動脈狭窄（病変か圧迫されるか）時に腎の傍系球体細胞から分泌される。Angiotensinogenに作用して，AgiotensinⅠに転換させる。Angiotensining Converting Enzymeの作用によって，AngiotensionⅡとなる。これは血管平滑筋収縮作用とAldosterone分泌促進作用を有する昇圧因子である。
【高値】①腎血管性高血圧症（腎潅流量↓），②褐色細胞腫，利尿剤，ACE阻害剤，③ネフローゼ症候群，妊娠中毒症（浮腫→循環血漿量の減少→レニン↑），④Addison病（アルドステロン↓→，レニン↑）。
【低値】アルドステロン症，Liddle症候群，薬剤（β遮断剤，インドメタシン）。

2. アルドステロン **Aldosterone, PAC**（57〜150 pg/m*l*）

Plasma Aldosterone Concentrationは副腎皮質球状層で分泌されるMineral corticoidで，腎の遠位尿細管に作用してNa^+の再吸収とK^+の排出を促進する（体液貯留作用）。その分泌はAngiotensinⅡの調節を受け，両者ともに血圧の調節に重要である。Na, K代謝，高血圧の鑑別診断に役立つ。

【高値】原発性アルドステロン症，腎血管性高血圧，浮腫性疾患，低 Na 血症
【低値】低レニン性低アルドステロン症（糖尿病，痛風に続発する），高 Na 血症，Addison 病，Cushing 症候群，副腎腺腫摘出後

3．ACE（Angiotensin Converting Enzyme）（8.3～21.4 IU/l）

アンジオテンシン変換酵素（ACE）は Angiotensin I を加水分解して，強力な昇圧物質 Angiotensin II（強力な末梢血管収縮作用をもって血圧を上昇させる）に変換する酵素である。生体内では主に血管内皮細胞に存在する。
【高値】Sarcoidosis，甲状腺機能亢進症，肝硬変，慢性肝炎，糖尿病。
【低値】甲状腺機能低下症，肺気腫，肺癌，肝炎，Crohn 病，慢性白血病，多発性骨髄腫，慢性閉塞性肺疾患。

56．ガストリン　Gastrin，セクレチン　Secretin

I．ガストリン　Gastrin

胃の幽門前庭部に存在する G 細胞から分びされる消化管ホルモンである。
【高値】Zollinger-Ellison 症候群，萎縮性胃炎，胃癌，大腸癌，悪性貧血。
【低値】胃全摘後。

II．セクレチン　Secretin

十二指腸粘膜で産生され，膵液の分びを促進する。
【高値】十二指腸潰瘍，Zollinger-Ellison 症候群，腎不全，肝不全。
【低値】悪性貧血，無酸症，膵癌。

そけいヘルニア　Inguinal Hernia，脱腸（成人）

【原因】成人は腹圧をかけた時に弱くなった筋肉や筋膜の間から脱出する。
【所見】①中高年は小腸，大腸や腹膜が内そけい窩からそけい管内に途中からに入り，外そけい輪から皮下に脱出する。②ヘルニア内容とヘルニア嚢が癒着して，不還納になれば腹痛を生じる。③脱出した腸管が浮腫で，嵌屯した部分長時間経過すると腸閉塞で，腸が壊死して生命の危険がある。
【症状】咳，くしゃみ，力むと脱腸やももつけねに不快感。
【診断】①腫瘤を触知する。②立位，力むと腫脹がより目立つ。
【治療】①用手法で元に戻す。②頻回脱出，腹痛や嵌屯したら手術する。

57. 腫瘍マーカー　Tumor Marker

　腫瘍マーカーは癌細胞が産生する，または非癌細胞が癌細胞に反応して産生する物質である．早期癌では通常陰性で，病期の進行に従って陽性率が増加する．進行癌であっても，腫瘍マーカーは必ずしも上昇すると限らない．治癒前に陽性のが治療後急速に陰性化し，以後は3〜12ケ月に1回の検査で経過観察をすればよい．毎回同じ方法で測定し，前回値と比較することが大切である．

【臓器別の腫瘍マーカー】

　①食道：CA19-9, CEA，②胃：CEA, CA19-9，③大腸：CEA, CA19-9，④胆嚢：CEA, CA19-9, DUPAN-2，⑤膵：CA19-9, DUPAN-2, SPAN-I，⑥乳房：CA125, CA-15-3，⑦卵巣：CA125, GAT, SLX，⑧子宮：SCC, CEA, CA125，⑨睾丸：AFP, CA19-9，⑩前立腺：PSA, γ-Sm, PAP，⑪肺：SCC, CEA, NSE，⑫肝：AFP, AFP-L_3, PIVKA-Ⅱ．

【抗癌剤（化学療法）の効果】

　A群（有効率60％以上）：急性リンパ性白血病，ホジキン病，非ホジキンリンパ腫，精巣腫瘍，繊毛癌．

　B群（有効率40〜60％）：乳癌，卵巣癌，小細胞肺癌，多発性骨髄腫，慢性骨髄性白血病．

　C群（有効率20〜40％）：頭頸部癌，肺癌，食道癌，胃癌，大腸癌，子頸癌，膀胱癌，前立腺癌，骨・軟部悪性腫瘍．

　D群（有効率20％以下）：肝癌，膵癌，腎癌，甲状腺癌，脳腫瘍．

〈診療雑談〉薬の飲み方

①指示のないとき西洋薬は食直後〜30分に飲む．漢方薬は食前か食間に飲む．起床時，就寝前，食前の指示があればそれに従う．②一杯のぬる湯で飲む．水の量が少なければ錠剤が食道にひっかかり食道炎を起しうる．お茶，炭酸飲料，コーヒーやアルコールと一緒に飲まない．③食事しないときでも6〜8時間毎に薬を飲んだ方がよい（とくに降圧剤，ただし血糖降下剤は除外），忘れたら思い出すときに1回分の薬を飲んでよい．食前，食後，食間のいずれも結構である．④屯服は発作時に食事に関係なく飲む．効くまでの時間や効果持続の時間は薬によって違う．

58. AFP, α-fetoprotein（＜10 ng/ml）

　AFPは原発性肝癌に特異性が強いが，急性肝炎，慢性肝炎，肝硬変でも上昇する。転移性肝癌でも上昇する。肝癌が2 cm以下の場合，50％の患者で血清AFPが20 ng/mlより低い。AFP非産生肝癌が20％もある。AFPは陰性で癌を否定することはできない。AFP（−）→PIVKA Ⅱを診る。PIVKA-Ⅱ陽性群は高率に門脈浸潤をきたす。血清AFP（＞20 ng/ml）が数か月連続して増加した時，肝細胞癌の可能性が高い。ハイリスクであれば腹部超音波と造影CTで確認する。

【高値】①肝疾患：AFP−L_3上昇（小細胞癌の陽性率が低い）→肝細胞癌，AFP−L_1上昇→肝硬変，慢性肝炎（活動期），急性肝炎，②転移性肝癌，③小児肝胆道系疾患，④その他：妊娠，乳児，胚細胞腫瘍。

59. CEA　Carcino embryonic antigen（＜5 ng/ml）

　体重減少，貧血，食欲不振，全身倦怠感の所見で，悪性腫瘍を疑って，CEAを測定する。CEAは10 ng/mlを超えたら癌があるだろう。癌患者全体でのCEAの陽性率は35％といわれている。良性疾患の偽陽性率も14％にみられる。大腸癌，胃癌，膵癌，肺癌，転移性肺癌，肝癌では高陽性率である。良性疾患（肝疾患，胆石，腎不全，甲状腺機能低下症）でも陽性を示す場合がある。癌の進行に比較的比例し，高値ほど進行癌が多いため，予後が推測できる。癌が体内から除去されればCEAは低値となる。

【高値】①老年者，大量喫煙者，胃十二指腸潰瘍，Crohn病，潰瘍性大腸炎，肝硬変，閉塞黄疸，膵炎，②甲状腺癌，胃癌，大腸癌，肺癌，乳癌，膀胱癌，悪性リンパ腫，白血病，膵癌，胆道癌，肝癌，卵巣癌。

〈診療雑談〉癌の告知

　早期癌なら手術で治癒できる。末期癌なら残された人生を有効に過すためにも，医師は真心と思いやりで真実を患者自身に告知した方がよいと思う。気の弱い患者が自殺やうつ状態におちいった場合，医師の責任が問われるかどうかも問題である。得られるものと失われるものとの差し引きで決める。家族がまとめた意見を尊重する。

60. CA19-9 （＜37 U/ml）

消化器癌（胃，大腸，膵，胆嚢）の腺癌組織に高率に存在するが，正常組織でも正常胎児の消化管上皮や成人の唾液腺，胆管，膵管，気管支腺などにわずかに存在する。CA19-9 は膵癌，胆管癌では高率で陽性となるが，胃癌や大腸癌では陰性例も多く（陽性率30〜50％）みられる。膵，胆道系の癌で，しかも閉塞性黄疸を合併してくると，異常高値を示す。ドレナージにより黄疸を軽減すれば値は低下するが，正常値にはならない。胆道系の結石では黄疸を軽減すると正常値を示す。膵癌，胆道癌では Stage 1 では陽性率が低い。
【高値】①膵癌，胆管細胞癌，食道癌，胃癌，大腸癌，肝癌，肺癌，乳癌，卵巣癌，②胆石症，胆嚢炎，子宮内膜症，卵巣嚢腫，慢性肝炎，慢性膵炎。

61. フェリチン　Feritin（男15〜200，女10〜100 ng/ml）

フェリチンは体内の鉄イオンの解毒，貯蔵に関与している鉄結合タンパクで，肝，脾に多く存在している。炎症をはじめとした種々の病態で，組織から逸脱または放出される。腫瘍が存在する場合，血中フェリチン値の上昇がみられる。鉄が不足すれば低下する。
【高値】①鉄（Fe）上昇：ヘモクロマトーシス，再生不良性貧血，アルコール性肝炎，無効造血。鉄低下：慢性炎症，自己免疫疾患。②画像，生化学的診断：悪性腫瘍（肝癌，膵癌，肺癌，腎癌，卵巣癌，白血病，骨髄腫）。③ GPT 上昇：急性肝炎。アミラーゼ上昇：急性膵炎。CPK 上昇：心筋梗塞。
【低値】①血色素（Hb）正常：潜在性鉄欠乏状態。② Hb 低下：鉄欠乏貧血。

62. 前立腺特異抗原　Prostate Specific Antigen （PSA＜4 ng/ml）

前立腺の腺上皮細胞の産生される分泌タンパクで，腺腔に分泌される。射精時に PSA タンパクは導管を通って尿道へ排泄される。前立腺癌の病巣で正常な腺管・導管構築が破綻しているため，PSA は血中に漏出しやすくなる。

前立腺癌は発育は緩徐で，周囲臓器への直接浸潤は少ない。骨，リンパ節などへの転移は早期に発生しやすいホルモン依存性の癌である。

PSA は前立腺肥大症でも陽性となるが，低値である。血中 PSA 濃度を知ることによって前立腺の異常，とくに前立腺癌を疑う。治療の効果を判定する。
〔高値〕前立腺癌（PSA 値が 4〜10は疑，10 ng/ml の陽性率は50％，100 ng/ml を越えるとほぼ100％癌である），前立腺炎，前立腺肥大症（14％）

63. 免疫グロブリン　Immunoglobulin

1. IgG （900〜2000 mg/dl），**IgA** （100〜400），**IgM** （50〜200）

　免疫 Globulin は抗体活性を持つ蛋白群（γ-Globulin）と抗体活性が不明でも，構造上免疫グロブリンと関連する蛋白群の総称である。IgG は全体の80％，IgA は10％，IgM は 5〜10％，IgD と IgE は微量に過ぎない。
【高値】慢性感染症，肝炎，肝硬変，原発性免疫不全症，大動脈炎症候群，慢性骨髄炎，IgA 腎症，SLE，橋本病，Behçet 病，Sjögren 症候群，骨髄腫
【低値】免疫不全症，リンパ系腫瘍，免疫抑制療法，ネフローゼ症候群。

2. IgD （＜0.1〜27 mg/dl）

【高値】①慢性感染症（結核，骨髄炎，膿皮症），アレルギー疾患，骨髄腫。②高脂血症，咽頭常在レンサ球菌，ウィルス肝炎，白血病，ネフローゼ症候群，結核，各種膠原病（結合組織病）。
【低値】無〜低 γ-グロブリン血症

3. IgE （180 mg/dl 以下）

　Ⅰ型アレルギー反応（即時型アレルギー）で，肥満細胞と好塩基球の細胞膜と結合し，抗原抗体反応でヒスタミンなどの化学伝達物質が産性される。非特異的 IgE 検査で高値になる感度は約60％である。遺伝性。
【高値】気管支喘息，アトピー皮膚炎，アレルギー性鼻炎，花粉症，蕁麻疹，寄生虫疾患，肝疾患，膠原病，紅皮症。抗原検査→特異的 IgE を調べる。

64. 抗連鎖球菌溶血素　Anti-Streptolysin O　（＜160 or ＜320）

　溶血性連鎖球菌の産生するストレプトリジン-O に対する抗体のことで，ASLO（ASO）の高値は溶連菌感染を証明する。溶血性連鎖球菌の感染が起こると，菌体外産物であるストレプトリジン-O に対する抗体（ASLO）が産生され血中に出現する。感染早期（2〜3週）から認められ，高値は 4〜6 週続きに次第に下降する。抗生物質を使用すると，抗体価は上がらなくなる。
【高値】猩紅熱，急性糸球体腎炎，リウマチ熱，扁桃腺炎，血管性紫斑病，溶連菌感染症，膠原病，高脂血症，ネフローゼ症候群，白血症，Behçet 病

65. RA定性（陰性），RF定量（リウマチ因子＜20）

慢性関節リウマチ（RA）患者の血中にはリウマチ因子（RF）とよばれる自己抗体が存在し，これは自己または他種の変性IgGに対する抗体である。慢性関節リウマチでは約80％の症例にRFが証明される。ただし発病初期の陽性率は50％程度にとどまり，全経過を通じてRF陰性のRAも20％存在する。強陽性の場合はRAまたは悪性RAであることが多い。健常人でも0.3～5％に陽性を示し，高齢者ではもっと高率になる。リウマチ因子が陽性だけで慢性関節リウマチと診断してはいけない。RFが陰性でもRAを否定できない。
【高値】慢性関節リウマチ，全身性エリテマトーデス，シェーグレン症候群，強皮症，皮膚筋炎，亜急性細菌性心内膜炎，間質性肺炎

66. 抗核抗体 Antinuclear Antibodies（ANA）

細胞核に対する抗体である。細胞核は多くの成分よりなり，現在では個々の成分に対する抗体が分離されて証明されている。抗核抗体（ANA）陽性（＋）であれば膠原病が疑われる。さらに特殊検査（p.72自己抗体）を追加する。自己抗体が陽性（＋）であれば，それぞれの膠原病と診断できる。自己抗体が陰性（−）であれば膠原病ではない。健康人でも陽性になることがある。**血清補体価 CH_{50}**（C_3, C_4）の産生・消失が速いため，医院（診療所）での測定は意義が少ない。
【高値】SLE，混合性結合組織病，シェグレン症候群，強皮症，多発性筋炎，慢性関節リウマチ，自己免疫性肝炎，ループス腎炎，橋本病，間質性肺炎

67. 梅毒血清反応 Serological Reaction of Syphilis

梅毒病原体 Treponema pallidum（TP）の感染をその抗体の有無によって診断する。感染機会から平均4週（1～7週）の血清陰性期を経て生体の免疫応答が起こり，抗体陽性となる。初期にはIgM抗体のみ産生されるため，IgM-FTA-ABSが初感染には有用である。以後はIgG抗体が主体となる。治療により生体内に病原トレポネーマがみられなくなっても，微量の抗体は一生残存し，低力価の抗体陽性が続く例が多くある。FTA-ABS法で確認する。TPHA定性（＋）ならTPHA定量を検査する。TPHA≧1280なら感染性あり，TPHA≦640ならすでに治癒，感染の心配はない。
【陽性】梅毒。【偽陽性】水痘，種痘疹，SLE，癩，肝炎，伝染性単核球症。

68. 肝障害の診断

1. 肝細胞の変性・壊死：AST (GOT), ALT (GPT)
2. 胆管閉塞・胆汁うっ滞：r-GTP, ALP, T-Bil, D-Bil, 総胆汁酸
3. 肝の蛋白合成能：（長期）Alb（アルブミン），ChE（コリンエステラゼ）
   （短期）HPT（ヘパプラスチン時間），PT
4. 間葉系の反応：血清蛋白分画，r-Globulin（グロブリン），ZTT
5. 肝の繊維化：血小板，ヒアルロン酸，TGF-B
6. 有効肝血流量：ICG テスト（15分血中停滞率）
7. 癌化の指標：AFP, AFP-L3, PIVKA II
8. 治癒の判定：AST (GOT), ALT (GPT)
9. 経過の観察：T-Bil, TP, Alb, ChE, AST (GOT), ALT (GPT), 血小板数
10. 重症度の判定：T-Bil, TP, Alb, ChE, ICG, 血小板と凝固因子
11. 形態の検査：腹部超音波，CT（単純，造影），MRI，血管造影

69. A型肝炎ウイルス，HAV抗体

　A型肝炎ウイルス（HAV）は小型のRNAウイルスである。HAVは感染者の便や汚染された食物あるいは飲料水を摂取することにより経口感染する。貝類も感染源となる。HAVは肝親和性が強く，肝細胞内で増殖する。潜伏期は2～6週間，潜伏期の末期に血中・便中にHAV粒子が検出される。肝炎の発症とともにHAV粒子は減少するが，発症後2～10日目から陽性となる。IgM型抗体は発症後60日目以降陰性化する。IgG型抗体は発症後20～40日目より急激な抗体価の上昇を示す。ほとんど慢性肝炎にならない。
① IgM-HAV抗体陽性：HAV初感染であり，急性A型肝炎と診断できる。
② IgG-HAV抗体陽性，IgM-HAV抗体陰性：急性A型肝炎は否定され，A型肝炎の既往歴があることを意味する。

〈診療雑談〉人はお金，名誉と権力を手に入れても自分の命を亡くしたら何の得にもならない。健康で自由に生きる命は一番大事である。悔いのない人生を過すのも実に難しいである。

70. B型肝炎ウイルス，HBs 抗原，HBe 抗原，HBV-DNA

1. HBs 抗原・抗体系（surface）：HBV の外被は表面タンパクと脂肪からなっている。表面タンパクは HBV 遺伝子の S 遺伝子からつくられる。HBs 抗体は HBs 抗原に対する抗体である。B 型肝炎の感染有無の確認に役立つ。HBsAg(＋)，HBsAb(－)→B 型肝炎炎ウイルス感染。逆なら治癒である。

2. HBc 抗原・抗体系（core）：HBc 抗原は HBV の pre-C および C 遺伝子からつくられ，HBV の芯を形成している。HBc 抗原に対して HBc 抗体がつくられる。HBc 抗体は，HBV が関係した肝細胞破壊の結果として血中に出現する。B 型肝炎感染既往の有無確認に IgM-HBc 抗体がよく使われる。

3. HBe 抗原，抗体系（element）：HBV が産生されている状態で，感染肝細胞から血中へ分泌される。HBe 抗原陽性例では，血中に多量の HBV が存在し，感染力がある。HBe 抗原が陰性化すると，多くの例では肝炎は鎮静化するが，再び陽性になることもある。HBe 抗体は HBe 抗原が陰性化した多くの例で出現する。B 型肝炎ウィルスの感染者であるが他人に感染力が弱い。

4. HBV-DNA（定量 PCR 法）：B 型肝炎ウイルスの量，陽性→ALT(GPT) 正常：B 型肝炎ウイルスキャリア。ALT(GPT) 持続上昇：B 型肝炎持続感染（慢性 B 型肝炎），陰性→ALT 正常 6 ケ月以上（HBsAb 陽性）：→肝炎治癒。

71. C 型肝炎ウイルス，HCV 抗体，HCV-RNA

急性肝炎の場合は，発症から 2～6 ケ月の間で HCV 抗体は陽性化する。確実に進行性であり，10～20年をかけて進展する。過去に輸血歴，イレズミの既往者が多い。B 型肝炎の 5 倍ほどの率で癌が発生する。C 型肝炎の診断に HCV 抗体と HCV-RNA を検査する。**HCV-RNA** 陽性→キャリアで継続感染。陰性→免疫記憶の HCV 抗体陽性，肝炎治癒と判定する。

B 型肝炎や C 型肝炎は GPT＜80，γ-GTP＜100でも治療する方が良い。軽いだから治療せず放置すると，肝細胞は少しずつ破壊されていく。10年～40年の歳月でやがて肝硬変や肝細胞癌に変化していく。命を縮むことになってしまう。GOT, GPT, γ-GTP は過信してはならない。肝細胞癌は大きくなってから初めて症状（倦怠感）が出て，GOT, GPT, γ-GTP, LDH, AFP, CA19-9急速に上昇する症例もある。慢性 B 型や C 型肝炎は年に 1～2 回，肝硬変は 3～6 ケ月に 1 回腹エコーや造影腹 CT の検査を行う方が無難である。

72. ビタミン　Vitamin A, B, C, D, E, K

ビタミンは各種生理現象に潤滑油的働きをする。体内で合成されないか合成されても必要量に満たさないために外部より摂取しなければならない微量の有機化合物である。

【種類】①水溶性ビタミン：ビタミン B_1（チアミン），ビタミン B_2（リボフラビン），ビタミン B_6（ピリドキシン），ビタミン B_{12}（コバラミン），ナイアシン（ニコチン酸），パントテン酸，ビオチン，ビタミンC（アスコルビン酸）。②脂溶性ビタミン：ビタミンA（レチノール），ビタミンD（カルシフェロール），ビタミンE（トコフェロール），ビタミンK

【作用】①ビタミンA：視覚作用，皮膚粘膜の正常化。②ビタミン B_1：エネルギー，糖代謝。B_2：エネルギー，アミノ酸，脂質代謝の酸化還元反応。B_6：アミノ酸代謝。B_{12}：抗悪性貧血因子，タンパク質や核酸の合成に関与する。③ビタミンC：アミノ酸やタンパク質代謝に関与する。④ビタミンD：カルシウムの腸管からの吸収促進，尿細管での再吸収促進，骨形成の促進，さらに骨の動員。⑤ビタミンE：抗酸化作用，生殖の正常化，膜の安定。⑥ビタミンK：血液凝固因子の合成。

【欠乏症状】①ビタミンA：液盲症，皮膚乾燥，結膜乾燥症。②ビタミン B_1：脚気，多発性神経炎，食欲不振，神経障害。B_2：口内炎，皮膚炎。B_6：舌炎，皮膚炎，神経炎，発疹，貧血。B_{12}：悪性貧血，白髪。③ビタミンC：壊血症，出血，色素沈着。④ビタミンD：骨軟化症，くる病。⑤ビタミンE：不妊，溶血性貧血，歩行障害。⑥ビタミンK：血液凝固時間の延長，出血傾向。

【過剰症状】①ビタミンA：脱毛，皮膚剥脱。②ビタミン B_1, B_2, B_6, B_{12}，ナイアシン，パントテン酸：過剰になれば尿中に排泄，過剰にならない。③ビタミンC：過剰になることはない。④ビタミンD：高Ca血症，口渇，多尿，意識障害。⑤ビタミンE：ほとんど過剰にならない。⑥ビタミンK：新生児溶血性貧血，核黄疸。

【効能効果】①ビタミンA：角化性皮膚疾患。②ビタミン B_1：脚気，神経痛，筋肉痛，関節痛，末梢神経炎，麻痺。B_2：口内炎，口唇炎，舌炎，肛門周囲炎，湿疹，ペラグラ，痤瘡，結膜炎。ニコチン酸：口角炎，口内炎，湿疹，メニエル症候群，末梢循環障害，耳鳴，難聴。B_5（パントテン酸）：湿疹，弛緩性便秘，血小板減少症，出血傾向。B_6：口内炎，湿疹，末梢神経炎。B_{12}：巨

赤芽球性貧血，悪性貧血，吸収不全症候群，妊娠性貧血，胃切除後貧血，肝障害貧血，放射線性白血球減少症，神経痛，末梢神経炎・麻痺，筋肉痛，関節痛。葉酸：吸収不全症候群，悪性貧血。③ビタミンC：毛細管出血，薬物中毒，副腎皮質機能障害，創傷治癒促進，肝斑，雀斑，色素沈着，光線過敏性皮膚炎。④ビタミンD：骨粗鬆症。⑤ビタミンE：末梢循環障害，過酸化脂質の増加防止。⑥ビタミンK：低プロトロンビン血症，ビタミンKの吸収障害，ビタミンK欠乏症。

73. 血清ペプシノゲン検査　PG-Ⅰ＞70, PG(Ⅰ/Ⅱ比)＞3

血清ペプシノゲン（PG）は萎縮胃炎のマーカーで，腫瘍マーカーではない。血清PG値は幽門腺側から口側に進展する胃粘膜の萎縮性変化に低下する。PG法陽性＋HP(Helicobacter Pylori)IgG抗体陽性→胃内視鏡検査。
【高値】胃十二指腸潰瘍，急性胃炎，腎不全（CRE＞3 mg/dl），PPI剤服用，H. Pylori陽性。（PG法2005年現在保険未適用）
【低値】萎縮性胃炎，胃腺腫，胃癌，切除胃，悪性貧血。

74. HIV　AIDSウイルス

HIV（ヒト免疫不全ウイルス），HIV抗体陽性者は，ウイルスと抗体が共存していることを意味する。HIVはいったん感染すると終生キャリア（HIV抗体陽性）になると考えられる。陽性者にHIV定量，CD$_4$リンパ球（T-helper inducer）を定量してから専門医へ紹介受診させる。感染経路は性行為感染（買売春，複数同性愛，肛門性交），母子感染，血液凝固製剤の投与による血友病患者への感染が知られている。HIV感染後，平均6〜8週後にHIV抗体陽性となる。AIDS発病までの潜伏期は2〜3年で10％，5〜6年で30％，7〜8年で約50％が発症し，15年以内に感染者全員が発病するという。

〈診療雑談〉男性更年期の症状
1. 精神・心理症状：落胆，抑うつ，苛立ち，不安，神経過敏，疲労感
2. 身体症状：骨・関節・筋肉関連症状，発汗・ほてり，睡眠障害，記憶集中力の低下，肉体の消耗感
3. 性機能関連症状：性欲低下，勃起障害，射精感の減退

75. 薬剤の有効濃度

1. 抗てんかん薬：① phenytoin 3～5 mg/kg/day, 10～20 μg/ml, 半減期22 hrs, 定常状態へ6日, 中毒量（>20 μg/dl）：振戦, 眼球振盪, 構音障害, 運動失調, ② phenobarbital 1.5～2.0 mg/kg/day, 10～30 μg/ml, 半減期80～100 hrs, 定常状態へ28日, 中毒（>40 μg/dl）：元気なし, 眠気, 眼振, 構音障害, 運動失調。
2. 強心薬（digoxin）：有効0.8～2.0 ng/ml, 定常状態へはCCrによる。半減期2日, 定常状態へ10日, 投与後6時間以後採血, 中毒（>3.0）：食思不振, 悪心, 頭重, 下痢, 視力障害。
3. 抗不整脈剤：① procainamide（Amisalin）, 有効4～8 μg/ml, 定常へ2日, 半減期3～5 hrs, 中毒（>30）：QRS幅増大, 徐脈, 血圧低下, 心停止, 悪心嘔吐。② lidocaine（Xylocaine）, 有効1.2～5.0 μg/ml, 定常12時間, 半減期2時間, 中毒（>5）：めまい, 不安, 嘔吐, 低血圧, 徐脈, 昏睡。
4. 気管支拡張剤：theophylline（Theodur）, 有効10～20 μg/ml, 定常へ2～4日, 中毒（>20）：悪心, 頭痛, 下痢。
5. 向精神薬（haloperidol）：有効量3～17 ng/ml, 女性化乳房, 乳汁分泌症, 錐体外路症状, 肝障害

76. 病理検査　Pathological Examination

病理学検査は, 組織に生じる器質的変化を顕微鏡などによって直接観察できるために, 診断的意義はきわめて大きい。

1. 組織診検査

組織診検査で取り扱う検体は各種臓器組織である。検索の順序としては, ①検査材料の採取, ②検査用切片の切り出し, ③固定, ④脱水・包埋, ⑤薄切, ⑥染色, ⑦封入, ⑧鏡検・診断, ということになるが, このうち①～③までは臨床内科医が行う。採取は試験切除, 内視鏡的生検, 針生検などによる。

【生検組織病理分類】
Group Ⅰ．正常組織　　　　　　Group Ⅱ．炎症，潰瘍
Group Ⅲ．良性と悪性の境界　　Group Ⅳ．癌が強く疑われる
Group Ⅴ．確かに癌である

2．細胞診検査

細胞診検査で取り扱う検体は各種臓器からの遊離細胞である。呼吸器（喀痰，気管支擦過標本），消化器（洗浄液標本），体腔液（胸水，腹水，関節液，髄液，心のう液），泌尿器（自然排尿，カテーテル尿），婦人科（膣，子宮頸管分泌物），乳腺分泌物などを取り扱う。目的は癌細胞の診断である。

【細胞診の判定基準】

Pap Ⅰ	異型細胞は認められない（Class Ⅰ），正常	陰性
Pap Ⅱ	異型細胞の所見を認めるが，悪性の証拠はない（Class Ⅱ）	
Pap Ⅲ	悪性の疑いある細胞診所見であるが，悪性と判定できない	疑陽性
Pap Ⅳ	悪性の疑い濃厚な細胞診所見（Class Ⅳ），癌の可能性	陽性
Pap Ⅴ	悪性と判定しうる細胞診所見（Class Ⅴ），癌	

病理医にも診断能力の差がある。誤診もありうる。伝票や順番の間違いもありうる。病理診断（顕微鏡所見）を最終診断と考えずに内視鏡，X線，CT，血液生化，臨床所見も大事である。一致しなければ必ず再検査を行う。

77．ICG試験（Indocyanine green test）

腹腔鏡検査および肝生検は，肝炎や肝硬変など肝臓の病気の最も詳しい検査法であるが，肝臓に供給される血液量を調べる方法としてはICGテストである。腹水がなく，T-Bil＜2 mg/dl以下の状態に行なう。早朝空腹時に行う。

インドシアニングリーンという緑色の色素を静脈注射した後，ある一定時間後に採血し，肝臓の機能（有効肝血流量）を推測しようとするものである。方法は体重1 kgにつき0.1 mlの試薬を腕の静脈から注射し，注射15分後に反対側の腕の静脈から3 ml採血する。比色定量し，肝臓の処理能力をみて，肝機能を判定する。

【正常値】10%以下。30%以上なら進行した非代償期肝硬変のものが多い。
【異常】肝硬変，慢性肝炎（活動期），胆汁流出障害，ウィルス性肝炎，肝癌，体質性（ICG排泄異常），薬剤性肝障害。

78. 腎機能検査　Creatinine Clearance, PSP test

1. クレアチニン・クリアランス法，CCr（60〜120 ml/min）（老人40〜80）

　午前8時（または6:00）から翌日の午前8時（または6:00）まで24時間尿を集め，約5 ml採尿し，採血も検査に提出する。50 ml/min以下→要安静。
【低値】①腎前性：心不全，末梢循環不全（貧血，水分・電解質異常，血管運動神経異常），腎血管狭窄。②腎性：糸球体腎炎，腎盂腎炎，腎硬化症，妊娠腎，代謝性腎疾患（糖尿病，痛風），膠原病性腎炎（SLE, PSS），中毒性腎症，腎腫瘍，腎結核，腎梅毒，尿細管壊死，腎梗塞，薬剤性。③腎後性：結石，腫瘍，炎症。〈1時間，2時間，24時間クレアチニン・クリアランス〉

2. PSP排泄試験（15分値25%以上，120分値55%以上）

　PSPは体内で変化を受けることなく，ほとんど全部腎のみから排出される。排出は6%が糸球体から，94%が尿細管からと言われている。尿量が比較的あり（2 ml/分以上），膀胱にも尿が貯留している状態下で，6 mg（市販のもの1 ml）を静注し，15, 30, 60, 120分後に排尿させ，各時間ごとの回収率をみる。
【高値】①発熱，糖尿病の初期，肝硬変，②薬剤（アドナ，ビタミンB_{12}）
【低値】①腎前性：浮腫，腹水，嘔吐，下痢，脱水，②腎性：腎実質障害（糸球体腎炎，腎不全，腎盂腎炎，膠原病，代謝病，中毒腎，腎腫瘍，嚢胞腎），腎血流量減少（高度の下痢，出血，火傷，ショック，脱水症，利尿剤過剰投与）③腎後性：器質的（慢性腎盂腎炎，嚢胞腎，遊走腎，水腎症，前立腺肥大症，妊娠）。機能的（膀胱尿管逆流，神経因性膀胱）。④薬剤：尿酸排泄剤，解熱鎮痛剤，抗生剤，抗癌剤。

〈診療雑談〉**老化現象**（病気は治るが老化は治らない）
①知能：15〜60才はほとんど変化がない。年をとると柔軟性，対処能力や記憶力が低下する。個体差が大きい。②運動：30才以後加齢に伴い，敏速性運動が低下する。③感覚：視力も聴力も40才より低下し始める。④循環：収縮期血圧は30才頃より上昇，拡期期血圧は70才頃より低下する。⑤呼吸：肺活量は30才頃より低下する。⑥排尿：70才以後女性は失禁，男性は排尿困難，頻尿になりやすい。⑦骨：女性は55才より，男性は70才より骨量減少になり始める。

79. 胸部X線検査　Chest Xp

【正面像でわかること】①胸壁，②胸郭，肋骨，③横隔膜，④縦隔・心臓，大動脈，⑤肺門，⑥肺葉と葉間裂，⑦肺区域。

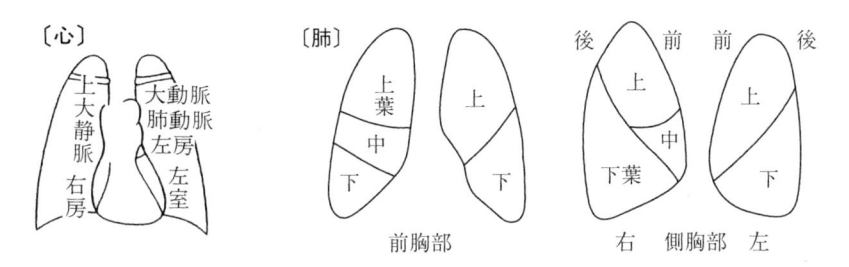

〔心〕　上大静脈　大動脈　肺動脈　左房　右房　左室

〔肺〕　上葉　中　下　上　中　下　前胸部

後　前　上　中　下葉　前　後　上　中　下　右　側胸部　左

腹部X線検査　Abdominal Xp

【正面像でわかること】①側腹線，②臓器輪郭，③腫瘤影，④腸管内ガス，⑤腸管外ガス，⑥石灰像，⑦骨。

【注意】生殖年令の女性と乳幼児の検査を慎重に配慮する。女性では妊娠有無のチェックが必要で，月経開始後10日内に行うべきである。幼児・小児は放射線の感受性が高い，遺伝的影響，遅発的影響が多くなる（余命が長い），やたらにX線やCTをとらないこと。老人には影響が少ない。

80. 画像診断の適応・優劣

【X線】①適応：胸部，骨・関節，脊椎，腹部，頭部。②優：簡便であるが。③劣：組織分解能がよくない，放射線の被曝がある。
【超音波】①適応：子宮，卵巣，膀胱，前立線，肝，胆，腎，膵，大動脈，心臓。②優：簡便，被曝がない。③劣：空気・骨に妨げられて可視範囲が狭い。
【CT】①適応：頭部，胸部，腹部，骨盤。②優：組織分解能がよい。重なりのない断層面が得られる。③劣：被曝がある。
【MRI】①適応：頭，脊椎，脊髄，心大血管。②優：冠状・矢状断層ができる。放射線被曝無。③劣：高価な設備，医療費が高くなる。体内に金属不可。
【PET】①適応：癌転移，脳機能。②優：癌転移の発見。③劣：費用高額。
　CTやMRIが病変の形態を見るのに対し，PET（陽電子断層撮影装置）は細胞の糖代謝を測定できる。脳血流や癌悪性度がわかる。

81. 心電図検査　Electrocardiography

【目的】心筋が興奮した際に生ずる活動電流による体表面上の電位差の時間的変化を記録して，電気的な面から心臓の動きをみるものである。不整脈，虚血，心筋障害の発見および診断，心房・心室の負荷，肥大の診断を行う。

【検査】四肢および前胸部に電極を付けて記録する。患者がベッドに横になればどこででも検査できる。5分間ぐらい終了する。通常12誘導心電図のほか，中頭胸心電図（右室梗塞の判定に役立つ）もある。アース電極を右額につける。手首，足首，前胸部を出しやすいように。安全で苦痛のない検査である。緊張すると筋電図に混入するので，リラックスすること。胸部電極に吸引型のものを使用すると，キスマークのような跡がつくが，3日間で消失する。

【説明】結果は直ちに判読できるので，その場にも説明できる。結果によって，負荷心電図，Holter心電図，心カテーテルの検査をすすめることもある。コンピューターによる判読はあてにならないことがある。

〔Monitor ECG〕

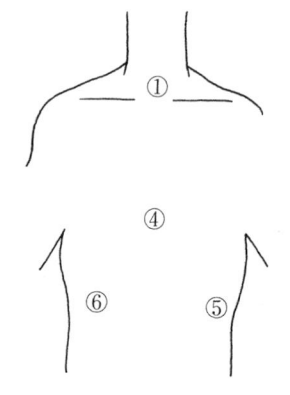

心電図の波形はCCU, ICU, Nurse stationのテレビ画面にうつる。重症患者の監視用に使う。

電極の位置	特徴	心電図
①—⑤	心電図波形が大きい。V_5波形に類似	
⑥—⑤	心電図波形が大きい。Ⅱ誘導波形に類似	
①—④	P波が大きい V_1波形に類似	

82. 負荷心電図検査　Exercise Electrocardiography

【目的】運動を負荷して誘発される心筋虚血の有無を心電図変化から判定するもので，冠状動脈疾患の診断に使われている。狭心症の有無，心筋梗塞後，心疾患患者の運動耐容量の決定に役立つ。

【検査】Master 法，Tredmill 法，自転車法などがある。一番簡単，一番安いのは Master 法である。2 階段を 3 分間決めたリズムで木製二段階に昇降する。胸痛患者の負荷心電図検査は不可である。運動中胸部が苦しくなったり足がだるくなったりして，ついて行けなかったら中止可。中止したらただちに検査する。ニトロ剤は検査後に投与する（舌下），投与後の検査はあまり意味がない。ただちにニトロ剤を投与しなくても大丈夫である。
【説明】結果はすぐに説明できる。狭心症が疑われば，心カテーテルをすすめる。不整脈，心不全，弁膜症について，心エコと24時間心電図をすすめる。
【Master Double】負荷前に安静時心電図をとり，3 分間（階段昇降）運動の直後，3 分後，5 分後に計 4 回心電図をとり，その変化をくらべる。
【運動中止の基準】狭心痛，高度な疲労，息切れ，めまい，ふらつき，冷汗，顔面蒼白，下肢疼痛。
【陽性基準】①ST 低下 1 mm 以上，②ST 上昇 2 mm 以上，③陰性 U 波の出現，④高度な不整脈，伝導障害の出現。

83. ホルター心電図検査 （Holter ECG）24時間心電図

【目的】①動悸，失神，めまい→不整脈の検出，②狭心症→虚血ST 変化の検出，③抗不整脈薬や抗狭心症薬の薬効評価，④ペースメーカー機能の評価，⑤リハビリテーションへの応用。
【検査】患者の胸部に電極を貼って固定した後，弁当箱ぐらいの記録器を携帯し24時間の心電図を記録する。腰（Waist bag）にこれを携帯して普通に生活する。仕事も性生活もできる。入浴のみ不可。症状が出ればボタンを押して時刻と行動を用紙に記録する。ボタンを押さなくてよい機種もある。検査時間内に症状が出現しなければ確定診断はできない場合がある。
①記録中の自覚症状と時刻を正確に記録する。特に動悸，胸痛。症状の発生と異常波形の発生と時間的に一致するか。②記録中の生活行動と時刻をなるべく細かく正確に記録すること。③翌日記録器を返却するため，必ず来院する。
【説明】24時間心電図を記録したカセットテープをコンピューター解析装置にかけて解析するため，結果報告は 4 日間かかる。1 日の心拍数，不整脈の種類・数・時刻など。外来患者は再診時，入院患者は病棟回診時に説明する。

84. 心音図検査　Phonocardiograph, 聴診　Auscultation

Ⅰ. 心音

①Ⅰ音：僧帽弁，三尖弁の閉鎖により生ずる。弱く低音→左室機能低下，強く高音→左室機能亢進。②Ⅱ音：大動脈弁，肺動脈閉鎖にする。固定性分裂は心房中隔欠損症，奇異性分裂は大動脈弁狭窄症，左脚ブロック。Ⅱ音の亢進→高血圧症，肺高血圧。③Ⅲ音：心室急速充満による。若年健常者でも出現。奔馬調として心室拡張期負荷増大（房室血流増大）時に出現。④Ⅳ音：心房収縮による。心室収縮期負荷増大（心房収縮増大・心室拡張終期圧増大）時，房室ブロックに出現。奔馬調としてきかれる（心不全）。

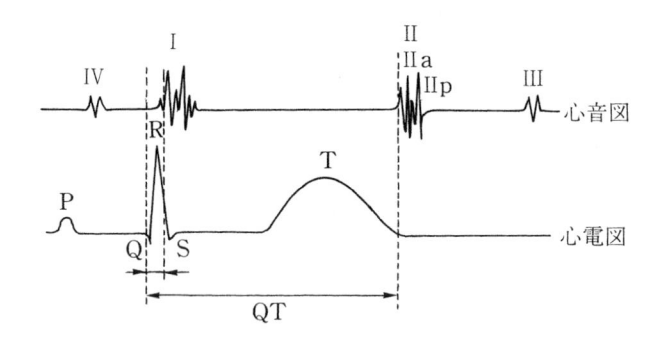

Ⅱ. 心雑音

①収縮期雑音：器質的心疾患を意味しない場合も多い。機能性雑音が多い。a.収縮中期雑音：心室からの血液駆出による。大動脈弁狭窄症，肺動脈狭窄症，心房中隔欠損。b.全収縮期雑音：収縮期の血液逆流・短絡による。僧帽弁閉鎖不全症，心室中隔欠損症，三尖弁閉鎖不全症。②拡張期雑音：常に器質的心疾患の存在を意味する。a.拡張早期雑音：大動脈弁，肺動脈弁口での逆流による。大動脈弁閉鎖不全症，肺動脈弁閉鎖不全症。b.拡張中期雑音：心室充満期の房室弁口の血流による。僧帽弁狭窄症，三尖弁狭窄症。③連続性雑音：高圧系から低圧系への血液短絡によるもので，収縮期・拡張期を通してつづく。動脈管開存症，Valsalva洞動脈瘤破裂，動静脈瘻。④心外性雑音（心膜摩擦音：急性心膜炎。胸膜摩擦音：肺梗塞症）。

Ⅲ. 心音図検査

現在ほとんど行わない。聴診器で病変の有無を確認する。

85. 心臓カテーテル検査　Cardiac Catheterization

【適応】①外科手術の可能性が大きいもの，狭心症，心筋梗塞後，運動負荷心電図陽性の症例。②虚血性心疾患の評価，心筋症，心弁膜症，術後の評価。

【禁忌】①不十分なチーム，設備，技術，②超高令者，③造影剤過敏症，④重篤な他疾患の合併，⑤心不全が強い場合，⑥検査に協力の得られない患者。

【目的】①心機能を知るために，心臓までカテーテルを入れ，圧を測ったり，採血して心内血ガスを測定したり，造影剤を使って心室の動き，弁の逆流を調べる。②冠動脈造影（Coronary arteriography）は虚血性心疾患（狭心症や心筋梗塞）の診断，急性心筋梗塞における血栓融解療法（PTCR），経皮冠状動脈血管形成術（PTCA），冠状動脈バイパス手術（A-C bypass）後の評価。

【検査】大腿動脈を穿刺して行うジャドキンス（Judkins）法を使う。カテーテルを冠状動脈の入口に入れ，造影剤を流すため，細心の注意と熟練したテクニックが必要である。約30分～40分で終了する。カテーテル挿入時に挿入箇所での痛みがあるほか，造影時には造影剤の注入による灼熱感がある。前日にソケイ部を剃毛し，出血傾向のチェック（パナルジン，ワルファリン内服者は3日前から中止）をする。当日の朝から絶食する。検査室へ移送する前に安定剤を内服または筋注する。検者が熟練であれば，100％に近い安全（1000人に1～2人死亡あり，重症または高令者ほとんど）である。検査中は痛みはないはずで，痛みがあれば訴えて宜しい。

【紹介入院】検査設備の投資は約1億5千万円かかる。患者の数が多くなければ赤字になる。設備がない病院では提携病院の血管造影室を使用する。患者は前日午前10時まで指定された病院の循環器科外来受付へ入院手続をして入院（3～4日間）する。当日主治医は出張検査または指定病院の医師に依頼する。退院は翌日でも宜しい。3～4日間の入院と検査の費用は約20万円で，自己負担額は約4～6万円である（1994年）。

【説明】①検査終了直後，②現像後退院前，③外来再診時。90％の狭窄が認められれば，内科的PTCA（経皮的冠動脈形成術）をすすめる。7日間の入院と形成術の費用は約80万円で，自己負担額は約10万円（保険部分5万円，保険外部分5万円）である。または外科的AC（大動脈-冠動脈）bypass手術をすすめる。（1994日経資料：PTCA 148万円，ステント196万円，DCA 167万円）

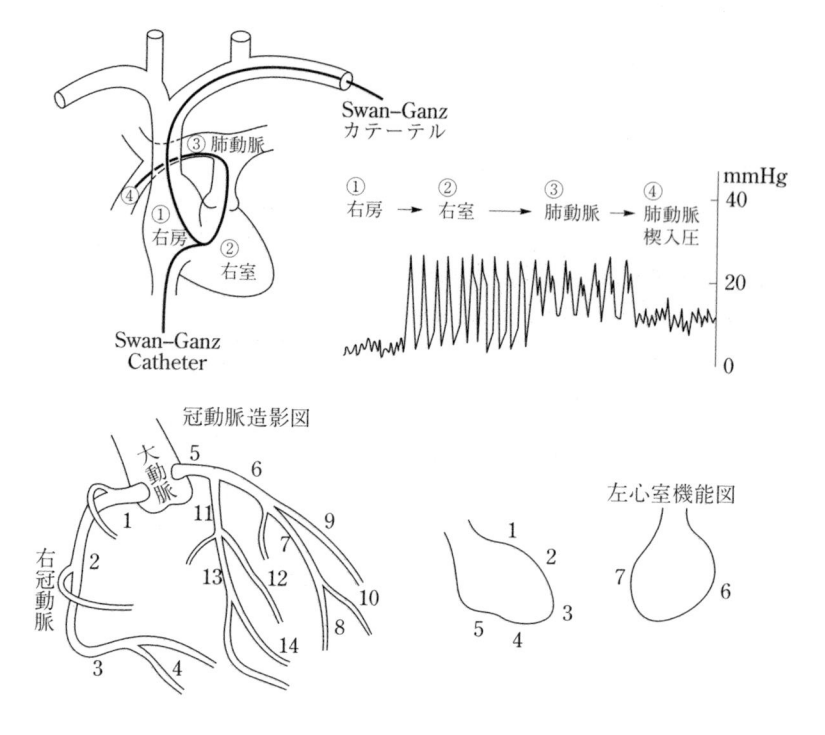

〈診療雑談〉患者の受診心構え

①転居か転職した人は更新した保険証を必ず提出する（失効した保険証は医院にとって迷惑）。②初診時女性は化粧しない，香水をつけない，自覚症状や経過をメモして正確に伝える（問診で70％診断できる）。③医師と患者の良好関係は両方に責任がある。入室後大きい態度をとらず，まずあいさつをする。④治療効果を上げるため，薬や生活注意をきちんと守る（守っても3～4回通院して病気は良くならなければ医院を変えてみるのも良い）。⑤病名（重要），検査の異常値，薬剤をメモして確認する。病気について今後の見通しを聞き，その後の体調変化を報告する。⑥診療に納得できなければ何度でも質問してよい。予め質問を書いておく。同じ質問をくりかえさない。⑦医師は病状を説明し助言する。患者は治療方法（外来か在宅か入院か延命か自然か手術か薬か）を決めてもよい。医師に任せてもよい。ただし医師の説明した以外の治療法（民間療法，特殊療法）を希望する方はそちらへどうぞ。⑧病気は治るが老化は治らない。最善を尽しても治らない病気がある。

86. 心臓超音波検査　Echo cardiography, UCG

【目的】心臓の形態（心房・心室中隔欠損，弁膜症，血栓症，心筋症，心肥大，心膜液貯留）や心臓の機能（心筋の動き）をみる診断である。

【検査】通常テレビの画面が見やすいように，照明をおとした超音波検査室で行なう（医院では診察室に）。検査時間は1人約15分間，家族の立会希望は宜しい。超音波は全く人体に害がない。超音波の通りをよくするため，探触器にゼリー状のものを塗って胸壁に接触時に冷たさを感じる。心エコーと同時に記録する心電図の電極を付けることもある。服装は前胸部を出しやすいものが望ましい。超音波検査は妊婦でも安全に受けられる。機器は患者の頭頸部の右側におく。患者は左半身を下に45°斜めに臥位，検査は患者の右側に坐る。食事に関係なく，いつでも検査可能である。前処置不要。若い人，やせている人はよくうつる。肥満，脳卒中後の患者の画像が悪い（不鮮明）。
①左室長軸：僧帽弁，大動脈弁，左房，左室，心室中隔，右室を見る，②左室短軸：左心室収縮の良否を見る，③4室：心室中隔，心房中隔，三尖弁，僧帽弁を見る，④Doppler：逆流（弁の閉鎖不全）をみる。

【説明】断層面での心臓の形と動きを超音波診断装置のテレビ画面上で観察し，これを静止画像としてポラロイド写真を撮影し，その場で説明できる（外来）。病棟患者は回診時に説明する。

87. 肺（呼吸）機能検査　Spirometer

【目的】スパイロメーターと呼ばれる器械で，息を吸う量や吐く速度を測ることによって呼吸機能を調べる。肺疾患・重症度の診断，経過後の運動許容限界決定，体力測定，手術，麻酔方式の決定にする。

【検査】息を吸えるだけいっぱい吸って，クリップで鼻をつまみ，鼻孔を閉鎖した後，呼吸計の筒をくわえて一気に息を吐き出す。検査は約5～10分間かかる。呼気と吸気のタイミングが大事である。途中に休まないで思い切り，吸込みまたは吹き出すこと。被検査の協力が必要である。（参考程度）

【説明】結果はマイクロコンピューターで直ちにわかる。即座で説明できる。

【正常値】肺活量（3000～4500 ml），％肺活量は80％以上，1秒率は70％以上。

【異常】①肺活量＜80％は拘束性肺疾患，②1秒率＜70％は閉塞性肺疾患，③肺活量＜80％かつ1秒率＜70％は混合性肺疾患。

88. 血ガス　Arterial Blood Gas（採血による呼吸機能検査）

(1) PH（酸塩基平衡）　　　　　　　7.35〜7.45（7.4）
(2) $PaCO_2$（換気機能）　　　　　　35〜45 mmHg
(3) PaO_2（ガス拡散能，換気血流比）　80〜100（100−0.3×年令）
(4) HCO_3^-（重炭酸緩衝系）　　　　22〜27（BE　　±2）
(5) O_2Sat（酸素飽和度）（経皮 SpO_2）　94％（経皮的酸素測定：97±1％）

参考：経皮酸素測定→動脈血ガス，97→93, 96→82, 91→60, 88％→54 mmHg

　大腿動脈，橈骨動脈，上腕動脈より動脈血 1 ml を採取する。ヒトの生存可能な PH は6.8〜7.8である。PH, $PaCO_2$, PaO_2, BE（HCO_3^-）の検査でアシドーシスかアルカローシスか，呼吸性か代謝性かわかる。これによって酸素吸入 O_2 を調節するか，メイロンを静注するかを決める。PH＜7.0または＞7.6は重症である。至急に是正しなければ患者を死なせてしまう。**診療所**では SpO_2 を経皮的動脈血酸素濃度測定器を使う，在宅酸素療法の適応と経過観察用。

　$SpaO_2$＜91％は呼吸不全で，在宅酸素療法適応となる。95％で息苦の訴えは心配は少ない。90％以下で息苦しくない人は急死することがある。

1. 呼吸性アシドーシス　Respiratory Acidosis
　　肺胞低換気→CO_2↑→HCO_3↑→PH↓, $PaCO_2$＞45 mmHg, PH＜7.35
　　〔原因〕呼吸中枢抑制（頭部外傷，脳卒中，薬物），肺疾患（誤嚥，喘息，肺水腫，肺炎，肺梗塞），成人呼吸促迫症候群（ARDS）。
　　〔処置〕①O_2 投与，②静脈点滴，③気管支拡張薬を吸入または静脈投与，④すぐに改善されなければ機械的人工呼吸（PH＜7.3, PO_2＜40）。

2. 呼吸性アルカローシス　Respiratory Alkalosis
　　肺胞過換気→CO_2↓→HCO_3↓→PH↑, $PaCO_2$＜35 mmHg, PH＞7.45
　　〔原因〕呼吸中枢刺激（心因性，髄膜炎，脳腫瘍，発熱），酸素の過剰投与。
　　〔処置〕①袋を鼻口をかぶって，CO_2 を再呼吸する。②安定剤を投与する，③サリチル酸の過量投与なら胃洗浄を行なう。

3. 代謝性アシドーシス　Metabolic Acidosis
　　血中の酸（H^+）の過剰→HCO_3^-↓, PH＜7.35, HCO_3^-＜22 mEq/l
　　〔原因〕① AG〔Na−(Cl+HCO_3^-)〕＞14：H^+ の排泄障害，Lactic Acidosis, 糖尿 Ketoacidosis, 腎不全，薬物中毒（サリチル酸，メチルアルコール），② AG（Anion Gap）＜10：HCO_3^+ の喪失下痢，尿細管性 Acidosis。

〔処置〕① $NaHCO_3$ を静脈内に投与する。過剰塩基 BE は -1 毎にメイロン $10\ ml$ 静脈内注射または点滴（全開）する。② Vital Signs に注意する。
4. 代謝性アルカローシス　Metabolic Alkalosis
血中の酸（H^+）の減少→HCO_3^-↑, PH＞7.45, HCO_3^-＞30 mEq/l
〔原因〕①尿中 Cl 低下（10 mEq/l 以下）：循環血液量減少，胃液喪失（嘔吐，吸引），利尿剤(腎での Na 再吸収に伴って HCO_3^- も再吸収される)。
②尿中 Cl 上昇（10 mEq/l 以上）：低 K 血症。③重曹，大量輸血。
〔処置〕①生食水と K を静脈内投与，腎での HCO_3^- 再吸収を抑制する。②利尿剤中止，③ Vital Signs，水分・電解質バランスに注意，基礎疾患を治療する。

89. 気管支内視鏡検査　Bronchial Fiberscope

【適応】咳嗽，血痰，限局性喘鳴，気管支の閉塞，無気肺，胸部異常陰影。
【目的】①気管支壁の観察（気管支炎，肺癌，気管支内異物），②気管支壁の生検（Brushing biopsy），③気管内分泌物の吸引除去（細胞診，無気肺の治療），④止血剤など薬剤の直接注入。
【検査】患者を検査室に坐らせ，Jackson 噴霧器で2％キシロカイン10 ml を噴霧し，患者はなるべくそれを吸入する。咽頭，喉頭を麻酔した後，患者を仰臥位にベッドに寝かせる。Fiberscope を口から声門を通って，気管へ挿入し，気管を内側から見ながら Fiberscope を進めて行く。検査時間は約15分（のどの麻酔は10分間，挿入は5分間）気管内にファイバースコープが入っていくため，咳嗽反射，呼吸困難を強く感じることがある。そのつどに手で相図し，2％キシロカイン1 ml ずつ注入で麻酔する。前日に出血・凝固時間をチェックし，肺機能検査を行う。肺機能が悪ければリスクあり，検査しないことがある。当日は絶飲食，検査10分前に安定剤と気道の分泌物を抑える注射（Atarax P 50 mg, Atropine 0.5 mg）をする。直前に血圧測定，喉頭麻酔をする。検査後生検がなければ歩行で帰室可，生検を行ったら車椅子で帰室し，約2時間ベッド上で安静にする。また約2時間絶飲食にし，喀痰検査（出血の有無もチェック）を行い，抗生物質を投与する。声門をファイバースコープが通るので，検査中は声を出せない。無理に声を出すと声帯を痛める。検査時間が長引けば，経皮的動脈血酸素濃度測定，静脈確保や心電図モニターが必要となる。
【説明】検査しながら撮影するので，結果はその場で説明できる。詳細は現像

したものをプロジェクターに映して見せながら説明する。気管支内痰吸引による細胞診，生検をした場合，病理診断には 5 日間かかる。
【経皮的肺針生検】肺，縦隔の結節や浸潤性病巣に対する細胞診や細菌学的検査をする。
【気管支造影】胸部 CT・MRI でかなり診断可能となり，気管支造影は被検者の苦痛が大きく，合併症もあり，なるべく行わない。肺血管造影を行う。

90. 眼底検査・眼底カメラ　Ophthalmoscope

【目的】眼底の血管を観察することによる動脈硬化（高血圧症），糖尿病の診断。視神経乳頭を観察することによる頭蓋内疾患（圧亢進）の診断。
【検査】眼底鏡を目にあてて，検査を受ける人の眼をのぞき込むように観察する。内科では高血圧症（Keith-Wagener 分類：Ⅰ～Ⅳ，Scheie 分類：1～4），糖尿病（Scott 分類：Ⅰ～Ⅳ）患者の眼底を検眼鏡で見るとき，散瞳剤を使用せず，診察室にて約 5 分間で終了する。形式上では精密両眼底検査となる。緑内障があると散瞳剤は使えない。緑内障の既往者は申告すること。散瞳剤を使用した後はしばらく車の運転は避けること。
【説明】直接眼底をのぞくから，その場で診断し，説明できる。
【眼底カメラ検査】眼底カメラとは，特殊な装置で眼底の撮影も行うもので，眼底のきれいなカラー写真が得られる。（眼科に依頼する）。

91. CT　Computer Tomography，MRI 検査

1. 頭部 CT 検査　Head CT（コンピューター断層写真）
【適応】水頭症，頭部外傷，脳出血，脳梗塞，クモ膜下出血，脳腫瘍。
【検査】X 線検出器に頭を入れて，X 線を曝射しながら回転させる。断層面において多方面からの通過 X 線強度分布を得て，これをコンピューターで処理し，画像に再構成するもので，骨に覆われた頭蓋内部の軟部組織の病変を描出する。脳腫瘍時には造影剤を点滴投与しながら行う。じっと安静していることが大切で，約 5 分間ぐらい終わる。
【説明】脳出血，くも膜下出血，脳腫瘍は直ちにわかるが，脳梗塞は発症後しばらく時間（24～48 hr）が経過しないと診断できないことがある。

2. 腹部 CT　Abdomen CT

【適応】肝（腫瘍，囊胞，膿瘍，外傷，脂肪肝，血管腫）。胆管（閉塞性黄疸，結石，腫瘍，総胆管囊腫），胆囊（腫瘍，結石，囊胞）。膵（腫瘍，膵炎，囊胞，結石），腎（腫瘍，囊胞），消化管（大腫瘍，壁肥厚）。大動脈（動脈瘤，術後），後腹膜（リンパ節腫大，腫瘍，膿瘍，線維化）。子宮（筋腫，腫瘍）。卵巣（腫瘍，囊腫）。膀胱（腫瘍）。前立腺（腫瘍，肥大）。

【検査】腹腔内臓器の病態を効率的に把握するために，従来の X 線検査に加えて，腹部超音波，腹部 CT が繁用されている。肝細胞癌に対する経カテーテル的動脈塞栓術（TAE）の効果の判定法としても，不可欠となっている。また造影剤静注法 CT（dynamic CT），10秒動脈像，30秒静脈像。

【説明】外来患者に現像後，入院患者に回診時または病状説明時。

3. ほかの CT 検査
①**胸部 CT**：大血管，心臓，縦隔，肺，胸壁。〈図 p. 90〉②**骨盤 CT**：卵巣，子宮，前立腺，膀胱，直腸，骨盤骨・骨盤腔。③**頸部 CT**：甲状腺。④**顔 CT**：側頭骨，内耳，副鼻腔，咽頭，喉頭。⑤脊椎，脊髄，四肢の CT。

4. MRI（磁気共鳴画像）
CT だけで不十分な場合，MRI 検査を予約する。頭部，脊髄（椎間板ヘルニア，腫瘍），MRA（血管，脳外科），MRCP（胆囊膵管造影，消化器科），約15分間

92. 腎盂尿路造影検査　DIP，静脈性腎盂造影　IVP

【目的】尿中に排泄される造影剤を投与した後，腎盂，尿管，膀胱へと排泄されるタイミングをみて，X 線撮影を行う。目的は腎疾患，尿管，膀胱疾患の診断，罹患側，腎実質の萎縮や腎盂腎杯の変形がわかる。

【検査】造影剤を点滴で投与し撮影する方法（DIP）で行なう。X 線検査室にて前，5 分，10分，15分，排尿後との 5 回を撮影する。排尿，排便（腸管ガスが多いと写真が読みにくいので前日に消泡錠を内服すること），腹部から腰部にかけて金具の付いていない衣服が望ましい。撮影時にはしっかりと息を止めること。急性腎炎，ネフローゼ症候群，腎不全の増悪期に禁忌である。

【説明】フィルムが現像できれば直ちに診断できる。回診時（入院患者），または撮影後に（外来患者）もう 1 回診療室へ呼び込んで説明する。

93. 脳波検査　Electroencephalography, EEG

【目的】頭皮上に現われる脳の50μV前後の微弱な電位を2つの電極間の電位差として増幅記録して，脳の機能的な変化をとらえる。

【検査】意識障害の鑑別診断（頭痛，外傷，精神科），てんかん，脳死の判定材料。頭部の小電極を置き，脳の律動的電気活動を増幅して記録する。通常脳波は安静，閉眼，覚醒時に記録する。また時にはいろんな刺激を与えて異常脳波を誘発することもある。脳波検査室はシールドルームが必要である。［シールドルームとは，外界の交流電気力線を遮蔽（シールド）する目的で金属製の網で囲った部屋のことで，交流障害防止のある場所である］。最近ではポータブルの脳波計も開発され，一般病室でも簡単な脳波は記録できる。1時間近くかかるので，長時間じっとしていなければならない。イヤリング，ネックレス，時計，入れ歯などをはずしておく。（一般医院では検査しない）

【判定】精神科か神経内科か脳外科の医師に依頼する。

【説明】検査後7日目以後（精神神経科か脳外科医より報告書ができたとき）に行う。Normal（正常），Borderline（境界），Abnormal（異常）と診断できるが，病名までは診断できない。

94. 胃透視検査　Barium Meal

【目的】食道・胃・十二指腸疾患の診断（食道ガン，胃潰瘍，胃ガン，胃下垂，十二指腸潰瘍）や上部消化管手術後の評価である。

【検査】検査日の前夜からの絶飲食，禁酒が必要で，飲水可。当日にはお茶，コーヒー，くすり不可。検査室で前処置の胃・十二指腸の動きを抑える注射（Buscopan）をする。金属の付いた下着類は取りはずす。バリウムにより汚れることが多いので，通常透視室で透視用服に着替える。胃の動きを抑制する抗コリン剤は緑内障，心疾患，前立腺肥大症の外来患者にも要注意。女性は"つわり"を胃腸の病気と間違うことがあるので，妊娠をよく問診せずに胃透視検査は禁忌である。バリウムをゆっくり飲み込むこと。発泡錠は一気に飲み込むこと。透視台に乗り，この台を上下左右のほか，起こしたり，倒したり自由に動かして，口から飲んだ造影剤（バリウム）と発泡による空気の通過する過程で，食道・胃・十二指腸の二重造影撮影を行う。X線透視室にて，約11～14枚X線写真をとる。若い人に胃透視よりも胃カメラをすすめる。腹部のX線

照射は卵巣や精巣への影響が懸念されるから。患者が透視台の上で検者の指示どおり仰向きになったり，腹ばいになったり，自由に動けるならば10分〜20分で終る。白くねばりのあるバリウムを服用するので，飲み込むのを困難に感じる人もいる。発泡錠を服用するため，おなかははった感じがする。

【説明】透視しているので，およそのことはその場でわかるが，X線技師が行なうので，フィルムを現像してから，読影する。説明は外来または病棟回診時に行う。異常所見があれば，胃内視鏡と生検をすすめる。

95. 胃内視鏡検査　Gastrointestinal Fiberscope, GIF

【目的】浅い潰瘍（びらん），発赤，浮腫は粘膜の表面に凹凸がないので，胃透視（または注腸）X線の検査では診断無理ですが，内視鏡検査では指摘できる。食道・胃・十二指腸病変の診断，生検（bipsy）による病理学的診断，異物の摘出，内視鏡的ポリープ切除（polypectomy）である。

【検査】長さ1m，太さ7〜12mmのFiberscopeを食道から胃へと挿入する。所要時間は約5分間。内視鏡的処置（BiopsyやPolypectomy）を行う場合は10分間かかることもある。長い管を飲み込むので，咽頭麻酔を行っていても，反射の強い人では咽頭を通過するので苦痛がある。胃内では見えやすくするため空気を送り込む。胃粘膜にまたはレンズにくっついている粘液，異物を洗い落すため，送水もする。検査当日朝からの絶飲食，禁酒，禁コーヒー。降圧剤以外の内服薬も検査当日朝に中止。検査10分前に胃の運動を抑える注射（ブスコバン1ml）と消泡剤の服用（ガスコンドロップ6ml）および咽頭麻酔（キシロカインビスカス6ml，2％キシロカインスプレ6ml）。検査中に苦しくなってもFiberscopeに手を出さず，手で合図すること。胃内に空気を送り込み，ゲップが出そうになってもできるだけこらえること。内視鏡を挿入する時，咽頭をこすって少し出血することもある。感染予防のため，予約時患者全員にB型（HBsAg）・C型肝炎（HCV抗体），梅毒（TPHA定性）検査を行う。

【説明】医者は検査しながら撮影するので，結果はその場で説明できる。詳細は現像したものをプロジェクターに映して見せながら説明する。生検をした場合，病理診断に5日間かかる。（参考 p.88）Group Vなら，まず内科に入院し，手術適応の有無を調べる。適応なら手術をすすめ，外科へ転科させる。

96. 注腸検査　Barium Enema

【目的】大腸（上行・横行・下行結腸），S状結腸，直腸の潰瘍，ポリプ，腫瘍（癌），憩室症の診断，小児では腸重積の診断と治療もできる。

【検査】肛門からバリウムを注入し，さらに空気を送り込み大腸を膨らませ，透視台上で透視しながら撮影する。所要時間は約20分である。肛門より造影剤を注入する時に違和感があるほか，空気を大量に注入するため腹部がはった感じが強くなる。検査前に大腸内を空にする必要があるため，検査2日前より特別食を用意する。また前日には下剤を服用し，当日には浣腸を行なう。当日は朝から絶食する。肛門から高圧で注入された造影剤や空気は，肛門括約筋の具合によって漏れ出して周囲を汚すことも多いため，注腸用の服に着替えることがある。造影剤が腸壁によく乗るように，体位変換を頻繁に行い，X線技師の話をよく聞いて速く動く。腸を膨張させた状態で初めて有用なX線写真の撮影ができるので，便意を催しても極力こらえること。腹部がはって気分が悪くなれば，早めに伝えること。空腹に耐えられない人は当日に水，お茶，砂糖入り紅茶を飲んでもよい。検査後半日ぐらい下痢気味になることがある。

【説明】注腸X線はすぐに現像できる。現像後外来または回診時に説明する。異常所見があれば，大腸内視鏡と生検をすすめる。

97. 大腸内視鏡検査　Colon Fiberscope, Colonoscopy

【目的】①血便，便潜血と注腸X線により潰瘍，ポリープ，癌が疑われたときに行なう。大出血例，神経症状の強い場合は行なわない。②X線検査で見逃すが，内視鏡検査では指摘できる浅在性潰瘍，発赤，浮腫がある。③放射線を浴ることを避けて若い女性に注腸より内視鏡をすすめる。老人なら注腸。

【検査】肛門より大腸内視鏡を逆行性に直腸，S状結腸，下行結腸，横行結腸，上行結腸へ進める。空気を送り込み大腸を膨らませてその内壁を観察し写真撮影を行う。生検や内視鏡的切除（Polypectomy）も可能である。長さ60～150cm，太さ10mm前後の内視鏡を肛門より挿入し，空気を送ったり吸引したりしながら検査する。所要時間は約20分。大腸の走行によって大腸内視鏡を進めにくいことがある。内視鏡を通して空気を大腸内に送り，大腸を拡張させながら進めるため苦痛がある。検査前に大腸内を空にする必要がある。検査2日前より特別食を用意する。前日には下剤を服用し，当日は浣腸を行なう。当日朝

は絶食するが，砂糖入りコーヒー，紅茶，ジュース，高血圧の薬を飲んでも宜しい．内視鏡の押し込みで痛みがある時には訴えてもよい．前処置を十分に行って大腸内を空（きれい）にしておかないと，せっかく苦しい思いをしても良い結果は得られない．検査日まで排便を常にチェックする．検査10分前に安定剤アタラックスP 50 mg 1A，鎮痙剤ブスコパン1Aを筋注．
【説明】医者は検査しながら撮影するので，結果はその場で説明できる．詳細は現像したフイルムをプロジェクターに映して見せながら説明する．生検をした場合，病理診断には5日間かかる．説明はその後に行う．

98. 腹部超音波検査　Abdominal Ultrasound Exam

【目的】腹部臓器を形態的に診断する．腹壁や背部から超音波を発する探触子であてて行う．肝，胆，膵，前立腺，腎臓，膀胱，子宮，卵巣の病変有無を診断する．腹水貯留や腹腔内出血の診断もできる．
【検査】超音波の受信機能をもそなえている発振器（超音波プローペ）を腹壁にあてて，ブラウン管上に描出される断層面の像で診断する．心臓超音波と異なり，その動きの良し悪しを診断することは少なく，あくまで形態的診断である．超音波の通りをよくするため，皮膚と超音波発振器の間にゼリーを塗るから冷く感じる．超音波は空気中を伝導しにくく，腸管内に空気が多いと診断が難しくなる．空腹にしておくこと（朝食禁）．お茶，水をたくさん飲んでも宜しい．胆嚢をみる場合に食事をすると胆嚢が収縮して診断しづらくなる．食後なら胆嚢の検査は延期する．膀胱，子宮，卵巣，前立腺の検査に蓄尿が必要である（検査まで排尿不可，婦人科診療では経腟法なら蓄尿不要）．排尿してしまったら，生理食塩水200 mlを尿道カテーテルで膀胱内に注入する．お腹を膨らませたりへこませたり，呼吸を止めたりする協力が必要である．1回目の検査では肝，胆，膵，脾，腎，前立腺，膀胱，卵巣，子宮を検査する（胃腸除外）．2回目からは主に異常臓器のみ検査する．家族の検査立会は宜しい．患者や家族が希望したら，検査の写真を1〜2枚を差上げても結構である．
【説明】ブラウン管の断層像をポラロイド撮影して，その場で結果を説明できる．結果によりさらに腹CT，血管造影，胆嚢造影をすすめることがある．

99. 腹部血管造影検査　Abdominal Angiography

【目的】肝臓，脾臓，腎臓，腸など（頭部，胸部，四肢）に分布する血管に造影剤を注入し，1秒間に1～2枚の撮影を行い，各部分の血管の走行から病態を把握する。①腹部臓器の診断，②腹部大血管の診断，③手術範囲の決定，④塞栓術（血管を詰めてしまって治療する方法）である。

【検査】ソケイ部付近で大腿動脈を穿刺し，ここよりカテーテルを腸骨動脈から腹部大動脈へと進める。さらに各臓器に分布する血管にまで進め，造影剤を注入，注入と同時に連続撮影を行う。所要時間は約30分（準備，検査，片付）。大腿動脈を穿刺し，カテーテルを挿入する際のみ痛みがある。血管内でカテーテル操作する時には痛みはない。造影剤に注入時に焼けるような熱い感じがする。また動脈を穿刺したため，カテーテルを抜いた後10～15分間圧迫して止血する。検査を終了して病室に帰った後，ベット上に約18時間の安静が必要である。前日または当日にソケイ部を中心に直径10 cmの剃毛。出血傾向のチェック。造影剤の過敏性のチェックを行なう。造影剤を注入するので，アレルギーがあれば申告すること。ほぼ100％安全の検査で，心配は不要である。

【説明】即座に説明できるが，1～2日後X線フィルムを見せながら説明する。

【動脈の位置】①腹腔動脈（第12胸椎～第1腰椎の間，大動脈前壁に）。②上腸間膜動脈（第1腰椎の中間，腹大動脈前壁に）。③腎動脈（第2腰椎の上線，腹大動脈側壁に）。④下腸間膜動脈（第2と第3腰椎の間，腹大動脈前側壁に）。

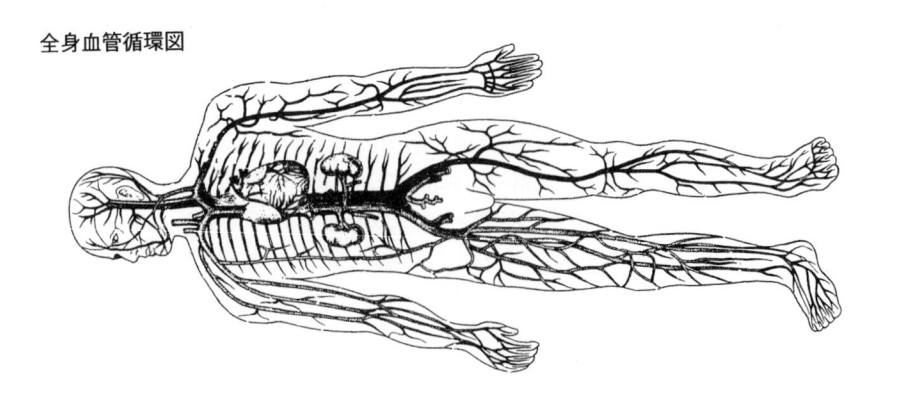

全身血管循環図

100. 血管造影の用意（Nrs へ）

【分類】①血管：動脈造影，静脈造影。②動脈造影の方法→ⓐ直接穿刺。ⓑカテーテル法。脳血管，心，胸部血管，腹部血管，末梢血管。③撮影法：通常X線，DSA, Cine Angiography。

【目的】①血管自体の病変の診断（狭窄，動脈瘤）。②病的血管構築の解析（腫瘍，奇形）。③治療方針の選択への情報（外科適応 or 内科治療）。④ Interventional Angiography（塞栓術，選択動注，血管形成）。⑤心カテーテルにおける機能検査（心内圧，心血管，心弁膜，心機能）。

【必要な器具】①穿刺針（Seldinger 針 or エラクター針，18G）。②ガイドワイヤー（シース挿入用と J 型カテーテル挿入用）。③シース（イントロデューサー）。④カテーテル（大動脈造影用 Pig tail，心カテ冠動脈用 Judkins，腹腔動脈 Shepherd hook，ほかに Renal double cuevem, Hepatic curve）。備え付けのカテーテルがなければ，術者が自分で水蒸気に熱し，生食水にひやして，型造りのカテーテル使用することもある。⑤メス，ペア or コヘル 4 つ，シャーレ，コップ，22G 針，ガラス注射器10 ml，20 ml，ディスポ 2 ml，5 ml，それぞれ 1 本。⑥生理食塩水500 ml + ヘパリン 2 ml, 2％キシロカイン10 ml，造影剤（イオパミロン or オムニパーク）100 ml，デカドロン 2 mg4A，アトロピン（0.5 mg）2A，気管 tube（8 mm），喉頭鏡，Ambu Bag，EKG monitor，自動血圧計，O_2 吸入セット。イソジン原液綿球 3 つ。

【造影剤副作用】血管痛，全身紅潮，熱感，悪心，嘔吐，腹痛，じんましん，心悸亢進，ショック，血圧低下，徐脈，喘息様症状，けいれん，ふるえ。

【術前の注意】①検査の目的と危険性について説明，検査承諾書の確認。②造影剤と抗生剤のテスト（アレルギー反応の有無）。③検査前の絶食（軽い朝食可。昼食禁）。利尿剤，硝酸剤，Ca^{++}拮抗剤は当日中止，β-遮断剤，抗血小板凝集剤（パナルジン），抗凝血剤（ワルファリン）は 3 日前より中止する。ジギタリスは服用可。④出血時間，凝固時間，肝腎機能，TPHA 定量，HBsAg，HCV 抗体のチェック，異常なら Dr. へ知らせる。⑤ Vital sign チェック，血管確保と輸液（生食または Glu 150 ml/hr）。⑥穿刺部（左右ソケイ部）の剃毛（前日または当日）。⑦鎮静剤投与（検査10〜20分前，アタラックス P 50 mg 筋注）。⑧末梢動脈の触知とマーク（足背動脈）。⑨心電図 ECG monitor。

【術中の注意】①清潔を保つ。ガイドワイヤやカテーテルをよく注意し，消毒布よりはずさないように注意する。Drにわたすとき，しっかり持って落とさない，弾まないように。②用意すべきものは事前にチェックすべきである。③Vital signsの変化に注意（血圧，不整脈…）。④患者急変時に対処（O_2吸入，アトロピン，キシロカイン，ステロイド，ボスミン，ニトロ剤を用意する）。
【術後の注意】①穿刺部の出血の注意（穿刺部の圧迫止血10〜15分→圧迫包帯→6時間絶対安静→その後12時間ベット上安静：寝返り可，食事に起坐位可）。②ベット上安静に，圧迫包帯の状態を頻回観察。③末梢動脈の触知，冷感の有無。④Vital Signsのチェック。⑤尿量チェック（飲水量と輸液量の確認）。⑥抗生物質を30分で点滴静注したのち，輸液1000 mlを6時間かけて行う。その後抗生物質の投与を12時間おきに3日間行う。

処置1. 中心静脈圧測定，経中心静脈高カロリー輸液
Ⅰ．中心静脈圧測定　Central Venous Pressure
【目的】右心房の圧を測定したいが，Swan-Ganz Catheterがないとき，中心静脈カテーテルを右心房から5cm以内の上下静脈に入れて間接的に心内圧を測定する。中心静脈圧（CVP）は循環血液量，静脈の緊張，右室の機能，胸腔の内圧によって変動する。
【適応】①ショック，②心不全，③呼吸不全，④腎不全，⑤重症熱傷，⑥体液，循環，呼吸の変動が著しいもの。
【禁忌】①著明な出血傾向，②ペース・メーカー使用中。
【測定】鎖骨下静脈，内頸静脈，大腿静脈の順に穿刺する。①Zero点：第4肋間（nipple）と前腋窩線の交叉点を水柱目盛の0点に合わせる，②正常値：3〜10 cmH_2O。カテーテルの先端が上大静脈では第6胸椎（気管支分岐部の下縁）に，下大静脈では第12胸椎（横隔膜下縁）の位置にあれば尚宜しい。
【上昇】CVP＞10 cmH_2O，①循環血液量過多（過剰輸液，輸血），②血管収縮薬投与後，③右心不全，心タンポナーデ，④陽圧呼吸中，気胸，胸水貯留，縦隔動揺，縦隔の圧迫。
【低下】CVP＜3 cmH_2O，①循環血液量減少（脱水，輸液不足），急性左心不全（有効循環血液量減少），②静脈還流の減少。

II. 経中心静脈高カロリー輸液　IntraVenous Hyperalimentation

【目的】1日輸液の目安は40 m*l*/kg であ（50 kg の患者→1日2000 m*l*）る。生理的浸透圧で，5〜10%の輸液で，1500 kcal 投与するには1日の点滴量は3500 m*l* 以上になる。大量の輸液は腎臓・心臓に負担がかかる。生理的浸透圧の2倍以上の濃い液を末梢静脈から点滴すると，血管壁に触れて血管痛があり，静脈炎を起してしまう。Catheter を心臓の近くの上（下）大静脈に点滴すると，どんなに濃い液が点滴されても，血管が太くても血流量が多いため，血管や血球は痛むことがない。食事不能の状態でも長期に生きられる。

【ナースの介助】用意するもの：①穴開き滅菌覆布，②ゴム手袋（6.5, 7），③10 m*l* 注射器2本，金属コップ1つ，④カテラン針（22G）1本，⑤2%キシロカイン10 m*l*，⑥生理食塩水40 m*l* を金属コップに，⑦穿刺針（16G）とカテーテル（鎖骨下・内頸静脈穿刺→35 cm，大腿静脈穿刺→70 cm のものを使用），⑧セット（持針器1本，角針2本，ハサミ1丁，ペアン1本，3-0ナイロン糸3本）。⑨滅菌ガゼ数枚，イソジン原液綿球3つ，ハイポ綿球1つ。

【必要な検査】血圧，尿量は毎日。血糖，血清 Na, K，血ガスは週に1回。GOT, GPT, γ-GTP, TP, T-Chol, TG, BUN, CRE 末血，CRP は月に2回。

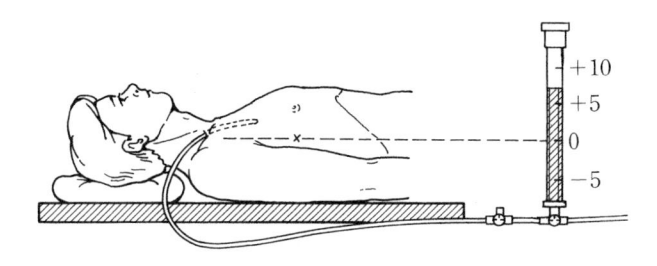

処置2．気管切開　Tracheostomy，人工呼吸　Artifical Respiration

【適応】①肺炎や無気肺を合併し，呼吸不全で，頻回な挿管または気管内吸引を必要とするもの，②神経，筋疾患に基づく呼吸筋麻痺，③意識障害，呼吸不全により14日以上の人工呼吸管理を必要とし，当分抜管することが難しいもの。患者をより楽に長生させるため。

【禁忌】①気管切開部の感染，炎症，熱傷，②10才以下の小児，③DIC 合併例（血小板5万以下）。④適応を考えず，気軽に気管切開を行なうこと。

【手技】気管切開術：十分な局麻（2%キシカイン10 m*l*）で甲状腺下縁（胸骨

柄上縁より3cm頭側）正中部に切り口4cm，皮膚や皮下組織からの出血を結紮や電気メスで確実に止血する。皮下組織と筋層は筋鉤とペアンを用いて鈍的に剥離を行う。常に指で正中を維持できているかを確認しながら操作を行う。気管軟骨に到達しても前面に被膜があり，出血しやすいので，鈍的に剥離し気管を露出する。開窓後，カニューレ（8〜9mm）を気管内に挿入する。カフの空気5〜10ml（呼気が漏れないようバルーンの空気を最小限に増す）を入れ，気管内吸引して，換気を開始する。聴診器で両側肺の呼吸音を確認する。さらに出血のないことを確認する。X線によるカニューレの位置を確認する。

【ナースの介助】①用意するもの：穴開き滅菌覆布1枚，筋鉤（小）2本，替刃尖型1本，針（18G, 23G各1本），コッヘル鉗子，ペアン鉗子各3本，剪刀（はさみ）1本，注射器10ml, 20ml各1本，持針器1本，3-0ナイロン糸3本，気管カニューレ（8〜9mm）1本，ガゼ数枚，吸引管，無影灯，ゴム手袋，紙マスク）。②視野が見やすいように筋鉤をすべらせず，しっかり持つこと。③無影灯の光が甲状腺下縁〜胸骨上縁に焦点を合わせること。

【管理】①カニューレの交換（週に1回），②加湿，③気管内吸引，④栄養管理と声帯機能の回復，⑤カフの管理。⑥予後：急性期または慢性疾患の増悪（呼吸不全）を乗り切れば，気管カニューレを抜去し，切開部は閉じて10日間ぐらいはんこんを残して元の状態に戻れる。意識障害，老衰の患者はカニューレの抜去は困難（呼吸不全）である。

【抜管の基準】①苦痛なく自発呼吸できる。②40％の酸素吸入で呼吸機能（血ガス）が正常。③自力で喀痰できる。④咽喉頭反射があり，食事がとれる。

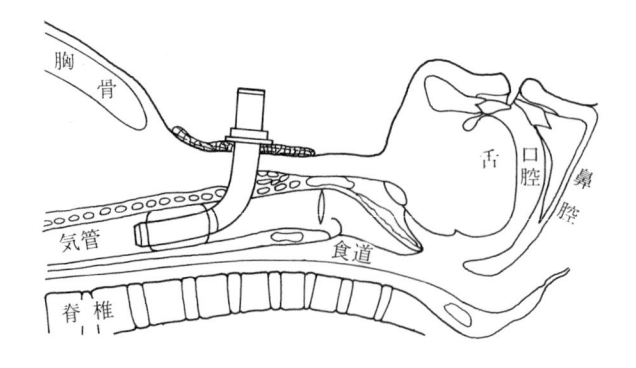

IV 心電図症例

1. 各波形，各誘導の意味，読み方

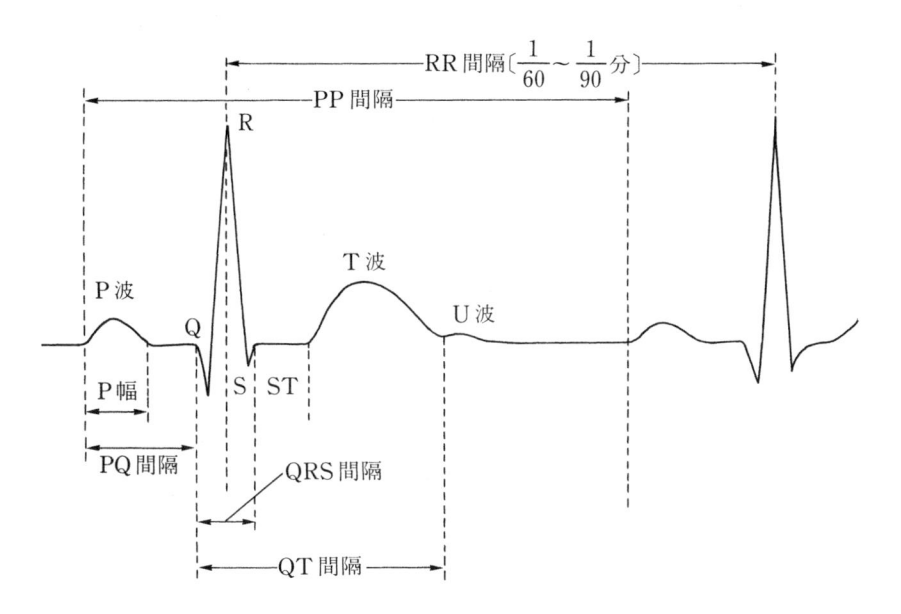

【波形】①P波：心房の収縮，②QRS波：心室の収縮，③T波：心室の回復
【誘導】I：左側前側壁，II：後壁，III：下後壁，aV_R：心室内膜面，aV_L：心外膜側高位面（側壁），aV_F：心外膜横隔面（下壁），V_1, V_2：右室，V_3, V_4：心室中隔部，V_5, V_6：左室
【心電図の読み方】①脈拍数（徐脈？ 頻脈？ 規則正しいか？），②電気軸（正常？ 左軸偏位？ 右軸偏位？），③P波の形（一定？ 鋸歯状？ ノッチがあるか），④PR（PQ）間隔（<0.12?, 0.12～0.20?, >0.20?），⑤QRS間隔（0.08～0.10?, >0.10?），⑥QT間隔（0.32～0.40?），⑦QRSの形（波形？ 高さ？ 深さ?），⑧ST部分(上昇2mm？ 下降1mm?），⑨T波(上向き？ 陰転？ 尖鋭？ 平坦?），⑩Q波（≧1/3 R波?），⑪臨床所見との関連。
【目的】①不整脈の種類，心肥大，心ブロック，狭心症，心筋梗塞（急性，陳旧性）の有無を推測する。②治療方針，薬剤の効果を確認する。

2. Normal Sinus Rhythm　正常洞調律　　脈拍60〜90/分（正常）

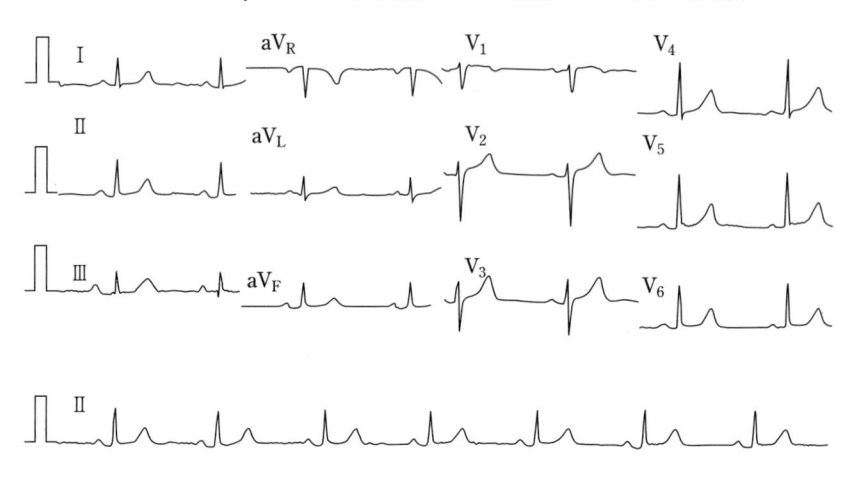

【所見】①P波はⅠ，Ⅱ，aV_F誘導では常に上向である。②P波の後にQRS波は必ず来る。P波もQRS波もⅡ誘導では最大を示す。③PR間隔は0.12〜0.2秒，QRS間隔は0.08〜0.1秒である。④STの上昇・下降は1mm以内，T波は常に上向き（Ⅲ，aV_R，V_1を除外）である。⑤心拍数は毎分60〜90回，規則的である。

3. Sinus Tachycardia　洞頻脈　　脈拍100/分以上（頻脈）

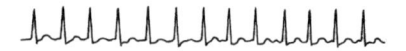

【所見】①正常洞調律と同じ所見である。②心拍数は毎分100回以上，多くは100〜160回である。
【原因】発熱，運動，不安，緊張，疼痛，脱水，アルコールの過剰摂取に対する生理的反応である。またショック，左心不全，心タンポナーゼ，重症貧血，甲状腺機能亢進症，循環血液減少，肺・塞栓に伴うこともある。
【治療】心拍数150以下，症状がなければ経過観察，心拍数は130以下でも，症状（動悸，胸部不快感）があれば，治療が必要である。心不全ならDigitalis剤投与。緊急性ならVasolan 1A＋20％Glu 20 ml静注。緊急性がなければVasolan, Inderal, Rizeの内服。

4. Sinus Bradycardia　洞徐脈　　脈拍50/分以下（徐脈）

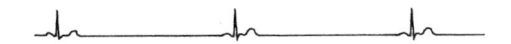

【所見】①正常洞調律と同じ所見である。②心拍数は毎分50回以下，多くは40～50回である。
【原因】洞結節興奮頻度の低下　①頭蓋内圧亢進，腸管の緊張，嘔吐，気管内挿管，機械的人工呼吸による迷走神経閾値の上昇，洞不全症候群，甲状腺機能低下症。②ジゴキシン，βブロッカーや交感神経抑制剤の投与。③運動選手。④高齢者（低い脈拍でなければ，心臓の余力を確保できない）。
【治療】①低心拍出量，めまい，脱力感，意識低下，低血圧の徴候があるとき，硫酸アトロピン（0.5 mg＋20％Glu 20 ml）静注し，一時的に心拍数を上昇させたが，その後 HR＜40ならプロタノールL 1 mg（1A 0.2 mg）＋5％Glu 500 ml，点滴20～100 ml/hr（心拍数は60回/分以上にしないこと，50/分前後でコントロールする）。②時間100 mlを点滴しても HR＜40なら，透視下で経静脈的に一過性心室ペーシングを行う。③ HR（心拍数）＜45，緊急性がなければ Alotec（β刺激剤）を1回10 mg，1日4回投与する。④ HR≧45，経過観察。

5. Sinus Arrhythmia　洞不整脈

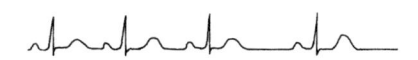

【所見】①正常洞調律と同じ所見である。② PR 間隔は一定，RR 間隔は変動する。
【原因】①呼吸性：吸気相で迷走神経機能が抑制され，呼気相で迷走神経緊張が高まるため，洞における興奮発生頻度が不規則となり，心周期が変化する。②非呼吸性：ジギタリス中毒，モルフィン中毒，洞結節の傷害（甲状腺機能亢進症，心筋梗塞など）。
【治療】①呼吸性：症状無，経過観察，治療せず。②非呼吸性：原因の治療。

〈診療雑談〉家族，友人
病気または失敗の時，傍にいて，心配してくれる，世話してくれる人。または力になってくれる人。世界は広い，知合は多い，親友は実に少ない。

6. Sinoatrial (SA) Block　洞房ブロック

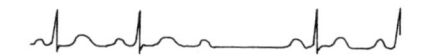

【所見】①洞房結節（右房の上壁に卵円形，心臓のペース・メーカー）から刺激波を送るが，伝達がブロックされたので，心房は脱分極せず，P波がない。②休止は正規の周期と同じ長さの時間である。
【原因】副交感神経緊張状態，急性心筋梗塞，心筋炎，心筋症，異型狭心症，ジギタリス中毒，Ca^{++}拮抗剤とβ遮断剤の副作用，洞結節付近の炎症，変性と循環障害。
【治療】①アトロピン（0.5 mg）静注，プロタノールL 1〜4 ng/分点滴する。②めまい，脱力，失神で，日常生活に不安であればペース・メーカー植込。

7. Sinus Arrest　洞停止

【所見】①洞房結節から期待された刺激波が送らないので，心室は収縮しない。②休止後しばしば下位のペース・メーカーが心室を収縮させる。
【原因】①迷走神経刺激，ジギタリス中毒，キニジン中毒，②洞不全症候群
【治療】頻発するとき，アトロピン静注，プロタノール点滴。緊急性がなければAlotec内服。心不全ならペース・メーカーを装着する。

8. Premature Supraventricular Contraction (PSVC)　上室性期外収縮

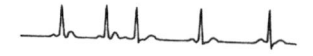

【所見】①心房からのペース・メーカーの刺激は予期より早く送ったため，心室は予期より早く収縮する。②PR間隔とQRS幅は正常または延長である。
【原因】心房性，房室結節性，分岐部より上部のヒス束で起こる期外収縮（正常なQRS波）。①高血圧症，心弁膜症，うっ血性心不全，虚血性心疾患（狭心症，心筋硬塞），呼吸不全，慢性閉塞性肺疾患。②ジギタリス，アミノフィリン，アトレナリン剤の投与，不安，カフェインの過剰摂取。③正常でもまれ

にPAC（心房性），PSVC（上室性）起る。誘因：タバコ，コーヒー，紅茶，過飲酒，睡眠不足，過労，精神的ストレス，運動のしすぎ。
【治療】①6回/分以上または頻度は増してくるときに，ジギタリス，β遮断剤抗不整脈剤を投与する。②カフェインや薬剤が原因なら，それをとりのぞく。③心房性期外収縮の2段脈（P波が早期に心室に伝わって，ヒス束以下の相対不応期にぶつかるため）で，薬物治療を行う。

9. Parxysmal Atrial Tachycardia 心房性頻脈，PAT (p. 136)

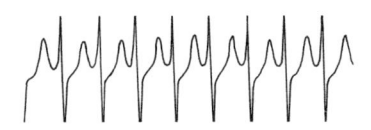

【所見】①ペース・メーカーは洞房結節ではなく，心房内にあるため，心房性の頻脈が起こる。②P波は洞性P波と異なり，多くは毎分160〜250回，規則の正しい波形である。③心房性頻脈に房室ブロック（2:1）所見もある。
【原因】①洞房結節内リエントリー，心房内異所性頻拍，②先天性の心房性副伝導路（WPW症候群），③精神的ストレス，タバコ，コーヒー，過労，睡眠不足，低酸素症，低K血症，カフェイン，興奮剤，ジギタリス中毒。
【治療】①ワソラン5mgかジゴキシン0.25mgかアミサリン300mgの静注，ブロックを伴うものにジゴキシン不可。②アデホスL 10mg（2m*l*）静注。

10. Atrial Flutter 心房粗動，AF

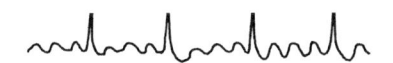

【所見】洞性P波がない，心房粗動はのこぎりのような波形を基線の上下に動く。②多くは毎分120〜170回である。
【原因】心房内の比較的大きな回路の中でのリエントリー現象による。①心不全，弁膜症，虚血性心疾患，心筋炎，心膜炎，②肺塞栓，慢性肺疾患，③ジギタリス中毒，④手術後の血管再開通。
【治療】①頻脈発作にジゴキシン，β遮断剤（喘息，老人では投与を避けたい），ベラパミル（徐脈，低血圧に注意）の投与。薬が無効なら電気的除細動。②症状がなければ経過観察のみ可，またはアスピリンを少量に投与する。

11. Atrial Fibrillation 心房細動, Af (p. 134)

V_1

【所見】①心房の無秩序的, 無効果な収縮で, P波が見られない。②心室に伝えたり, 伝えなかったりしているので, RR間隔は不規則である。
【原因】心房の器質的変化, 組織的変性と思われる。冠動脈硬化症, 狭心症, 心筋硬塞, 僧帽弁狭窄・閉鎖不全症, 大動脈狭窄・閉鎖不全症, 甲状腺機能亢進症に多い。
【治療】①頻脈性にアミサリン, ワソラン, βブロッカ, ジギタリスの投与。②頻脈がなければ抗不整脈薬は不要, 脳梗塞の予防にWafarin 1～2 mgを, 心筋梗塞の予防にAspirin 0.2 gを投与する。③Countershock（一般行わない）。

12. Junctional Tachycardia 接合部頻脈

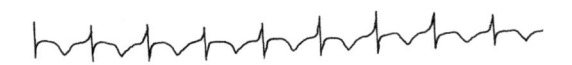

【所見】①心房脱分極せず, 房室接合部より刺激波を送り, 心室は正常に脱分極する。②陰性P波またはP波がない, QRS波は正常である。③接合部頻脈は90～160/分, 加速接合部頻脈は160～220/分である。④心房か接合部かわからないときに上室性頻脈（PSVT）という。
【原因】参考 p. 114, 115, 136
【治療】参考 p. 136

〈診療雑談〉健康食事
毎日必要なカロリー：25～30 kcal/kg 標準体重, そのバランスは大事である。
1. 糖質（炭水化物）：ご飯, そば, パン, パスタ（600～800 kcal）, 果物（150～300 kcal）
2. 蛋白質：肉, 魚, 卵, 豆（150～250 kcal）, 牛乳, ヨーグルト, チーズ（150～300 kcal）
3. 脂質：脂肪, 油, マヨネズ, ドレッシング, バター（60～100 kcal）
4. ビタミン, ミネラル：野菜, 海藻, きのこ, こんにゃく（100 kcal）

13. Wandering Pacemaker　移動性ペース・メーカー

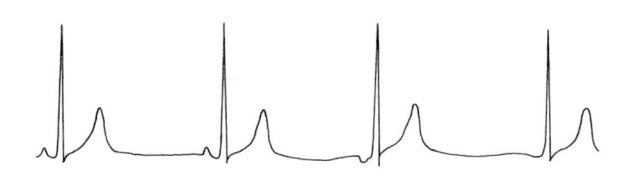

【所見】心房，房室接合部に複数のペース・メーカーが認められる。各々のP波の形や極性も異なる。
【原因】洞房結節を含めた炎症の結果，心筋炎，心膜炎，ジギタリス中毒，洞不全症候群。一次のペースメーカーが抑制され，次のペースメーカーが亢進するために発生する。
【治療】①ジギタリス中止，②治療法はない。

14. Escape Rhythm　補充調律，Accelerated Indioventricular Rhythm

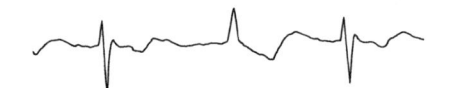

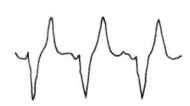

【所見】①結節調律：Ⅱ，Ⅲ，aV_FでP波逆転。左房調律：Ⅰ，V_6でP波逆転。心室性調律：洞房結節休止後に心室が収縮する。P波がなく，QRS波が予期より遅れて出現する。②ペース・メーカーは房室接合部より上位にあればQRS間隔は正常である。心室にあればQRS間隔は延長する。③心拍の多くは40〜80回である。加速された補充調律もある。
【原因】迷走神経緊張亢進（機能的・一過性），冠動脈硬化症，狭心症，心筋梗塞，高血圧症，リウマチ性心疾患，心筋炎などによる洞房結節の虚血，変性。
【治療】洞房結節，房室結節の興奮が発生しなくても，Purkinje 線維に心室調律が起れば治療不要。Lidocaine, Mexiletine の投与は不要である。めまい，失神，けいれん発作が起したらペースメーカーの適応となる。

〈診療雑談〉病院紹介の選択基準
1. 親切な専門医がいる。　2. 交通の便が良い。　3. 治療入院待ちが短い。
4. 職員たちは明るく親切である。

15. Premature Ventricular Contractions (PVC) 心室性期外収縮 (p. 133)

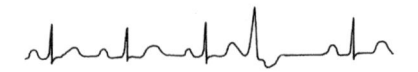

【所見】①ペース・メーカーは心室にあり，収縮の刺激が起り，心室は予期より早く収縮する。②P波がなく，QRS間隔は延長する。参考 p. 133
【原因】①心不全，心筋梗塞，心カテーテルによる心筋刺激，低酸素症，薬物中毒（ジギタリス，アミノフィリン，三環系抗うつ薬，βアドレナリン作働薬），電解質異常（低K血症）。②ストレス，過労，睡眠不足，タバコ，コーヒー，過飲酒。
【治療】①症状がなく，1日300回以下なら経過観察，まず心配ない。②1日3000回以上の頻発性心室性期外収縮または動悸，胸苦の症状があれば治療が必要である。アミサリン（300～600 mg），キシロカイン50 mg静注。症状や波形が落着ければ外来で Mexitil の内服。

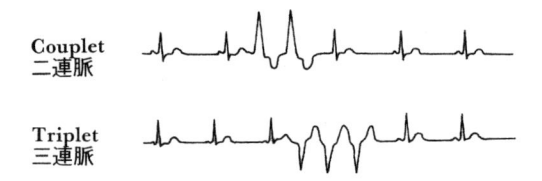

Couplet
二連脈

Triplet
三連脈

16. Premature Ventricular Contractions Bigeminy 心室性期外収縮二段脈

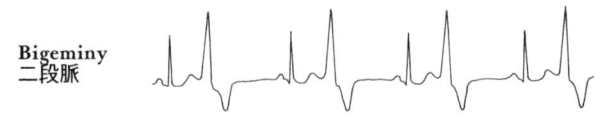

Bigeminy
二段脈

【所見】①二段脈は1つの正常QRS波の後に1つの心室性期外収縮が来る。そのくりかえしの波形である。【治療】PVC，三段脈と同じである。

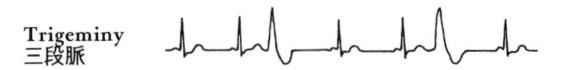

Trigeminy
三段脈

【所見】2つの正常QRS波の後に1つの心室性期外収縮，そのくりかえし。
【治療】①症状がなければメキシチール（Mexitil，徐脈に要注意），プロノン（Pronon），β-Blocker の内服。②動悸や気分不良ならアミサリン（Amisalin 500 mg）静注。キシロカイン50 mg静注または100 mg（Xylocaine，低血圧・めまい，失神に要注意）の点滴。

IV 心電図症例

17. Multifocal Premature Ventricular Contractions　多源性心室性期外収縮

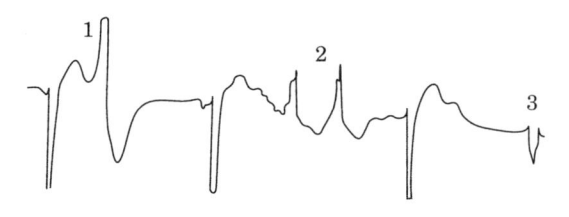

【所見】心室内に複数のペース・メーカーの刺激が出る。QRS波形は同じ形ではなく，多様な波形を示す。
【治療】参考 p. 133。経過観察不可，要処置（キシロカイン，メキシチール静注）。生活習慣の是正，治療の原則を守る。

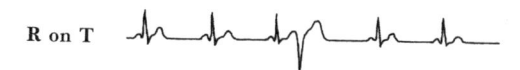

R on T

18. Ventricular Tachycardia　心室性頻脈，VT（p. 136）

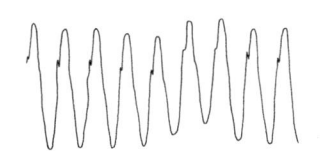

【所見】①心室内のペース・メーカーが期外収縮を連発する。QRS間隔は延長，異形である。②心拍は通常毎分150～250，規則的または不規則的である。③左脚ブロック（p. 123）を伴う上室性頻脈症との区別が必要である。
【原因】心筋虚血，心筋梗塞，動脈瘤，心室内カテーテル，ジギタリスまたは抗不整脈剤中毒，低K血症，高Ca血症，不安，呼吸不全，発熱，感染症，徐脈，自律神経緊張状態，胃腸，胆のう，膀胱由来の反射，運動。
【治療】①重症で至急治療要，まず数回胸骨扣打，②アミサリン，メキシチール，キシロカイン静注→点滴。③ Counter shock。④ Digitalis 不可。

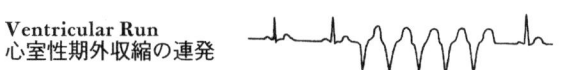

Ventricular Run
心室性期外収縮の連発

19. **Ventricular Flutter** 心室粗動, VF

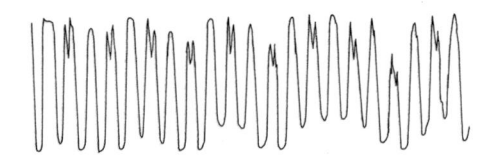

【所見】心室粗動の調律は心室性頻脈と心室細動との間にある。
【原因・治療】心室性頻脈（p. 119）と同じである。

20. **Ventricular Fibrillation** 心室細動, Vf

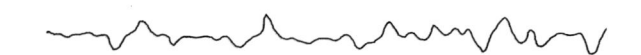

【所見】①心室筋の各部分が不規則かつ無秩序に収縮する。心停止を意味する。
②心室性頻脈の後，または突然に起る。QRS波もT波も見られない。
【原因】心筋虚血，心筋梗塞，未治療の心室頻拍，電解質異常（低K血症，高K血症，高Ca血症），ジギタリス中毒，心筋症，弁膜症，心筋炎，抗不整脈剤，電気ショック，低体温，塩酸基平衡異常，低酸素状態。
【治療】①心肺蘇生術，②電気的除細動，③キシロカイン点滴。④エピネフリン0.5～1.0 mg静注または気管内投与。参考p. 141。⑤特発性心室細動は有効薬剤がなく，植込型除細動器ICDの適応となる。

21. **Atrioventricular Conduction Disturbances** 房室伝導障害 (p. 135)
   Ⅰ. **First Degree AV Block** 第1度房室ブロック

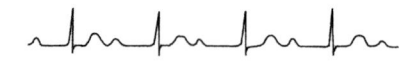

【所見】PR間隔が0.2秒以上，P波の後にQRS波は脱落しない。
【原因】1度房室ブロックはおもに房室結節内（90%は右冠動脈の房室枝により栄養，10%は左冠動脈回旋枝により栄養）で発生する。興奮の伝導が完全にとぎれるのではなく，伝わる時間が延長するだけである。
【治療】不要。参考p. 135，経過観察（心Echo，負荷心電図）が必要である。

Ⅱa. Second Degree AV Block 第2度房室ブロック
(Wenckebach)

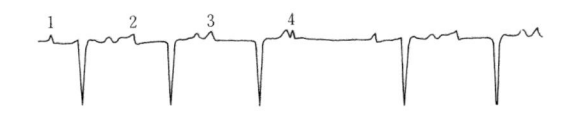

【所見】心拍毎に PQ 時間が延長していく，PR 間隔は1つ目よりも2つ目が長い，2つ目よりも3つ目が長い。ついに P 波が見られるが QRS 波がない。
【原因】心筋下壁の虚血（梗塞），甲状腺機能低下症，ジギタリス中毒，K 濃度の異常。ブロックは主に房室結節内で発生する。心房から心室への伝導時間が徐々に延長し，ついに途絶する。機能的で一過性，可逆性のものが多い。
【治療】心拍数が保たれていれば治療の必要はない。心拍数40以下，心室性期外収縮が多発，心不全合併なら一時的ペース・メーカーが必要である。①ジギタリス中止，②原因疾患の治療，その他ブロックの進行に注意する。

Ⅱb. Second Degre AV Block 2度房室ブロック (Mobitz Ⅱ Block)

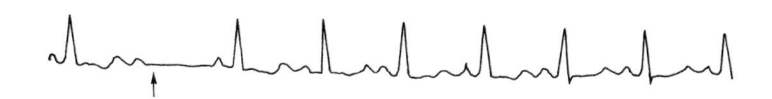

【所見】① PR 間隔は規則的であるが，P 波の後に QRS 波が急に脱落する。② QRS 脱落のあった間隔は正常の RR 間隔の2倍を示す。
【原因】下壁心筋梗塞（HV block，左前下行枝，右冠動脈，左回旋枝の後下行枝により栄養，広汎な心筋障害時に出現），ジギタリス中毒，迷走神経刺激。ブロックはヒス束内，脚で発生する。伝導時間は一定のうち，突然に伝導がとぎれる。器質的変化（狭心症，心筋症，弁膜症，先天性，リウマチ熱，アミロイドーシス）によるものが多く，進行性，Ⅲ度房室ブロックへ移行しやすい。
【治療】①ジギタリス中止，②症状があれば硫酸アトロピン投与。急性心筋梗塞（前壁）では緊急に一時的ペースメーカーの装着が必要の場合もある。下壁梗塞，心筋炎，薬物によるものでは一過性のことがあるので，経過観察。

III. Third Degree (Complete) AV Block 第3度房室ブロック (p. 135)

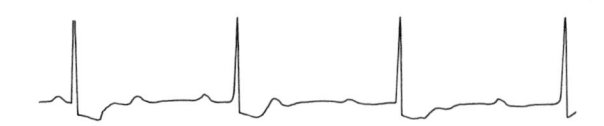

【所見】①心房と心室は互いに無関係に収縮する。②PP間隔とRR間隔は規則的である。③QRS間隔はペース・メーカーが上位にあれば正常で，下位にあれば延長する。
【原因】伝導系の変性，前壁心筋梗塞の房室結節の虚血，ジギタリス中毒。障害部位は房室結節ヒス束，脚で，下位のものほど危険性が高い。心房から心室への伝導が完全に絶たれ，おのおのが独自のリズムで興奮する。心室の調律は補充調律。
【治療】①心拍数50以上，無症状なら経過観察，Alotec内服，②心不全，失神発作例にProtanol点滴 (p. 282)，内服薬のみでHR＜40 (35回/分以下) なら永久性ペースメーカー植込。③高令者 (85才以上) はペースメーカー植込は必ずしも必要ではない。余命は変らないから。

22. Artificial Pacemaker 人工ペースメーカー調律

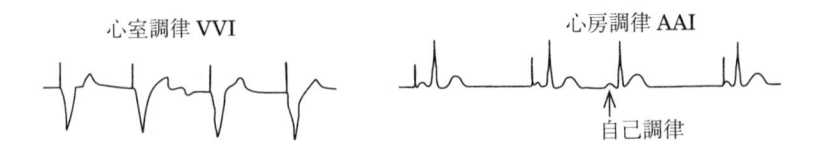

心室調律 VVI   心房調律 AAI
                                        ↑
                                      自己調律

【植込の適応】Third degree AV block (3度房室ブロック)，Second degree AV block Mobitz II (2度房室ブロック)，Sick sinus syndrome (洞不全症候群)，Trifascicular block (三枝ブロック)，AV node reentry tachycardia (房室結節回帰頻脈) の疾患で，少なくとも次の①②③をみたすもの。①めまい，失神の発作あり，②ジコキシン，ワソラン，β-ブロッカ内服せず，心拍数35以下，③Holter心電図で24時間心拍数7万以下，昼間心停止 (3秒以上) の頻発，④心内電気生理的検査で洞機能回復時間 (Sinus Node Recovery Time) 5秒以上。
【生活注意】参考 p. 140。

23. Right Bundle Branch Block　右脚ブロック（RBBB）（p. 138）

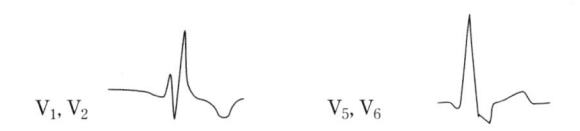

　　　　　　　　V₁, V₂　　　　　　　　V₅, V₆

【所見】右脚は左前下行枝と右冠動脈より栄養を受ける。① QRS 間隔≧0.12秒（0.1～0.12秒→不完全ブロック）。② V₁, V₂ では QRS 波は上向き，rR 型を示す。③ V₅, V₆, I では S 波幅は広いである。
【原因】僧帽弁膜症，心房中隔欠損症，高血圧症，冠動脈硬化症，肺性心，健康者にも認められる。
【治療】不要

24. Left Bundle Branch Block　左脚ブロック（LBBB）（p. 138）

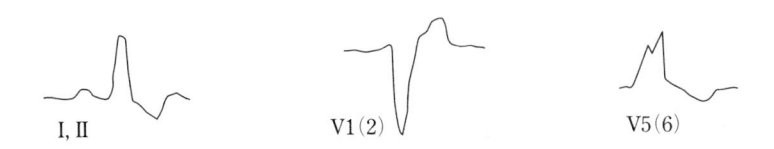

　　　　I, II　　　　　　　V1(2)　　　　　　　V5(6)

【所見】左脚後枝は左前下行枝と右冠動脈より栄養を受ける。左脚前枝は左前下行枝に栄養されている。① QRS 間隔≧0.12秒は完全左脚ブロック，0.1秒＜QRS 間隔＜0.12秒は不完全左脚ブロックである。② V₁ では QRS 波は下向きである。③ I, V₅, V₆ では Q 波が認められない。④ ST-T 波は再分極変化（ST 低下，T 波逆転）。
【前枝ブロック】① I 誘導に小さい Q 波，III 誘導に小さい R 波，② QRS 間隔は0.08～0.1秒，(3)下壁梗塞所見なし。
【後枝ブロック】① I 誘導に小さい R 波，III 誘導に小さい Q 波，② QRS 間隔0.08～0.1秒，③右室肥大所見なし。
【原因】冠動脈硬化症，高血圧症，心筋症，左室肥大，心筋炎，心筋梗塞。
【治療】①2枝ブロック，心不全症状，薬剤治療で改善がなければ，ペース・メーカー植込（p. 140）。②症状がなければ治療不要。

25. Wolff-Parkinson-White (WPW) Syndrome　WPW症候群　(p. 137)

【所見】①PR間隔≦0.12秒。②QRS間隔>0.1秒③デルタ波の存在。④上室性頻脈の発作（QRS延長の偽性心室性頻脈）。
【原因】心房と心室の間に正常伝導路とは別にKent束と呼ばれる副伝導路が存在するため。
【治療】①不整脈治療薬（ワンラン，リスモダン，アミサリン）内服や静注，②電気ショック，③無効例に高周波カテーテルアブレーション治療（副伝導路切断）。

26. Atrial Hypertrophy　心房肥大

Ⅰ. Right Atrial Hypertrophy　右房肥大

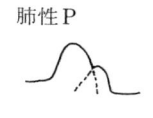

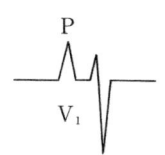

【所見】Ⅱ, V_1誘導では高いP波（P≧2.5mm）。
【原因】肺気腫，慢性気管支炎，肺線維症，肺結核，先天性心疾患。
【治療】原因疾患の治療を行う。

Ⅱ. Left Atrial Hypertrophy　左房肥大

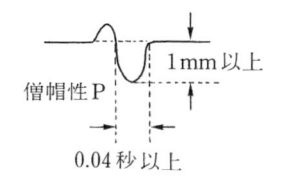

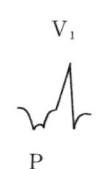

【所見】V_1ではP波幅0.04以上，P波高1mm以上。
【原因】僧帽弁膜症，高血圧症，冠動脈硬化，心筋症。
【治療】原因疾患の治療を行う。

27. Ventricular Hypertrophy　心室肥大
Ⅰ. Right Ventricular Hypertrophy　右室肥大

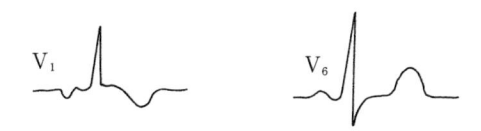

【所見】①V_1 では R>S, $R(V_1)+S(V_6)>11$ mm。②V_1, V_2 では再分極変化（ST 低下，T 波陰転）。③右軸偏位（Ⅰ誘導で R 波<S 波，ⅢでR>S）。
【原因】僧帽弁疾患，肺疾患，先天性心疾患（Fallot 四徴症，心房中隔欠損）。
【治療】原因疾患の治療を行う。

Ⅱ. Left Ventricular Hypertrophy　左室肥大

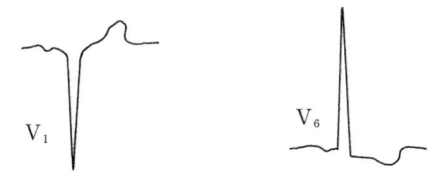

【所見】①$S(V_1)+R(V_5)>35$ mm, $R(V_5, V_6)>27$ mm。②V_5, V_6 では再分極（ST 低下，T 波逆転）。③左軸偏位（Ⅰ誘導で R 波>S 波，ⅢでR<S）。
【原因】高血圧症，大動脈弁狭窄症，大動脈弁閉鎖不全症，僧帽弁閉鎖不全症，心室中隔欠損。
【治療】原因疾患の治療を行う。

28. Angina　狭心症（p. 142）
Ⅰ. Coronary Heart Disease With Exercise　労作性狭心症

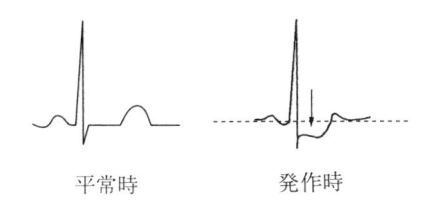

平常時　　発作時

【所見】発作時 ST 低下 1 mm 以上
【原因】参考 p. 142

【治療】参考 p. 142

II. Variant Angina Pectoris（Angina Pectoris at Rest）　異型狭心症

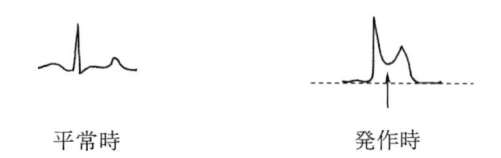

平常時　　　　　発作時

【所見】発作時 ST 上昇 2 mm 以上，不整脈を伴うこともある。
【原因】参考 p. 143
【治療】参考 p. 143

29. Myocardial Infarction　心筋梗塞（p. 144）

I. Evolutionary Changes of AMI　梗塞の心電図変化

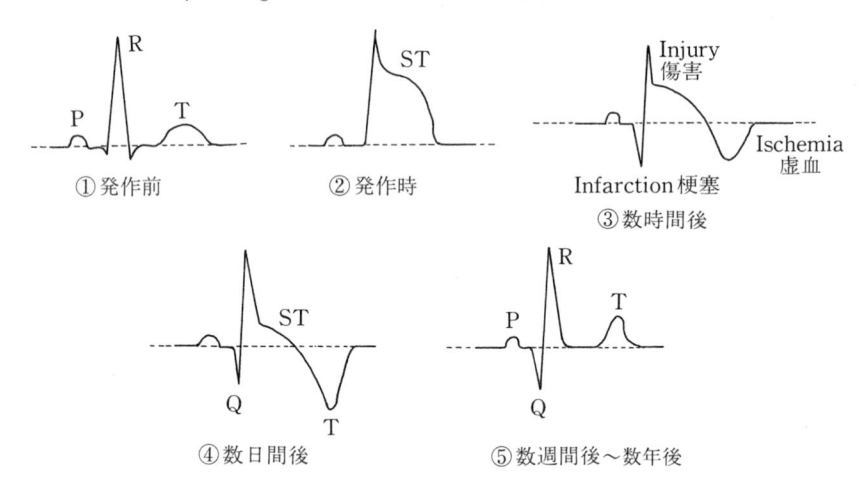

① 発作前　　② 発作時　　③ 数時間後
④ 数日間後　　⑤ 数週間後～数年後

II. Areas of Infarction　梗塞の部位

A. Anteroseptal Infarotion　前壁中隔梗塞
　　【心電図】V_1～V_3 に異常 Q 波
　　【心Catheter】左冠動脈前下行枝の閉塞
B. Anteroapical Infarction　前壁心尖部梗塞
　　【心電図】V_3～V_5 に異常 Q 波

【心Catheter】左冠動脈前下行枝の閉塞
　C．Antorolateral Infarction　前壁側壁梗塞
　　　【心電図】V_5, V_6, I, aV_L に異常 Q 波
　　　【心Catheter】左冠動脈対角枝での閉塞
　D．High lateral Infarction　高位側壁梗塞
　　　【心電図】I, aV_L に異常 Q 波
　　　【心Catheter】左冠動脈対角枝または回旋枝の閉塞
　E．Wide Anteror Infarction　広範囲前壁梗塞（重症化に要注意）
　　　【心電図】V_1〜V_6, I, aV_L に異常 Q 波
　　　【心Catheter】左冠動脈前下行枝近位部の閉塞
　F．Inferior Infarction　下壁梗塞（罹患率が多い）
　　　【心電図】II, III, aV_F に異常 Q 波
　　　【心Catheter】右冠動脈の閉塞
　G．Posterior Infarction　後壁梗塞
　　　【心電図】V_1〜V_3 に高い T 波，ST 低下，V_1 に R＞S
　　　【心Catheter】左冠動脈回旋枝起始部の閉塞
　H．Subendocardial Infarction　心内膜下梗塞（糖尿病，老令患者に多い）
　　　【心電図】ST 低下，T 波陰転
　I．Ventricular Aneurysm　心室瘤
　　　【心電図】ST 上昇，T 波陰転
　J．Infarction Without Q Waves　Q 波のない梗塞
　　　【心電図】陰転 T 波または高い T 波，ST 低下または上昇

〈診療雑談〉検査値と治療値
　政府や自治体がお勧めの要指導域，要治療域の数値は参考にして良いが，忠実に従うのは場合によって如何であろう。各国政府の発想は過失なく，如何に医療費の効率化をよくするかにある。医者は増患増収を考えては良くない。科学的検証で有効と認められた診療を行なう。患者は症状がないから異常な検査値を放置するのも良くない。例えば ALT（GPT）は80以下，γ-GTP は100以下の軽い肝炎〔肝機能障害〕を治療せず，経過観察にして 1 年，3 年，5 年なら問題がないかも知れない。10年間，20年間放置すると肝硬変になる可能性がある。B 型か C 型慢性肝炎は肝癌になる率が高い。誤差範囲を超えた異常なら原因を検討する。生活習慣病なら，まず生活食事を改善する。その他の病気は薬剤療法か手術療法を受けるべきである。健康と正常（血液と画像）を求めて，努力しなければならない。

V 日常診療によくある疾患

① 循環器疾患

1. 高血圧症　Hypertension

【原因】Ⅰ．収縮期性高血圧（最大血圧＞160 mmHg）
1. 心拍出量の増加：β受容体機能亢進状態，妊娠，貧血，甲状腺機能亢進症，大動脈弁閉鎖不全症
2. 末梢血管の抵抗増大：高齢者，大動脈硬化症。40歳位から徐々に動脈硬化が進み，最大血圧が高くなる。最小血圧が低くなる。脳，心，腎に病変がなければ自覚症状はない。

Ⅱ．拡張期性高血圧（最小血圧＞95 mmHg）
1. 本態性高血圧：原因不明の持続性拡張期性高血圧。
2. 腎　性：①腎血管性：腎動脈狭窄（動脈硬化症），腎梗塞，②腎実質性：腎炎，慢性腎盂腎炎，糖尿病性腎症，膠原病，多発性嚢胞腎，水腎症，腫瘍，妊娠腎，③腎周囲性：腎周囲炎，血腫。
3. 内分泌性：原発性アルドステロン症，褐色細胞腫，クッシング症候群，末端肥大症，甲状腺機能亢進症，肥満。
4. 心血管性：大動脈炎症候群，大動脈弁閉鎖不全症。
5. 中枢神経性：頭蓋内出血，脳腫瘍，脳炎。
6. 心因性：不安，緊張，ストレス，睡眠不足。
7. 外因性：①中毒（鉛，タリウム），②薬物（ステロイド，甘草，避妊薬）。

Ⅲ．脈圧（最大血圧—最小血圧）の増大・低下
1. 脈圧の増大（＞60 mmHg）：①心臓機序（拍出量の増加）：不安，運動，大動脈弁閉鎖不全症，動脈管開存症，徐脈，②末梢機序（末梢血管抵抗低下，大動脈拡張性低下）：発熱，運動，貧血，動脈硬化（老齢化）。
2. 脈圧の低下（＜30 mmHg）：①心機能低下：心筋障害，ショック，血液量減少，②機械的原因：大動脈弁狭窄，僧帽弁閉鎖不全，③末梢神経。

【所見】①正常血圧は100〜139/70〜89 mmHg（新基準120以下/80以下，135/85以下）である。140〜159/90〜94は高血圧症第一期という。高血圧は160以上/または95以上 mmHg である。安静15分以上，期日をおいて3度以上の測定で，血圧は160（150）以上/または95（90）以上は高血圧である。血管病変がなければ左右上肢（下肢）の血圧は同じ（±10 mmHg）である。②血圧は入眠とともに低下し，起床活動後に増大する。熱い風呂に血圧が下がる。冷たい環境・部屋に血圧が上がる。夜間高血圧や早朝高血圧ほど脳卒中・心筋梗塞を発症しやすい。③食事中に血圧は若干上昇する。食後に血圧は軽度低下する。コーヒーやお茶は血圧の上昇は1〜2時間に及ぶ。喫煙に血圧と心拍数は上昇する。④力や熱を入れる会話により血圧は上昇する。喜びとともに収縮期（最大）血圧が低下する。精神的興奮，運動，悲しみ，不安，睡眠不足に最大・最小血圧ともに上昇する。⑤減塩食，禁酒，禁煙は若干程度の降圧を期待できる。下痢，体調不良時血圧は低下する。⑥最大血圧は高過ぎ（＞160）ても，低過ぎ（＜100）てもよくない。最小血圧は高過ぎ（＞95）てはよくない，拡張期高血圧（最小血圧）が高いほど脳卒中の発生率が高くなる。低過ぎ（＜60）ては問題がなく，仕方がない。⑦合併症（要治療の理由）　**脳**：脳血管障害→一過性脳虚血発作，脳梗塞，脳出血，くも膜下出血，高血圧性脳症。**心臓**：左室肥大→左室拡張→高血圧性心不全，狭心症，心筋梗塞。**腎臓**：細動脈肥厚・狭窄→腎硬化症→腎不全。**眼底**：高血圧性眼底→高血圧性網膜症→眼底出血。

【症状】①多くは無症状，②一部は頭痛（頭重），肩こり，めまい，のぼせの1つか複数。（頭痛，吐気，倦怠感，一見悪そうであればよく診察し入院観察）

【診断】1.　尿：①タンパク高度：腎炎，腎不全。②白血球・細菌：腎盂腎炎。③尿糖：糖尿病性腎症，褐色細胞腫，Cushing 症候群。④ NAG：糸球体実質病変。⑤尿17-OHCS, 17-KS（Cushing 症候群），VMA（褐色細胞腫）。

2.　胸部 X 線像：左心肥大。大動脈弓突出，下行大動脈が弧状に左方へ突出。

3.　心電図：左心室肥大，虚血性変化，不整脈の有無に注意。

4.　眼底検査：重症度・予後の判定に重要（K-W 分類 I 〜 IV，Scheie 分類 1〜4）。①細動脈（痙縮，硬化）。②網膜細小循環器系（白斑，浮腫，出血）。③視神経乳頭（浮腫）。④脈絡膜循環の異常（網膜剝離）。

5.　採血：①高度な貧血は慢性腎不全を疑う。② CRP，抗核抗体，補体価の上昇は大動脈炎症候群，膠原病，腎炎にみられる。③ BUN, CRE の上昇，PSP, CCr の低下は老人の腎硬化症に見られる。④血清カリウム低下は原発性

アルドステロン症，クッシング症候群，腎血管性高血圧，サイアザイド利尿剤連用時にみられる。⑤高血糖・耐糖能低下は糖尿病，褐色細胞腫，クッシング症候群を考える。⑥動脈硬化に総コレステロール・中性脂肪，リポタンパク分画，Na，K，Cl，Ca，尿酸，合併症や治療経過観察に必要である。⑦レニン活性，アルドステロン，カテコラミン分画（30分以上安静臥床後採血）。

6. 腹 Echo（先天異常，水腎症，腎盂腎炎，多発性腎囊胞，腎腫瘍，腹大動脈硬化の確認），CT（腫瘍），心 Echo（弁膜症），血管造影（腎動脈の狭窄）。

7. 重症度　①軽度：最大血圧(収縮期)/最小血圧(拡張期)＝140〜159/90〜99。②中等度症：最大血圧/最小血圧＝160〜179/100〜109 mmHg。③重症：収縮期血圧/拡張期血圧＝180〜209/110〜119 mmHg。④非常に重症：最大血圧/最小血圧＝210以上/120以上 mmHg。

8. 病期：良性高血圧が続いた後に，悪性高血圧への移行率は約1％。危険な兆候として頭痛，嘔吐，呼吸困難，下腿浮腫，血尿，タンパク尿，視力低下である。これらの症状が出現する前に早期発見と早期治療が大切である。①第Ⅰ病期：心血管系に器質的変化を伴わない高血圧。②第Ⅱ病期：心血管系に肥大を伴うが，他の臓器変化のない高血圧。心肥大・心尖拍動増強，X線像左4弓突出。心電図 $Rv_5+Sv_1≧40$ mm，ST-T 変化，左軸偏位。血管肥厚：触診で橈骨・腕動脈の肥厚触知。眼底に動脈蛇行，動静脈圧迫像—K-WⅡ度。腎にタンパク尿，CRE（1.2〜2.0 mg/dl）。③第Ⅲ病期：臓器障害を伴う高血圧（心：うっ血性心不全，虚血性心疾患。脳：一過性脳虚血発作，高血圧性脳症，脳内出血，脳梗塞。眼底：網膜浮腫，網膜出血，血栓，乳頭浮腫—K-WⅢ〜Ⅳ。腎：タンパク尿，CRE＞2.0 mg/dl，腎動脈硬化症，腎不全）。

【治療】1.　適応：最大血圧160(150) 以上，または最小血圧95(90) 以上なら治療必要。拡張期血圧（最小血圧）：120 mmHg 以上　→ただちに検査，要治療。105〜119 mmHg　→降圧治療が必要。90〜104 mmHg　→他のリスクを考えて治療する。90 mmHg 未満　→1年毎に血圧測定。収縮期血圧（最大血圧）：160(150) mmHg 以上　→降圧薬投与を考える。重症の高血圧（180以上/または110以上）なら原因究明のために詳細な検査を行う。

2. 目的は脳出血，脳梗塞，くも膜下出血，狭心症，心筋梗塞，心不全，腎動脈硬化症，腎不全，網膜出血の予防である。

3. 目標は収縮期血圧140(130) 以下，拡張期血圧90(80) 以下とする。血圧は110/70以下に降下させなくてよい（虚血性脳梗塞が起りうる）。

4. 一般療法：ストレスの解消，禁煙，減酒，運動。肥満者にカロリー制限を必要とする。
5. 薬物療法：①血管拡張剤（Ca⁺⁺拮抗剤），②ACE阻害剤，③β遮断剤，α遮断剤，④利尿剤，⑤ARB剤，⑥自律神経調節剤を使う。1剤多量内服よりも2剤少量内服の方が良い。Ca⁺⁺拮抗剤＋ACE阻害剤，Ca⁺⁺拮抗剤＋α・β遮断剤，ACE阻害剤＋利尿剤をすすめる。漢方薬（柴胡加竜骨牡蛎湯，七物降下湯など）はあまり効かない。軽症者は一時休薬が可能な例もある（定期血圧測定）。しばらくしてまた高血圧症になることが多い。
6. 降圧剤の選択：①徐脈，房室ブロック，気管支喘息や心不全ではβ遮断薬は禁忌で，Ca拮抗剤がよい。②前立腺肥大症を伴う老人にα遮断剤が良い。③頻脈，心室性期外収縮，緊張性高血圧症にα・β遮断剤がよい。④逆流性食道炎や誤嚥しやすい患者にACE阻害剤，⑤腎不全ではα・β遮断剤かCa⁺⁺拮抗剤＋ループ利尿剤が良い。⑥副作用についてCa拮抗剤（顔面紅潮，頻脈，徐脈，歯肉肥厚），ACE阻害剤（咳，頭痛），β遮断剤（徐脈）。

【運動療法】①軽く息切れず，楽に続けられる歩行，体操，水泳がよい。早足歩行1回15〜45分，朝夕1日2回，週4日間以上。②禁忌：心筋梗塞，心不全，脳卒中，大動脈瘤，危険な不整脈，呼吸不全，肝障害。③運動時に胸痛，動悸，気分不快なら中止する。運動前の血圧測定に160以上／または95以上の場合，または体調の悪い日に運動しない。運動中，運動後に水分補給。

【生活注意】①規則正しい生活を暮し，暴飲暴食不可，過労や緊張を避ける。②十分な睡眠，適度な運動を心がける。寒さに気をつける。便通に気をつける。熱い風呂を避ける，38〜39℃がよい。③禁煙，減酒。④食塩の制限：予防に1日10g，軽症に7g，中等症に5g，重症に3g以下とする。血圧は若干の低下で期待するほどではない，薬の方が確実。⑤肥満を予防する。食事の制限と適度の運動。蛋白質は過不足なくとる。肉，魚介，卵，大豆，植物性蛋白質がよい。植物油と新鮮な魚をすすめる。K, Ca, 水を積極的にとる。野菜，果物，牛乳，豆腐をとる。コーヒー，濃茶，漬物，砂糖，お菓子を控える。⑥アルコール制限：ビール300 ml，日本酒，ワイン，25％ウィスキー150 mlまで。（アルコール分：ビール5％，日本酒10％，ワイン10％，ウィスキー40％として計算）。⑦百の説よりも1日朝1回の薬をきちんと内服する（効果的）。

2. 低血圧症　Hypotension

【原因】1．急性一過性　①心原性：心筋梗塞，肺梗塞，重症不整脈，うっ血性心不全，心筋抑制剤使用，②神経性：迷走神経の反射，神経節遮断剤使用，③血液量減少：大量出血，④細菌感染：敗血性ショック，⑤代謝性：Addison病，尿毒症，⑥アレルギー性：各種薬剤過敏症，降圧剤。
2．急性反復性：頸動脈洞機能異常。
3．慢性持続性　①循環器：大動脈弁狭窄症，僧帽弁狭窄症，②内分泌：脳下垂体機能低下症，Addison病，③神経疾患：多発性硬化症，自律神経失調症，④その他：貧血，栄養失調，慢性感染症，全身衰弱性疾患。
4．起立性（収縮期血圧20↓，拡張期血圧10↓）：自律神経失調，脳虚血発作。
5．本態性低血圧（以上の疾患が否定されれば）：体質的低血圧。
【所見】①最大血圧（収縮期血圧）は100 mmHg以下である。診療現場では90 mmHg以下にならないとほとんど問題にならない。②やせて神経質の人，深夜仕事のホステスは低血圧になりやすい。③細小血管に血液の流れが悪くなる。脳貧血や手足の冷えになりやすい。
【症状】①90％の人はとくに症状を現さない，②10％の人は朝起きにくい，疲れやすい，めまい，動悸，胸苦，立ちくらみ，頭重，冷え症の1つか複数。
【診断】①身体所見，血液（生化・末血），胸部X線，心電図，心拍出量，②血漿レニン活性，アルドステロン，血中・尿中カテコラミン分画，③自律神経測定，各種薬物に対する反応テスト。
【治療】①症候性の低血圧症は原因疾患を治療する。②本態性低血圧症は自覚症状がなければ治療の必要はない。あまり心配しなくてよい。ただし朝になかなか起きれない。午前中に調子が出ない。仕事と生活に差支えれば，薬を必要となる。薬剤：昇圧剤（エホチール，Risumic）内服。失神発作に輸液・強心剤カテコールアミンの投与。③漢方：当帰芍薬散（陰，虚），補中益気湯，十全大補湯（陰，虚）。
【生活注意】①虚弱体質の人が多いので，高蛋白食，高エネルギー食を取ること。食塩，水分は十分に取ること。②歩行中に転倒が起りうる。駅のホームでは端を歩かない（落下）。1階に起居（階段で転倒）。③早寝早起き，適切な運動，偏食の是正，規則的食事，規則の正しい生活，弾力性くつしたの使用。

3. 心室性期外収縮　Premature Ventricular Contraction（PVC）
Ventricular Premature Complexes, Ventricular Parasystole

【原因】能動的異所性刺激生成により，予期される収縮よりはやく収縮を起した，①不眠，精神的ストレス，多量のアルコール，コーヒー，喫煙など。交感神経刺激剤，抗不整脈剤の副作用。②消化管反射によるものが食後に多い。③高血圧症，心筋症，弁膜症，狭心症，心筋梗塞，心不全，心筋炎，④低酸素血症，ジギタリス中毒，肺性心，低 K 血症。⑤発生機序：生理的自動能，異常自動能，伝導遅延とブロック，回帰（reentry），反射。

【症状】①大部分は無症状。一部分は動悸を訴える。②頻発性心室性期外収縮は動悸，不安，重症では心拍出量低下したら倦怠感，胸苦，めまいを訴える。

【診断】①通常心電図 VPCs（PVC）：QRS 幅≧0.14秒，T 波と ST 部分は陰転。負荷心電図，Holter 心電図，心エコー，心カテーテル。②重症度：Lown 分類Ⅰ．散発性単源性，PVC≦30/hr。Ⅱ．頻発性，単源性，PVC＞30/hr。基礎疾患がなければ良好，長期にわたっても予後はよい。Lown 分類Ⅲ．多源性の心室性期収縮。Ⅳ．2個，3個以上連続する PVC（二連脈，三連脈）。Ⅴ．連続期の短い（R on T 型）PVC。頻発する心室性期外収縮が心室細動を惹起し，心停止になることがある。（参考 p. 118, 119）

【治療】①基礎疾患がなければ，副収縮，症状がなく，PVC 1 日300以下は通常に治療不要。②愁訴の強いとき，頻回の発作（1日3000回以上），器質的心疾患のあるときには治療する。安定剤，抗不整脈剤アミサリン（Ia），リドカイン（Ib），メキシチール（Ib），プロノン（Ic）の投与。③Lown 分類Ⅲ，Ⅳ，Ⅴで，緊急時にアミサリンやリドカインの静注。ジギタリス中毒なら投与中止して，カリウム剤・リドカインで対処する。入院の場合，輸液200 ml＋キシロカイン（100 mg）6A＋20％Glu 10 ml（20 ml/hr，体重50 kg の患者の場合）。1本の点滴が終って，PVC が消えたら中止してみる。外来ならキシロカイン50 mg＋5％ブトウ糖10 ml 静注，またはキシロカイン100 mg＋生食100 ml（200 ml/hr）で点滴する。点滴後もう一度心電図をとって確認する。

【生活注意】①長期の薬物療法と経過観察が必要である。②薬を飲んでいない器質性心臓病の患者でも3ケ月に1回の受診が望しい。急死例もあるから。③タバコ，コーヒー，ココア，チョコレート，炭酸飲料，暴飲暴食を避ける。

4. 心房細動　Atrial Fibrillation

【原因】心房の電気活動がまとまりを欠いて，心房の小部分が秩序なく頻回に興奮する。頻回の心房興奮は心室に達するものと達しないものがある。①僧帽弁膜症（とくに僧帽弁狭窄症），虚血性心疾患（冠動脈硬化症，狭心症，心筋硬塞），甲状腺機能亢進症，心房中隔欠損症，心筋症，心不全。②正常心でも感染，過度の運動，精神ストレス，過労，喫煙，アルコール，コーヒー，紅茶の過飲が誘因となることがある。③まれに頭部外傷，電解質代謝異常，胆道疾患，急性膵炎，尿路結石症による反射でも発生する。

【所見】①心房内で起こる頻回の無秩序な収縮，その細動波の伝導は房室結節で抑制を受ける。②心房細動発生により心房はまとまった収縮をしなくなるため，心室拡張末期まで心室への血液の流入は不十分のため，心拍出量が減少する。心拍数の多い心房細動の場合胸苦・動悸を訴える。③心房内の血液の貯留により心房内に血栓を生じ，遊離血栓による塞栓症が起こり，脳梗塞になりやすい。④触診で橈骨動脈の脈拍の強さ，リズムは不規則である。

【症状】①一過性の心房細動では動悸，胸部圧迫感，軽度呼吸困難。②持続性では体動時息切れ，疲労感など。③6ケ月以上持続すると，体がなれて症状を感じなくなるが，治療にも抵抗性がでる。

【診断】心電図検査。P波消失，QRSの波形は普通で，間隔は全く不規則である。

【治療】①心拍数のコントロール：頻拍性のものに心機能改善を目的でジギタリス剤使用。安静時毎分70〜80を目標にする。β遮断剤（II群抗不整脈薬）を併用することもある。②発作の予防にIa（アミサリン），Ic（Sunrythm），IV（ワソラン）群の薬剤の方が効くこともある。③除細動：電気的心室同期除細動。④血栓予防：抗凝血薬療法（アスピリン，パナルジン，Warfarin）。⑤頻脈動悸時にワソラン，リーゼの頓服。⑥症状のない患者に抗不整脈薬（陰性変力作用，心収縮機能を障害するもの）を投与しない。⑦入院：発作によって失神，めまいの血行動態的に異常きたす場合，高度な頻脈（動悸，胸内苦悶），脳梗塞が合併している場合。⑧外来：慢性心房細動に心拍数調節，血栓・塞栓症（脳梗塞）の予防。

【生活注意】①タバコ，コーヒー，暴飲暴食，ストレス，睡眠不足を避ける。②持続性心房細動では心不全・心脳梗塞を避けるためにきちんと薬を飲む。

5. 房室ブロック　Atrioventricular Block（AV block）

【原因】心房より心室への刺激伝導が障害されている。①一過性：房室伝導路細胞の機能障害，副交感神経の緊張，虚血（急性下壁梗塞），炎症（心筋炎），薬剤（β遮断薬，カルシウム拮抗剤，ジキタリス）によって起こる。②恒久性：房室伝導路細胞の変性，壊死，線維化によって起こる。心筋梗塞，冠動脈硬化症，心筋炎，心筋症，心アミロイドーシス，心サルコイドーシス，高血圧症，先天性心疾患。原因は不明なことが多い。

【所見】①**第1度房室ブロック**：心房室伝導時間（PR間隔）の延長のみで，QRSの脱落を認めないもの。PRが0.21秒以上の延長。②**第2度房室ブロック**：心房からの刺激が時々心室に伝わらないもの（不完全房室ブロック）。ⓐ Wenckebach型：PR間隔が1拍毎に延長し，ついにQRSが脱落する。その次のPR間隔は短くなり，これをくり返す。ⓑ Mobitz型：PR間隔は一定で，突然QRSが脱落する型。したがってRR間隔が突然正常の2倍に延長する。③**第3度（完全）房室ブロック**：心房からの興奮は全く心室に伝わらない状態。P波（心房）とQRS波（心室）は無関係に収縮する。

【症状】①第1度房室ブロックは無症状。②第2度房室ブロックは労作時のめまいや息切。③完全房室ブロック，心拍毎分35以下は易疲労性，息切れ，うっ血性心不全，狭心症になり，Adams-Stokes発作で意識障害をきたす。

【診断】①通常心電図（12誘導），Holter心電図，負荷心電図，心Echo。②負荷心電図でⅠ，Ⅱ度心房ブロックが不変・増悪なら病的と見なす。

【治療】①第1度，第2度（Wenckebach型）では原因除去，原因に対する治療で治癒する。②第2度（Mobitz型），第3度房室ブロックでは交感神経刺激剤（Alotec），硫酸アトロピン，イソプロテレノール（Proternol-L 0.2 mg/1 ml）が用いられる。目標心拍数を毎分50〜60拍とするよう用量を調節する(p. 282)。③失神発作，心不全のあるときに経静脈一過性ペーシング，または人工ペースメーカー植込（p. 140）を必要とする。失神発作，心不全がなければ，高令者（85才以上）3度AV Blockでもペースメーカーの植込は必ずしも必要ではない（余命は変らないから）。Holter心電図と外来心電図で経過観察。④一過性のものなら，そのうち消失する。ペース・メーカー植込不要。

【生活注意】Ⅰ度やWenckebachブロックはストレスを避け，生活制限は不要。

6. 発作性頻脈症　Paroxysmal Tachycardia

I. 発作性上室性頻脈　Paroxysmal Supraventricular tachycardia（PSVT）

【原因】①心弁膜症，虚血性心疾患（冠動脈硬化症，狭心症，心筋梗塞），甲状腺機能亢進症，ジギタリス中毒。②健常者でも興奮，疲労，緊張，過飲酒，コーヒー，喫煙，妊娠などで発作することがある。

【所見】①心拍数毎分140以上になると体がきつく感じる。200以上になれば非常にきつい。胸部苦悶や動悸をきたす。②頻脈発作によって心臓収縮機能が低下し，血行循環が悪くなる。

【症状】①動悸，胸苦。②長くつづけば不安，倦怠，嘔気，めまい。

【診断】心電図検査：心拍数は毎分140〜220, QRS は通常正常の形，RR 間隔は一定，P 波は不明瞭なことが多い，P 波と QRS 波の数は同じである(p. 115)。

【治療】①動悸，胸苦時に胸部叩打，冷水を飲む。眼球圧迫で副交感神経緊張亢進をはかる。②薬物療法：発作時に頓服させる方法と持続的に服用させる方法。ジギタリス，β 遮断剤（Inderal 1〜2 mg），Ca^+ 拮抗剤（ワソラン 5 mg を 3 分間にかけて静注，速効性あり，低血圧に要注意）。再発予防治療に用いた薬物（Digoxin, Vasolan, Almarl, Rize）を経口投与する。

【生活注意】ストレス，不眠を避ける。コーヒー，タバコをやめる。

II. 発作性心室性頻脈　Paroxysmal Ventricular Tachycardia

【原因】器質的心疾患のあるときにみる。虚血性心疾患，とくに心筋梗塞急性期に多い。薬物によっても生ずる。

【所見】血圧下降・顔面蒼白，ショック，狭心症や心不全症状，失神，痙攣を合併することもある。心室細動（p. 120）に移行し急死することもある。

【症状】動悸，胸苦。

【診断】心電図検査：心拍数は毎分140〜240, QRS は幅広い（p. 119）。

【治療】①酸素吸入。②薬物療法：リドカイン静注，メキシチール，β 遮断剤，ワソラン内服。③ジギタリスは心室頻拍には一般的には禁忌とされているが，心不全明なときには用いる。④血行動態悪化時に電気除細動を行う。または経静脈ペース・メーカー挿入。⑤目標：不整脈の消失，再発の予防。

【生活注意】参照心室性期外収縮（p. 118, 133）。

7. WPW症候群　WPW Syndrome（Wolff, Parkinson, White）

【原因】先天的に心房と心室との間にKent束（心筋束）と呼ばれる筋肉束が存在し，心房から心室への興奮の副伝導路として働く。小児に先天性心疾患，成人では冠動脈硬化症，高血圧症に多い。

【所見】①心電図ではPQ間隔短縮（≤0.12秒），QRS幅の延長（≥0.12秒），デルタ波を伴う，ときに頻拍発作を伴う。②Kent束を通った興奮は房室結節を通る興奮よりも早く心室に到達し，心室の一部を興奮させる。心室性期外収縮の興奮が副伝導路を通って心房へ逆伝導され，心房性頻脈症や心房細動の引金になることがある。③Kent束の不応期が短いと心室拍数は200/分以上になり，心室筋の受攻期を刺激して心室細動となることがある。（p. 124）

【症状】通常は無症状，頻脈発作時に動悸，息切。

【診断】①心電図検査　PQ短縮，QRS幅延長，デルタ波，発作性頻脈（心房細動，心房粗動）。②脚ブロック，心室肥大との鑑別。③Kent束の局在。

【治療】①発作がなければ治療不要。②発作頻度の少ないものにCa拮抗剤，Rythmodanとβ遮断薬の経口投与。③ジギタリスは副伝導路を抑制しないので頻脈型心房細動に無効である。④発作持続例にはAmisalin, Xylocaineの静注。⑤失神の既往，薬剤抵抗性頻脈に副伝導路切断術，高周波カテーテルアブレーション焼灼術治療。

【生活注意】①頻脈発作（−），虚血性心疾患（−），合併疾患（−）：自覚症状，X線，心Echo，負荷心電図など異常がなければ，健常者と同様に運動してよい。②頻脈（＋），虚血（−），合併症（−）：有効な薬剤を投与し，自覚症状をみながら運動してよい。③頻脈（＋），虚血（＋），合併症（＋）：運動制限が必要で，心カテーテル検査もすすめる。④禁煙。コーヒー，アルコール，過労，暴飲暴食を避ける。

MRSA（Methicillin Resistant Staphylococcus Aureus）

各種抗生剤に耐性を示す多薬耐性黄色ブドウ球菌で，メチシリンやセフェム系抗生剤を含め，ほとんどのβ-ラクタム系に対して耐性の菌である。MRSA拡散の一因は抗生剤の乱用による。免疫力低下の病弱者や老人に院内で感染しやすい。有効な薬剤は少ない。現在バンコマイシンは有効，再々感染に無効。

8. 脚ブロック　Bundle branch block

1. 右脚ブロック　Right Bundle Branch Block

【原因】洞房結節から房室結節に達して興奮は His 束から右脚と左脚に分かれて伝導され，Purkinje 線維を介して心室筋に伝導される。右脚に器質的あるいは機能的病変が生じ，右脚を介する興奮伝導が障害される。

【所見】①右脚は左冠動脈前下行枝と右冠動脈より栄養を受ける。右脚は細くて末梢部まで分枝せずに走行するため，各種の病態により容易に障害される。②冠動脈硬化症，高血圧症，心筋梗塞，心房中隔欠損症，心室中隔欠損修復術後によることが多いが，基礎疾患がはっきりしないのも多い。③不完全右脚ブロックは右室の拡張期負荷によって右室流出路が肥大し，この部の興奮が遅延するため，V_1 に R′波が出現する。

【症状】自覚症状はほとんどない。

【診断】①心電図検査　右側胸部誘導の rSR′型（V_1, V_2），QRS 波の直前に P 波が見られ洞調律，左室側誘導の幅広い S 波（I, V_5, V_6），QRS 間隔延長，QRS 時間＜0.12秒は不完全右脚ブロックという。（参考 p. 123）②胸部 X 線，心エコー検査：基礎疾患有無の確認。

【治療】不要。健康人でも右脚ブロックはしばしば認められ，高令者では増加する。心機能にほとんど影響しない。普通の仕事・生活や運動に差支えない。

2. 左脚ブロック　Left Bunadle Branch Block

【原因】左脚は太く短い主幹部に続いて，前枝と後枝に分枝している。左脚が障害を受け，左脚を介しての興奮が行われなくなる。障害部位によって，さらに左脚主幹部の障害と前枝，後枝の障害に分けられる。

【所見】①左脚後枝は左冠動脈前下行枝と右冠動脈より栄養を受け，左脚前枝は左冠動脈前下行枝に栄養される。左脚は太くかつ扇状に分枝するために障害を受けにくい。左脚ブロックは明らかな基礎疾患を有するものに多く見られる。ときに心拡大や器質的心疾患が認められないこともある。②前枝，後枝の左脚ブロックを起す基礎疾患としては，急性心筋梗塞，狭心症，高血圧症，特発性心筋症，心筋炎など。③左脚主幹部の障害は老化により肥厚した中隔面心内膜と硬化した膜性中隔の間に左脚が機械的に圧迫され生じることが多い。

【症状】①初期は無症状，②進行すると心不全（p. 147）になる。
【診断】①心電図：左室側誘導に幅広いR波（Ⅰ，Ⅱ，V_5，V_6），右側胸部誘導に幅広いS波（V_1），QRS間隔の延長（参考p. 123）。②胸部X線，心Echo，心カテーテル検査：基礎疾患有無の確認。
【治療】①症状がなければ治療は不要。②二枝ブロックで心不全症状が認められば，まず強心剤や利尿剤を投与する。効かなければペースメーカー植込。
【生活注意】①頻脈・徐脈を伴わないかぎり，循環動態に異常をきたすことはない。主幹部の場合に心筋病変が軽度なことが多いため，予後は比較的よい。②前枝，後枝の左脚ブロックは心筋病変が広範な場合が多いため，心拡大や心不全を合併することがある。③規則正しい生活と定期通院が望しい。

9. 洞不全症候群　Sick Sinus Syndrome

【原因】①心筋症，アミロイドーシス，サルコイドーシス，リウマチ性心疾患，虚血性心疾患などがあるが。②原因不明のものも50％がある。
【所見】①洞結節やその周辺の病変により著しい洞徐脈，洞房ブロック，洞停止，徐脈頻脈が出現する状態である。薬物（β遮断剤，ジキタリス），代謝異常，内分泌異常による一過性の洞機能低下状態は除外する。②Ⅰ群：原因が明らかでない，持続的で心拍数45/分以下の高度な洞徐脈（洞結節興奮頻度の低下による徐脈）。Ⅱ群：洞停止または洞房ブロック（洞結節から心房への伝導の途絶）。Ⅲ群：徐脈頻脈症候群（洞結節機能障害，洞房伝導障害，心房の異常自動能の亢進，房室接合部自動能の低下）。
【症状】①無症状（20％）。②脳症状（失神・めまい），心症状（動悸，息切，倦怠感，浮腫）。
【診断】①自覚症状（易疲労感，めまい，失神）。②外来通院時に通常心電図，Holter心電図，入院時にmonitor心電図。③次の⒜⒝を除外したもの：⒜生理的な洞徐脈（迷走神経緊張状態やスポーツ選手などみられれ，運動による心拍増加反応が良好），⒝急性一過性洞停止や徐脈（ジキタリス薬，β遮断薬，Ca拮抗薬，抗不整脈薬などの薬剤により誘発されることがある）。④負荷試験：Master Doubleの運動試験で心拍数の増加はほとんどない。アトロピン試験でAtropine 0.5 mgを静注しても洞調律は60/分以下。（p. 113, 114）

【治療】①徐脈のみ：無症状であれば経過観察のみで十分である。倦怠感，めまい，失神，心不全を伴うものには薬物療法（交感神経刺激剤，Alotec, Atropin, Proternol-L）を試みる。無効な時はペースメーカの適応を考える。②徐脈頻脈：徐脈の程度が1分間50くらいで，頻脈性不整脈を伴う時は少量のジギタリス薬を試みる，徐脈に要注意，β-遮断剤不可。③ Adams-Stokes 発作（心不全のため失神，チアノーゼ，けいれん）に，硫酸アトロピン静注やプロタノールL持続点滴を行う。頻発なら Pace maker 植込適応の検討と施行。

【ペースメーカ植込の適応】Ⅰ．適応　①薬剤を投与しても，めまい，失神の症状を認める。② Holter 心電図で24時間総心拍数7万以下，最大R-R間隔5秒以上，最小心拍数35/分以下，心停止（3秒以上）の頻発（特に昼間），③心内電気生理学的検査で洞機能回復時間5秒以上。④高令者（85才以上）はペースメーカーの植込は必ずしも必要ではない。余命は変らないから。（①かつ②は必須条件で，③は必須ではない）。Ⅱ．種類　①単腔式：VVI（心室調律，心室感知，モドは抑制），すべての徐脈性不整脈に利用，作動単純，故障少ない。②二腔式：DDD（心房・心室調律，感知，同期と抑制），自然体に近い。

【生活注意】①毎日起床時，寝前に脈拍を測定する。②仕事，食事，運動，性生活，旅行にとくに制限はない。③ペース・メーカー登録のカードを携帯し，1～4ケ月に1回外来で診療を受ける。④失神，めまい，労作時息切れ，または1分間の脈拍は設定より6回以上少ない時，できるだけ早く病院へ受診に行くこと。⑤電気製品に要注意，頻回にスイッチを入れたり，切ったりしない。エンジン類は極端的に近づかない。X線検査可，MRI・放射線治療・電気メスの使用は不可。携帯電話は25cm以上の距離を保つ。

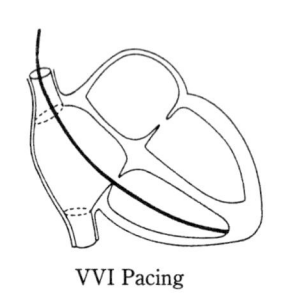

VVI Pacing

Adams-Strokes 症候群

①心室拍動休止型：洞房ブロック・房室ブロックで，3～4秒心停止→症状なし，6～8秒心停止→めまい，10秒心停止→失神，7～10分心停止→死亡。②心室頻拍型：心拍数＞140/分→動悸。心拍数＞200/分→めまい。心拍数＞250/分→失神（心拍出量低下，心停止ではない，予後は徐脈型よりよい）。

10. 心停止　Cardiac Arrest

【原因】心室停止または心室細動により心臓から全身に血液を送り出せなくなった。①心筋梗塞，心破裂，洞不全症候群，心筋症，②急性呼吸不全(窒息)，肺梗塞，③広汎な脳出血，脳梗塞，脳幹出血・梗塞，脳ヘルニア，くも膜下出血，④大量の出血，中毒反応，各疾患の末期。

【所見】①心停止後，脳は10数秒で脳虚血症状（めまい，失神）が出現，さらに続くとチアノーゼ・痙攣・呼吸停止をみる。②3分以上の心停止で中枢神経系不可逆性変化が起こり，心拍が回復しても中枢神経障害を残す。それ以上心停止が続けば死亡する。③心筋10〜20分，腎・肝60〜90分，肺は2時間まで蘇生可能といわれている。

【症状】ショック状態。

【診断】①心音が聞こえない，②大腿・頚動脈の拍動が触知しない，③monitor 心電図では波形平低，④チアノーゼ，⑤時間が経てば，瞳孔が散大する。

【治療】①心停止を認めた場合，まず胸骨下部を数回叩打する。②心拍が回復しなければ心マッサージを行い，気道を確保して人工呼吸を行う。③心電図をとり，心室停止ならば強心昇圧剤 bosmin 0.5 mg を心腔内に注入，心室細動ならば電気除細動（200〜400 J）で心拍の回復を図る。メイロン20 ml を静注，アシドーシスの補正を行う。電気除細動が無効のときはエピネフリン（ボスミン0.5〜1 mg）や塩化カルシウムを静注して，電気除細動を行う。④30分間蘇生術を心拍が回復するまでくり返し行う。心拍が回復しても低血圧または徐脈が続く場合には proternol 2〜10 ug/分の点滴静注を行なう。⑤心室細動後，心拍が回復すれば，リドカイン50 mg を静注し，さらに1〜4 mg/分の点滴静注を行って，心室頻脈・心室細動の再発を予防する。⑥心拍毎分35以下なら，X線透視下に一過性人工ペースメーカー右室ペーシング。⑦30分間蘇生術を行っても心拍が戻らなければあきらめる。心拍が再開し，人工呼吸に頼って，脳死状態で患者や家族のためにならない。家族の希望なら1時間位続行。

【生活注意】①易疲労，胸痛，息切，動悸のある人は要注意である。②狭心症，高血圧症に喫煙なら発生率が高くなる。狭心症と高血圧の治療，禁煙。③心肺蘇生術を受けて1年以内に急死（心停止）率は約20％である。定期通院。④脂肪，糖質を控える。野菜，果物，牛乳の摂取をすすめる。規則正しい生活。

11. 狭心症　Angina Pectoris

【原因】心臓の冠状動脈の狭窄閉塞やけいれんによって一過性発作的に起きる。

1. 動脈硬化や攣縮（冠動脈による酸素供給の減少）　①血管性因子：加齢（老化），高血圧症，肥満，糖尿病，冠動脈硬化・塞栓，解離性大動脈瘤，冠動脈先天異常，情動，寒冷，上部消化管疾患，喫煙。②血液性因子：貧血，低酸素血症，赤血球増多症。③循環因子：不整脈，起立性低血圧，大動脈弁狭窄，大動脈弁閉鎖不全，僧帽弁狭窄，僧帽弁閉鎖不全症。
2. 労作（心筋の酸素需要の増大）　①心仕事量の増大：大動脈弁狭窄症，大動脈弁閉鎖不全症，高血圧症。②酸素消費増大：甲状腺機能亢進症，カテコラミン分泌増加の状態。③心拍出量増加：労作，興奮，食事中，動静脈瘻。

Ｉ．労作狭心症　Angina of Effort

【誘因】運動・労作のほか，精神的興奮，寒冷，食事，排便・排尿など。運動・労作で起きた発作は，安静により寛解する。

【症状】①胸痛，絞扼，灼熱，圧迫，不快感。②痛みの持続は1〜5分，30分を超えたら心筋梗塞か他疾患の可能性が大きい。③痛みの分布は患者により異なるが，同一患者では同じで，前胸部かやや左側たまに心窩部が多い。④放散痛は左肩，左手の内側に，または顎・歯に達することもある。⑤ SAVES-N: Sudden onset, Anterior chest pain, Vague discomfort, Effort, Eat, Emotion, Short duration, Nitroglycerin。（突然な前胸痛，短時間，ニトロ剤よく効く）

【診断】1. 心電図検査：①非発作時心電図ですでに ST 降下，T 平低・陰転。②非発作時正常で，発作中に ST 低下，T 陰転を認める。③狭心症があっても非発作時心電図で異常を示すものは約半数にすぎないので，運動負荷試験が一般に行われる。Master 2 階段試験の陽性率は約50％である。（p. 92, 125）
2. 心カテーテル検査：冠動脈狭窄病変の程度・部位や側副循環の存在がわかる。冠動脈造影が正常でも狭心症は否定できない（けいれんによる閉塞）。
3. 心エコー検査：心室機能低下（収縮力低下）の患者は寿命が短い。
4. 採血検査：白血球数，赤沈値，CRP, TnT, CPK, GOT, LDH が正常。
5. 予後：冠動脈の狭窄血管の数や部位・程度，側副血行路の発達，高血圧・糖尿病，高脂血症合併の有無，生活態度（喫煙，ストレス）に左右される。

【発作時の治療】①深呼吸，ニトロ剤舌下錠：1〜2分で効果発現（効果がなければ3分後にもう1錠，また効果がなければ3分後にもう1錠舌下，3錠舌下

しても効果がなければ，救急車を呼んで入院する），②酸素（O_2）吸入，③ニトログリセリン（ミリスロール）を点滴する，④胸痛が激しければ鎮痛剤（レペタン，ソセゴン）を筋注する。⑤新規発症の狭心症が来院時に無症状でも入院させて経過観察と治療。帰宅させた後に心筋梗塞発作の例がある。
【治療】内科外来でニトロ剤，Ca^+拮抗薬，冠拡張剤，β遮断薬，安定剤，抗血小板剤，抗凝固剤を投与する。経過観察。
【内科的経皮的冠動脈形成術 PTCA】直径2～4 mmのバルーンを先端につけたカテーテルを，ガイドワイヤーの誘導下にバルーンを収縮させたまま冠動脈内の狭窄部まですすめ，狭窄部でバルーンを4～10気圧で60～120秒拡張させ，内腔を拡大す手技である。その後抗血小板凝集剤，抗凝固剤を投与する。
1. 適応：①内科（薬剤）的治療に効かない狭心症，②一枝病変例（責任血管），③冠動脈バイパス手術の適応例，④狭心症の歴が短い。高度狭窄（90％以上），近位部，限局性，狭窄部が短い，非石灰化のもの。
2. 禁忌：①左主幹部の狭窄，②2枝閉塞に第三枝狭窄，③6ケ月以上経過した完全閉塞，高度石灰化病変，びまん性病変。
3. 再狭窄：PTCAでは35％，PTCA後Stent留置では8％，DCA（アテローム除去術）では25％ 3年後再狭窄になる。施設間に差が見られる。
【外科治療】①内科（薬剤）的治療に効かない症例。②72才以下。③PTCA施行不能症例（左冠動脈主幹部病変，三枝病変，**不安定狭心症**）。

Ⅱ．**異型狭心症** Variant Angina (Spastic Angina)
【所見】①疼痛は安静時に起きる。冠動脈のけいれんと思われる。②刺激で発作は誘発されない。③疼痛は激烈で長い。④増悪と軽減の期間が等しい。⑤同じ時刻（深夜，早朝）に起きる。⑥発作時または寛解期に不整脈が多く認められる。心室性期外収縮，心室頻脈。細動，房室ブロック，心停止などがある。一過性の房室ブロックは右冠動脈に多い。心室性不整脈は左前下行枝に多い。
【診断】発作時の心電図にST上昇（p. 126）。
【治療】発作予防にCa拮抗剤，β遮断剤（単独投与せず）や抗血小板凝集剤を投与する。発作時には硝酸薬（ニトロペン）を投与する。
【生活注意】①適切な運動，生活食事注意（p. 131），②増悪因子（高脂血症，高血圧，肥満，糖尿病，喫煙，高尿酸血症，コーヒー，ストレス）を除去する。③坂道・階段を登って胸苦・息切を感じたら立止って深呼吸一時的に休む。

12. 心筋梗塞　Acute Myocardiac Infarction

【原因】①冠動脈硬化による閉塞。②冠動脈のけいれんによる閉塞。③誘因：喫煙，ストレス・過労，寒冷，暴飲暴食。④危険因子：高脂血症，高血圧症，糖尿病，肥満，心電図異常，運動不足，高尿酸血症，高齢，心弁膜症。

【所見】①冠動脈がつまってしまい，心筋に限局性虚血性壊死を起こした状態。心筋壊死の心電図変化，胸痛の臨床症状，血液の検査所見を伴う。発生後1～2ケ月間を急性梗塞，その後を陳旧性梗塞という。心筋層にわたる貫壁性梗塞，その一部を占める非貫壁性梗塞（心内膜下梗塞）。②胸痛は安静中または労作中にはじまり，狭心症に似ているが，より強烈で安静にしても寛解せず，30分以上つづくことが多く，数日にわたることもある。ニトロ剤は無効である。死の恐怖感・不安感におそわれることもある。しばしば冷汗を伴う。無痛性心筋梗塞は，糖尿病患者や老年者に多くみられる。③呼吸困難はとくに老人で呼吸困難を主訴とすることがある。喘息と誤診されうる。④胃腸症状は心窩部痛嘔気・嘔吐が伴い，下痢，消化管出血の合併もある。⑤神経症状はめまい，意識障害（脳梗塞合併症）。⑥合併症不整脈は心電図モニターにより不整脈は80％以上に認められる。期外収縮とくに心室性期外収縮の頻度が高い。2度以上の房室ブロックは下壁梗塞に合併し，一過性のことが多い。前壁梗塞に合併するものは重症（Pacing必要なことがある，下壁なら経過観察）。不整脈は発症1～5日にみられる。特に24時間以内にみられることが多い。ショック（左心室の40％以上の梗塞）は血圧低下・皮膚蒼白・冷汗が発作直後に一過性にみられることがある。晩期は心ポンプ作用の低下による心原性ショックあり，収縮期血圧80 mmHg以下，チアノーゼ，頻脈，脈拍微弱，乏尿，意識混濁などが起きる。梗塞発症後24時間以内に多い。心不全は早期に急性左心不全による肺水腫を起こすが，軽症の左心不全で軽度の呼吸困難，ラ音を認める例が多い。発症時冷汗見られるが，発熱はない。24時間以内に38℃までの発熱があり，2～3日から1週間以内に下熱する。心膜炎，心筋炎（p. 161）との鑑別が必要である。

【症状】胸痛（胸苦，30分以上持続），呼吸困難。（息切のみ，胸痛なしの症例もある）

【診断】1. 聴診所見：初期は正常，心不全になればⅢ音・Ⅳ音，湿性ラ音。発作直後から血圧低下。上昇する例もある，2～3病日以後には低下する。

2. 心電図：発作直後にS-Tが上昇し，数時間後に深い幅広い異常Q波が出現する。ついでSTの終わりの部分が陰性化し，STの上昇が次第に減少し，数日後に冠性Tが出現する。異常Q波は深さを減じ，数年後まで残こる。心室瘤が合併したらST上昇は持続する。10%所見なし。
3. 梗塞部位：心電図の深いQ波の出現による。①前壁中隔　V_1, V_2, V_3，②広範前壁　I, $aV_L, V_1, V_2, V_3, V_4, V_5, V_6$，③前壁側壁　I, aV_L, V_5, V_6，④心尖部　V_3, V_4，⑤下壁　II, III, aV_F，⑥高位側壁　I, aV_L，⑦後側壁　V_1 の高い幅広いR, V_6 のQ，⑧後壁　V_1, V_2 のR波の増高，STの低下，⑨心内膜下梗塞では異常Q波出現せず，ST降下や冠性T（老人に多い），⑩右室梗塞（頭胸誘導心電図, 北京），⑪異常Q波が出現しない場合：心筋梗塞の急性期，心内膜下梗塞，純後壁梗塞，心室内伝導障害（左脚ブロック，WPW症候群，ペースメーカー植込後，心室調律），心筋梗塞再発。
4. 血液検査：①白血球は発作後2～3時間で10,000～20,000程度の増加。②赤沈は発作後2～3日から促進。③CRPは12～36時間で陽性化。④CPKは2～4時間後で上昇，24時間で最高値。最高値は1000まで軽症，1000～2000中等症，2000以上重症。⑤GOTは6～12時間上昇。⑥LDHは12～24時間で上昇。⑦TnT（トロポニンT）の上昇，梗塞後3時間出現，12～18時間最高値。
5. 心エコー：左心室梗塞部の運動異常（低収縮Hypokinesis，無収縮Akinesis，奇異性運動Asynergy）。超急性期の診断は難しい。
6. 心カテーテル：4週間後に行う。①左心カテーテルは左右冠動脈の狭窄，閉塞部位，左心室収縮の確認。②右心カテーによる心拍出量，心内圧測定。
7. 鑑別診断：心膜症，心筋症，解離性大動脈瘤，肺梗塞症，自然気胸，胃十二指腸潰瘍，胆石症，膵炎，頸椎症，神経痛，筋肉痛。

【治療】①安静：重症部屋で治療，精神的に肉体的に安静（心不全ならベッド上に寝返り可，心不全がなければポータブルトイレ可）。重症度によって1～2週間が必要。②鎮痛剤：レペタン0.2 mg筋注。③酸素：$PaO_2 > 80$ mmHgに維持するよう，鼻カニューレまたはマスクで1～4 l/分。④食事：絶食（24時間），補液＜1500 ml。翌日の昼食から5分粥，1～2週間で常食にする。⑤不整脈（キシロカイン），ショック（IABP大動脈内バルンパンピング），心不全の治療（参考 p. 149）。⑥抗凝血薬：発作後6時間までの症例に血栓溶解剤ウロキナーゼの点滴（48～96万単位/30分）。t-PA（プラスベータ）1440万単位＋生食水100 ml（75才以上，高血圧，易出血の患者に慎重使用），20%急速投与

（1～2分静注），残りを1時間点滴静注する。（問題点：出血や再開通後に不整脈が出現することがある）。その後，内服薬として梗塞予防にAspirin 0.25 g, Wafarin 2 mgを1日1回投与する。⑦心冠動脈拡張剤にニトロ剤，Ca^{++}拮抗剤，緩下剤（心臓に負担をかけない），β遮断剤（心臓を休ませる，心不全に不可）。⑧心不全のない症例にはドパミンの使用は不要。肺水腫，血圧の低下（BP≦80 mmHg）にドパミンを使用する。

【経皮的冠動脈内血栓溶解療法 PTCR】Urokinase (UK), tissue Plasminogen Activator (t-PA)は発症より4時間以内に血流を再開させれば梗塞サイズの縮小，心機能の改善，死亡率の減少がみられたという。適用：日本，中国では発作後6時間まで，イギリスでは12時間まで。t-PAは高価でやたらに使わない。

【外科治療】①大動脈-冠動脈バイパス手術（心筋梗塞後心カテーテル検査でなお冠動脈の狭窄や閉塞が存在し，再発はありうるもの）。②心室瘤切除術（心不全，塞栓症，難治性心室不整脈）。③中隔穿孔修復術（心室中隔穿孔），梗塞部位切除術パッチ縫合（左室自由破裂）。④人工弁置換術（僧帽弁閉鎖不全症：乳頭筋断裂，乳頭筋機能不全，僧帽弁輪拡大）などが行われる。

【入院期間】重症（CPKの最大値＞2000）は4週間，中等症（CPK最大値1000～2000）は3週間，軽症（maxCPK＜1000）は2週間を目安とする。退院前に心臓カテーテル検査（p. 95）をすすめる。

【リハビリテーション】開始の時期に胸痛，倦怠感の自覚症状のないこと。心不全，不整脈のないこと，検査値（CPK, GOT, LDH, WBC, ESR）が正常化していること。合併症のない経過順調な例では，2週間以下の臥床安静後，坐位・立位・室内歩行・廊下歩行と経過をみながら次第に運動量を増してゆく。

【生活注意】①退院後に軽い日常労作3週間，息切，胸苦にならない程度にこなす。3ケ月以内に職業的完全復職を目指す。②Lowm 分類Ⅳ，Ⅴの不整脈（参考 p. 133），運動負荷にSTが2 mm以上の低下（参考 p. 93），運動時に血圧の低下，心室性期外収縮の増加，急性期に心不全の患者は運動を控える（禁止）。入浴・食事など参考 p. 150。禁煙，減酒。③陳旧性心筋梗塞の患者は症状がないから梗塞予防の薬をやめてはいけない。毎日きちんと通院する。毎日1～2回きちんと冠拡張剤と梗塞予防の薬を飲む。

13. 心不全 Congestive Heart Failure

【原因】心筋収縮機能の低下（少数例は拡張機能障害）により心臓が生体組織の必要とする血液量を拍出しえない。心機能（駆出率，短縮率）障害，運動能力の低下と神経内分泌因子の亢進を伴う。①**急性心不全**：急性心筋梗塞，拡張型心筋症，急性心筋炎，急性僧帽弁狭窄・閉鎖不全，急性大動脈弁狭窄・閉鎖不全。②**慢性心不全の急性増悪**：陳旧性心筋梗塞，高血圧症，心筋症，弁膜症，先天性心疾患。③**誘因**：身体的，精神的ストレス，環境的因子，感染症，不整脈，薬剤の中断や過剰，塩分，水分，アルコールの過剰攝取，ビタミンB_1欠乏，妊娠，分娩，肺梗塞，腎不全，甲状腺機能障害，膠原病，貧血，出血。④**心ポンプ機能失調**：a. 心拍数の異常（房室ブロックなどの徐拍，心房細動などの頻拍），b. 前負荷の障害：拡張障害（心膜炎，心筋症），充満不全（僧帽弁狭窄症），充満過剰（僧帽弁閉鎖不全症，大動脈弁閉鎖不全症），c. 後負荷の異常（高血圧性心疾患，大動脈弁狭窄症，大動脈縮窄），d. 収縮性低下：局所的収縮異常（虚血性心疾患），全体的収縮異常（拡張型心筋症，心筋炎）。各種疾患の末期。

【所見】1. 慢性心不全　**NYHA分類**Ⅰ度：普通の身体活動によりとくに疲労，動悸，呼吸困難，狭心痛が起らない。Ⅱ度：安静時に苦痛がない。普通の身体活動により疲労，動悸，呼吸困難，狭心痛が起こる。Ⅲ度：安静時に苦痛がない。普通以下の身体活動により疲労，動悸，呼吸困難，狭心痛が起こる。Ⅳ度：安静時にも，ときに心不全あるいは狭心症状が起こる。身体活動はいつも苦痛を増す。

2. 急性心不全　①**Killip分類**　Ⅰ：心不全の徴候なし。Ⅱ：肺のラ音聴取域<25%。Ⅲ：肺のラ音聴取域≧50%（肺水腫）。Ⅳ：心原性ショック，血圧低下（収縮期圧≦90 mmHg），乏尿（時間尿量<20 m*l*），末梢循環不全（冷汗，冷たい皮膚，チアノーゼ，意識障害）。②**Forrester分類**（参考 p. 149）。

Ⅰ．左心不全

【症状】①呼吸困難：初期に労作性呼吸困難を訴えるが，進行するにつれて軽度の労作でも自覚するように，ついには安静時呼吸困難をきたす。肺うっ血がすすむと臥位で呼吸困難があり，頭や上半身を起こすと寛解することがある。（起坐呼吸＝心臓喘息）。臥位により下肢・腹腔内血管床からの血液が肺うっ血（肺水腫）を増大するためである。夜間突然呼吸困難で覚醒し，軽症では起坐

位をとるだけで寛解する。重症では喘鳴，咳を伴う（気管支喘息と鑑別要）。通常数分から数時間の起座位で発作はおさまる。さらに肺うっ血がすすむと急性肺水腫まで進展する。起座呼吸，チアノーゼ，冷汗をきたす。咳，喘鳴を伴う泡沫をまじえた血性の痰を喀出する。②疲労感：労作性の疲労感で，安静により消失する。心拍出量減少によることが多い。

【診断】1. 聴診：Ⅲ音，Ⅳ音亢進し，奔馬調を認める。初期は仰臥位で両側肺部のみ乾性あるいは湿性ラ音を聴取するが，重症（肺水腫）になれば肺野全体で聴かれるようになり，湿性でCoarse Crackle（水泡音）。

2. 胸部X線：左室拡大，肺静脈の拡張，肺門陰影増強，肺うっ血像（肺門部を中心とした蝶形状陰影，肺水腫）

3. 心Echo：弁膜の異常（狭窄，閉鎖不全），左室収縮動態の異常（壁運動の障害，びまん性，局在性），心室腔の拡大，壁肥厚，心囊水腫有無の確認。心室機能低下（心室収縮力低下）の患者は寿命が短い。

4. Swan-Ganz Catheter：肺毛細管血圧，肺動脈圧，心拍出量の測定を行う。肺毛細管圧18 mmHg以上，心拍出量2.2 l/分/m^2 以下のものは重症である。

Ⅱ．右心不全

【症状】①消化器症状：食欲不振，悪心，腹部膨満感を訴える，労作時右上腹部痛もみられる。消化管および肝うっ血が原因である。②尿量減少：昼間での尿量減少で，夜間には増加する。③静脈怒張：とくに頸静脈の怒張を認める。④浮腫：立位患者では下肢・足背に，夕方に著明。臥位の患者では背部仙骨部に強い。⑤肝腫大：うっ血肝によるもので長時間つづくと肝機能障害を起こす。

【診断】1. 聴診：心不全によるⅢ音，Ⅳ音。

2. 胸部X線：心陰影は基礎疾患により心房，心室の拡大が著明となる（とくに両心室）。間質浮腫ではKerley B線が太く見える，葉間胸膜の浮腫によるvanishing tumorをみることがある。

3. 心電図：特異的な所見はなく，基礎疾患による所見。

4. 右心カテーテル：Swan-Ganz Catheter（p. 96）で右房圧，右室圧，肺動脈圧，肺動脈楔入部圧，心拍出量（心拍出量減少，心内圧上昇）を測定する。

5. 採血（生化学）検査：BUN軽度上昇，血清アルブミン低下，GOT，GPT，ビリルビン軽度上昇を認める（うっ血肝）ことがある。

Ⅲ．心不全の治療

【心機能の改善】①心拍数（減少へ）ジギタリス，Ca拮抗剤（Vasolan），抗不整脈剤（Xylocaine, Mexitil, Aspenon）。②心筋収縮：（増強へ）ジギタリス，プロタノール，ノルアドレナリン，ドパミン，ドブタミン。③拡張機能：フランドール，Ca^+拮抗剤。④前負荷：（減少へ）ジギタリス，利尿剤，静脈拡張剤，ニトロ剤，ACE剤。⑤後負荷：（減少へ）交感神経遮断剤，ニトロ剤，ACE剤，IABP（大動脈内バルーンポンプ）。⑥局所心筋運動の改善と保護：O_2吸入の増加（PO_2），前後負荷の減少，心拍出量の減少と低血圧，IABP（大動脈内バルーンパンピング）とA–C（大動脈–冠動脈）Bypass手術。

【急性心不全】**Forrester分類**による治療，Ⅰ正常状態（肺毛細血管楔入圧PCWP＜18 mmHg，心拍出量CI＞2.2 l/分/m^2）→そのまま経過観察，または利尿剤。Ⅱ肺うっ血状態（PCWP＞18, CI＞2.2）→利尿剤，血管拡張剤。Ⅲ低心拍出〈末梢循環不全〉（PCWP＜18, CI＜2.2）→補液，カテコラミン，ジギタリス。Ⅳ肺うっ血・低心拍出状態（PCWP＞18, CI＜2.2）→利尿剤，カテコラミン（DOA, DOB），血管拡張剤（フランドール，ミリスロール）。

【慢性心不全】**Braunwald分類**による治療，①無症候性：危険因子の除去（禁煙，肥満の是正，高脂血症・高血圧症の治療）。②症状性：運動制限，食塩制限，薬物治療（利尿剤，ACE阻害剤，血管拡張剤，ジギタリス）。③難治性：強心剤（dopamine），血管拡張剤（Nitroglycerin），大動脈内バルーンパンピング，心膜貯留液の除去。④漢方：柴苓湯（中，中）。

【外科療法】①胸腔穿刺，補助循環，心移植，②緊急手術の適応：心室中隔穿孔，心破裂，腱索断裂（急性僧帽弁閉鎖不全），急性大動脈弁閉鎖不全。

Ⅴ．入院，通院，生活，食事

【急性心不全の入院基準】①症状：呼吸困難，起坐呼吸，湿性ラ音，乾性ラ音，喘鳴，血性泡沫状喀痰，②他覚的所見：意識混濁，頻脈，交互脈，血圧上昇，血圧低下，チアノーゼ，奔馬調律（Ⅲ，Ⅳ音），湿性ラ音。

【慢性心不全の入院基準】脱衣，窓拭き，散歩，安静な日常生活で息切。

【慢性心不全の治療目標】①心機能の改善，血行動態の改善，②心不全症状の軽減・消失，③運動能力の増大，生存期間の延長。

【慢性心不全の外来通院基準】①夜間や安静時の呼吸困難がない。②労作時の息切や倦怠感は安静によって回復する。③めまい，失神，乏尿がない。

【生活注意】①タバコは厳禁。②お酒はなるべく飲まない方がよい。③排便時にいきむと心臓に負担がかかる。便秘と下痢をさける。④入浴は熱すぎないように（夏38℃〜冬39℃くらい），長く入らないようにする。退院後2〜3ケ月くらい毎日入浴せず，週2〜3回で，徐々に増していく。入浴と洗髪は別々に行う（一緒にすると疲れる）。入浴しない日に下半身を拭くこと（膀胱炎にならないように）。⑤冬季のトイレと脱衣場は暖房を入れて，脳卒中と心臓梗塞の事故を防ぐ。⑥カゼを引かないように，引いたら早目に受診する。⑦2階建の家では患者はなるべく1階に住み，階段を使わない方がよい。⑧浮腫，息切，食欲不振のとき，早目に病院へ受診する。⑨食塩：健康人1日10ｇ，軽症7ｇ，中等症5ｇ，重症3ｇ。栄養量：軽症1500〜1800 Kcal，重症1000 Kcal。果物，野菜：ビタミン，ミネラルの補給，便秘予防に役立つ。水分：軽症で制限する必要はない。重症で浮腫をみて500〜1000 ml と制限する。⑩食事：1回の量を少なくして，回数をふやし，1日5食とする。ゆっくり時間をかけてとる。コーヒー，チョコレート，炭酸飲料を避ける。

〈診療雑談〉　長寿十か条（日本臨床内科医会）
1. ゆっくり食べようよく噛んで，腹八分目で箸を置く
2. お魚，大豆製品，野菜果物を欠かさず，バランスの良い食事
3. 毎日歩こう30分，足腰きたえて長寿への道
4. 早寝，早起き，タバコは吸わない，お酒はほどほど健康の秘密
5. 頭を使ってボケ防止，毎日明るく夢を持つ
6. 眠れない，食欲がない，元気がない，家庭医にまず相談を
7. ストレス貯めずによく眠り，過労を避けて休養を
8. うがい，手洗い習慣をつけて，かぜやインフルエンザの予防
9. あなたの健康は家族の宝，進んで検診，自己管理を
10. いつでも何でも相談できる，かかりつけ医を持つ

〈雑談〉願いが与えられる事は決してない。そのために努力が必要である。

14. 僧帽弁狭窄症　Mitral Stenosis

【原因】先天性，リウマチ性。リウマチ性の炎症・治癒を繰り返していくうちに，僧帽弁前尖と後尖は交連部で融合し，弁の癒合，腱索の癒合・短縮で瘢痕組織などにより狭窄が10年から数十年にかかって進む。

【所見】①健常な僧帽弁口面積は 4〜6 cm^2 あり，弁口面積が 2 cm^2 以下になると運動時に息切が起こる。②狭窄のため左房圧は上昇し左房容積は増大し，左房収縮が強大になり，左室への血流を増大させる。③心房細動が合併すると左室拍出量の減少と左房後方のうっ血が生ずる。左房圧上昇，肺毛細管圧上昇が起こると呼吸困難・肺水腫（仰臥位で息苦，心不全）となる。④肺毛細管圧の上昇は肺小動脈の収縮，肺動脈圧の上昇，ついで右室の肥大，拡張をもたらす。

【症状】①労作時息切，動悸，易疲労：僧帽弁狭窄のため左心室への血流が減り，心拍量が低下する。②チアノーゼ：心拍出量の低下と肺うっ血のため頬骨部，口唇に著明（僧帽弁性顔貌）。③不整脈：心房細動，期外収縮が多い。

【診断】1.　聴診：Ⅰ音亢進，僧帽弁開放音，拡張期輪転様雑音。
2.　心電図：V_1，Ⅱの幅広い結節性の P 波，心房細動，右軸偏位。
3.　胸部 X 線像：左房拡大，肺動脈影増大，僧帽弁石灰化，右室肥大。
4.　心エコー図：僧帽弁前尖エコーは肥厚石灰化（矩形正常なら M 形）。前尖の拡張期後退速度低下。左房拡張，弁口狭窄（3 cm^2 以下）。
5.　心カテーテル：左房圧上昇，肺動脈圧，右室圧の上昇，弁口狭窄。

【治療】①ジギタリス剤（心房細動，上室性頻脈），利尿剤（心不全），抗凝固剤（心房細動に Warfarin, Panaldine, Aspirin）投与，TT（トロンボテスト）20〜30％に維持。洞調律の患者にジギタリス，抗凝固剤は投与せず。②弁口面積≦1 cm^2，PTMC（経皮経静脈的僧帽弁交連裂開術）を行う。

【外科治療】自覚症状が NYHAⅢ度以上（参考 p. 147，危険度 p. 155）に，または弁口面積1.0 cm^2 以下。①交連切開術：僧帽弁閉鎖不全の合併がなく，弁の石灰化や弁下部病変の軽いもの。②弁置換術：人工弁にはブタの大動脈弁や牛の心嚢を加工した生体弁と，金属や合成樹脂でつくられた機械弁がある。機械弁は耐久性があるが，外来で抗凝固療法（p. 54）が必要である。

【生活注意】①無症状の場合，普通の生活でよい。②発熱が 2〜3 日続いたら早目に医院へ受診する（p. 162）。不明熱が一週間続ければ専門病院へ受診する。

15. 僧帽弁閉鎖不全症　Mitral Regurgitation, Insufficiency

【原因】①弁の破損：細菌性心内膜炎，外傷，リウマチ性。②弁支持組織の運動制限：組織の線維化，腱索の短縮・癒着。③弁の過剰運動：腱索断裂（心内膜炎，外傷，特発性），僧帽弁逸脱症候群，乳頭筋不全（虚血，心筋硬塞，外傷）。④弁輪拡大による機能的閉鎖不全：高血圧症，拡張型心筋症。

【所見】①収縮全期に左室から左房に血流の逆流が生ずるので，左房圧上昇，左房伸展・拡張し，収縮を強める。②拡張期に左室は拡張した左房の血液を受け入れるため容量負荷を生じ，左室機能は亢進し，拡張・肥大をおこし，心拍出量低下を代償している。やがて左室が疲労して左室不全がおこる。

【症状】①初期に心尖部の収縮期雑音だけを認める。②進行すると，労作性呼吸困難，動悸，易疲労，起座呼吸，肺うっ血が起きる。

【診断】1.　聴診：①心尖部Ⅰ音減弱，全収縮期（逆流性）雑音，②鑑別：心室中隔欠損症，三尖弁閉鎖不全症。

2.　心電図：僧帽P，心房細動，心室期外収縮，左室肥大。

3.　胸部X線像：左房の拡大。左室拡大，僧帽弁石灰化，肺うっ血。

4.　心エコ：僧帽弁尖にゆうぜ，閉鎖不全，狭窄，左房へ逸脱。左房や左室の径の拡張，Color Dopplerによる逆流の重症度評価。

5.　心カテーテル：左房圧上昇。左室に造影剤25 mlを注入して収縮期に左室から左房への逆流を認め，閉鎖不全の程度（Ⅰ～Ⅳ度）を判定できる。

【治療】感染性心内膜炎，リウマチ熱，心房細動，心不全（利尿剤，ジギタリス，血管拡張剤）に対する治療。

【外科治療】①NYHA Ⅲ度（参考 p. 147）以上に対して行う。現在は主に弁置換術が行われている。②人工弁の合併症：人工弁機能不全，血栓塞栓症，抗凝血剤による出血，置換弁心内膜炎，溶血性貧血。

【生活注意】①軽症は普通の生活，仕事は可能。心不全になれば p. 150参照。②年に1回心エコー検査。③抜歯，外科・婦人科・泌尿器科で処置を受けるとき，医師に弁膜症の病名を話し，抗生剤の予防投与を受けた方が無難である。

〈診療雑談〉病気は苦しい，失敗はつらい。不機嫌な顔をして何の得にもならない。笑顔をすすめる。

三尖弁閉鎖不全症　Tricuspid Insufficiency, Tricuspid Regurgitation
【原因】左室拡張，肺高血圧症，乳頭筋失調。
【症状】心拍出量低下→易疲労，労作時呼吸困難。末梢静脈圧上昇→浮腫
【診断】聴診→三尖弁全収縮雑音。心 Echo→右室から右房への逆流。
【治療】利尿剤。

16. 大動脈弁狭窄症　Aortic Stenosis

【原因】先天性，動脈硬化性，多くはリウマチ性である。弁尖は肥厚・変形し，隣接弁縁が融合し，石灰化・硬直を起して次第に弁口狭窄は進行していく。
【所見】①動脈硬化性の組織病変に伴い，弁に石灰沈着をきたし，純粋の狭窄をきたすことがある。②健常の大動脈弁口面積は2.6～3.5 cm^2 あり，これが0.7（50 mmHg 以上の圧較差）～0.5 cm^2（150 mmHg の圧較差）以下になると症状が出現する。弁狭窄が軽度のうちは収縮期雑音の聴取のみで循環障害は起きない。狭窄の程度は大動脈と左室の間の圧較差に反映する。③大動脈は狭窄部を通った血流の乱流により狭窄後拡張がみられる。④心拍出量の減少がおこると脳循環障害（めまい，失神），心筋虚血（胸痛，動悸，息切）の症状が出現，左室が代償不全となれば左心不全になる。脈圧は小で，遅脈を示す。
【症状】①初期に無症状。②進行につれて，胸痛，動悸：大動脈血流減少による冠血流減少。狭心症所見（重症例に多い）。めまい・失神：運動時・体位変換時に多い。心拍出量の減少と運動時末梢血管抵抗減少による脳循環障害。呼吸困難：左室拡張末期圧上昇，次第に左心不全の症状が出現する。
【診断】1. 血圧：最大血圧やや低下，最小血圧正常ないしやや上昇で，脈圧減少することがある。重症例では末梢動脈の触れも小さくなる。
2. 聴診：大動脈弁領域（第2肋間胸骨右縁）で駆出性収縮期雑音：右頸部・心尖部方向に伝達される。大動脈駆出音を認める。
3. 心電図：左室肥大（p. 125），虚血性 ST-T 変化，房室ブロック，10％に左脚ブロック，心室性期外収縮，心房細動が見られることがある。
4. 胸部 X 線：①左室求心性肥大：左第4弓が丸味をおびる。②上行大動脈の拡張 Poststenotic dilatation，第2斜位で認めやすい。③大動脈弁石灰沈着，④左心不全を伴えば左室拡張，肺うっ血像の出現。

5. 心エコー：大動脈弁尖にゆうぜ肥厚と石灰化，交連部の融合，弁口面積 $2.5\ cm^2$ 以下。左心腔の拡張と壁の肥大，心室中隔の肥大。
6. 心カテーテル：心カテが左心室に入りにくいが，左室造影で狭窄の部位・程度，左室の肥大・拡張を診断する。左室−大動脈収縮期の圧較差について，軽症＜40 mmHg，中等症40〜80 mmHg，重症＞80 mmHg。

【治療】①狭心痛に対してニトロ剤，心不全に強心剤，利尿剤を投与する。②弁置換術後でも内科的に抗凝固剤とCa拮抗剤の投与が必要となる。

【外科治療】①日常生活上息切，胸痛，失神発作，呼吸困難があれば早急に手術をすすめる。②症状が軽くとも圧較差80 mmHg以上，弁口面積 $0.5\ cm^2$ 以下なら弁置換術をすすめる。術後外来で抗凝固剤 Warfarin を投与する。

【生活注意】参考 p. 155

17. 大動脈弁閉鎖不全症　Aortic Regurgitation

【原因】弁尖および弁輪の異常で発生する。①70％以上はリウマチ性で，弁膜のリウマチ性病変が器質化され瘢痕を形成する。弁尖は変形・短縮し，遊離縁は肥厚・反捲し閉鎖不全を起こす。②細菌性内心膜炎（BE），梅毒は細菌性疣状物により弁を破壊し，穿孔することがある。③大動脈炎症候群，Marfan症候群，解離性大動脈瘤などは弁輪を変形する。④動脈硬化症でも弁輪の変形と弁膜基底部の石灰化により閉鎖不全をおこす。⑤外傷，Valsalve洞の破裂。⑥高血圧症の拡張した大動脈弁輪による逆流。

【所見】①大動脈弁閉鎖不全により拡張期に大動脈から左室に血液の逆流があるため，左室は拡張期に容量負荷が起き，これに適応して左室は拡張・肥大をきたす。②左室の拡張期容積の増大はより強力な左室収縮をひき起こし，拍出量の増大，大動脈収縮期圧上昇，駆出性雑音も発生する。拡張期には大動脈の血液の逆流のため大動脈圧は急速に低下し，拡張性雑音も生ずる。③大動脈弁閉鎖不全が急性に起こった時には左室は代償できず急性左心不全（運動時急死例もある）となるが，慢性的に経過するときは長く無症状に過せる。

【症状】①初期に無症状。②進行すると，めまい：体位変換時に脳循環障害により脳貧血をおこす。胸痛：左室仕事量の増大と冠動脈潅流圧の低下による。動悸：心拡大による強力な拍動による。息切れ：労作時疲労，起坐呼吸。

【診断】1. 聴診：①胸骨左縁第3，4肋間，大動脈弁領域（胸骨右縁第2肋間），心尖部（鎖骨中線第5肋間）に拡張期逆流性雑音，②重症ほど雑音音量は大きい，心基部では収縮期駆出性雑音を，心尖部では拡張期輪転様雑音（Austim-Filnt murmur）を聴く。大腿動脈ではピストル発射音（Traube sign）を聞く。雑音は運動負荷により増強し，降圧により減弱する。
2. 末梢循環所見：①最小血圧低下：50 mmHg以下しばしば0まで。最大血圧は上昇する。脈圧も増大する。②速脈：突然に強く触れ，迅速に消失する。③動脈拍動：頸動脈，側頭動脈に拍動をみる。頸動脈の拍動が激しいため頭部がゆれることがある。④爪甲尖端に毛細管拍動をみることがある。
3. 心電図：①左室肥大，②ST-T変化，③不整脈（Af, PVC）。
4. 胸部X線：①左室拡張：左第4弓の下方への拡大，②上行大動脈の拡張，③大動脈弓の突出・延長。
5. 心エコー：①弁の肥厚，逸脱と左室の大きさと心機能，②Dopplerの弁の逆流をみる。Ⅰ度（mild）：逆流信号は大動脈直下まで，Ⅱ度（moderate）：僧帽弁前尖レベルまで，Ⅲ度（severe）：心尖附近まで。③僧帽弁にfluttering。
6. 心カテーテル：逆行性大動脈造影により左室への逆流の程度判定。Ⅰ度：jet状逆流が認められ，左室腔をみたすほどでない。Ⅱ度：jet状逆流が左室腔を淡く造影する。Ⅲ度：左室腔は濃く造影される。Ⅳ度：左室腔は大動脈より濃く造影される。
【治療】①自覚症状がなく，心肥大所見もない時に治療は不要。症状がなくとも心拡大のある例では，ジギタリス剤，利尿剤の投与が必要となる。
【外科治療】弁置換術，①適応：無症状でもⅢ～Ⅳ度の逆流，左室収縮終期径（LVDs）>55 mm，拡張期血圧<40 mmHg，左室拡張末期圧の上昇（LVEDP>15 mmHg），左室内径短縮率（%FS）25％以下の症例。②危険度：左室駆出率40％以下，肝障害（T-Bil>1.5，肝硬変），腎障害（BUN>20，CRE>1.5，CCr<60），閉塞性肺疾患，高齢（70才以上），手術を避ける。
【生活注意】①初期自覚症状はなかなか現れないが，症状出現後の悪化は速い。自覚症状があれば重症である。症状がなくても激しい労作・運動は避ける。塩分を制限する。定期的検査が必要である。②症状が出現すれば，弁置換手術を考える。③抜歯，内視鏡，手術の時に予めて担当医に申し出る。発熱が数日間続いたら，必ず病・医院へ診察に行くこと。

18. 動脈硬化症　Arteriosclerosis, Atherosclerosis

【原因】高脂血症（高コレステロール，高中性脂肪），高血圧，肥満，喫煙（血小板粘着能亢進，心拍数・血圧の上昇，血液運搬能の低下，血中脂肪酸の上昇），糖尿病，高尿酸血症，運動不足，ストレス，遺伝的素因，老化。

【所見】進行程度により脂肪線条→線維斑→複合病変→石灰化。①粥状硬化：動脈壁内膜に巣状脂肪沈着，線維性肥厚を起こし，粥腫形成，石灰沈着，潰瘍形成，血栓形成などを認める。大動脈・総腸骨動脈，冠動脈・脳動脈・腎動脈の中小動脈に発生する。②中膜硬化：大血管・中等大血管の中膜に原発石灰沈着を起こし硬い索状血管となる頸部・四肢の血管に現れる。③細動脈硬化：内膜の硝子様化，中膜の肥厚変形を起こす。腎，脾，膵，肝，脳の動脈にみられる。④臓器の動脈硬化：長期間に無症状，慢性進行性である。脳動脈硬化症（→脳卒中）や冠動脈硬化症（→心筋梗塞）は生命の危険がある。

【症状】原因の組合せ→20年〜50年にかけて血管硬化，内腔狭窄→梗塞。

1. **胸部大動脈硬化症**：多くは自覚症状なし。基部に動脈硬化のあるときは大動脈弁領域で収縮期雑音を聴取する。胸部X線像で大動脈は蛇行，石灰化，位置が高く幅が広い。胸痛，胸部不快感を訴えることがある。
2. **腹部大動脈硬化症**：腸間膜動脈の狭窄や閉塞が起これば，突然激しい腹痛を訴える。血性下痢，不定の胃腸症状。臍部に脈拍を触診できる。末端閉塞になれば間歇跛行，足冷感を訴える。
3. **下肢閉塞性動脈硬化症**（ASO）：大腿動脈に動脈硬化で血管の狭窄，閉塞により末梢部で種々の虚血に起因する。一定の距離や時間を歩くと臀部から下肢にかけて疲労感，しびれ，鈍痛（時に激痛）で，歩行できなくなる。休息をとれば回復してまた歩行できる。脊椎管狭窄症（元は腰痛がある。休息しても歩れれ距離が短い。かがめて歩行または自転車では症状が改善される）との鑑別。症状としてⅠ度：冷感，しびれ，Ⅱ度：間歇性跛行（疼痛），Ⅲ度：安静時疼痛，Ⅳ度：潰瘍，壊死。〈鑑別〉Buerger病（TAO，前腕・下腿動脈）。
4. **脳動脈硬化症**：頭痛，めまい，のぼせ，耳鳴，不眠，妄想，記憶力低下，性格の変化，憂うつ，多幸，病的反射，知覚障害，運動障害，痴呆などをきたす。一過性脳虚血発作，脳出血，脳梗塞の症状に脳循環促進剤，脳細胞賦活剤を投与する。老人性痴呆，夜間不眠（昼間傾眠），せん妄，精神

興奮，徘徊に Serenace, Depas を投与する。ひどくなったら難治である。
5. **冠動脈硬化症**：胸痛，胸圧迫感の狭心症・心筋梗塞の虚血性心疾患をひき起こす。動悸，息切れの脚ブロック，心房細動・発作性頻拍症，期外収縮などの不整脈もみられる。狭窄が進行したら狭心症，心筋梗塞になる。
6. **腎動脈硬化症**（Nephrosclerosis）：腎動脈の粥状硬化で腎機能低下，高血圧をひき起こす。病因は老化と高血圧症による。高血圧は腎障害を悪化させる。軽度の蛋白尿，夜間多尿が見られる。

【診断】①身体所見：皮膚の色調（虚血により蒼白，慢性のうっ血で赤暗色，患肢を挙上すると蒼白，下肢を下垂させるとチアノーゼ），皮膚潰瘍の合併，下腿・足背の冷感，動脈血管肥厚拍動減弱（頸・撓骨・大腿・膝窩・足背動脈）。②必要に応じてドプラ血流計，サーモグラフィ，血液（コレステロール，血糖，尿酸，BUN, CRE）。③胸部 X 線（石灰像，動脈の拡張，蛇行），胸・腹 CT，動脈造影（p. 106）。④眼底検査，知能検査，負荷心電図検査。
【治療】①食事・運動療法，②薬剤療法：抗高脂血症剤，血管拡張剤（PGE_1, PGI_2，ユベラ），抗凝血剤，血栓溶解剤，降圧剤（Ca^{+} 拮抗剤，ACE 阻害剤）。③漢方：防風通聖散（陽，実），八味地黄丸（陰，虚）。④手術療法。
【外科治療】閉塞性動脈硬化症のⅢ度・Ⅳ度や狭心症にバイパス血管形成術。
【生活注意】①食べすぎ，飲みすぎに注意，肥満を避ける。1日3食，規則正しく朝と昼に十分食べて，夕食は控えめに。②蛋白質，脂質，糖質，ビタミン，ミネラルをバランスよくとる。肉食に偏らず，線維の多い野菜や海草を十分にとる。③高脂血症に脂肪，糖質，アルコールの摂取制限を行う。④脱水，ストレスをさける，⑤禁煙，禁コーヒー，適当な運動。

〈診療雑談〉**手術について**　About Operation

　手術（外科）は薬剤（内科）と違って切ってしまったら取返しがつかない。手術をすすめられてもすぐに承諾しない方がよい。術後は必ずしもうまく行くと限らない。ほか1～2ケ所病医院受診してみるのがよい。病名，手術適応，危険度，効果，費用をよく説明してもらう。同じ意見ならそれに従う。違いがあればしばらく内科治療で様子をみる方がよい。80才以上なら天命を待つ。

19. 大動脈瘤，解離性大動脈瘤

Ⅰ. 胸部大動脈瘤　腹部大動脈瘤　Aneurysm of Aorta

【原因】大部分は動脈硬化性による。ほかに先天的組織欠損，外傷性，動脈炎。
【所見】①真性動脈瘤は3層の動脈壁全層からなる。仮性動脈瘤は血管壁が破壊されて血管腔と連絡した血腫をつくったもの。②中膜破壊による解離性動脈瘤。紡錘状（動脈壁の全周にわたり拡張），囊状（動脈壁の一部が拡張），腹大動脈瘤は明らかな拍動性腫瘤を触知する。
【症状】①多くは無症状である。②胸部大動脈瘤：症状を全く有しないこともあり，胸骨下・背部・頸部痛，気管圧迫症状(呼吸困難・咳嗽・喀痰・喘鳴)，食道圧迫症状（嚥下困難），反回神経圧迫症状（発声障害・嗄声），上大静脈圧迫症状（頸部静脈怒張）。③腹部大動脈瘤：腹部や腰部の不快感，持続性または間歇性の腹部や腰痛。
【診断】胸部・腹部X線，胸部・腹部造影CT，胸部・腹部大動脈造影。
【治療】最大血圧を100～120 mmHgに維持する。降圧剤はCa^{++}拮抗剤，ACE阻害剤，$\alpha\beta$遮断剤，利尿剤を投与する。
【外科治療】①胸部大動脈瘤最大径60 mm以上，腹大動脈瘤最大径50 mm以上。②動脈瘤切除術，代用血管の置換術。

Ⅱ. 解離性大動脈瘤　Dissecting Aneurysm of Aorta

【原因】原因不明の中膜壊死，動脈硬化による中膜変性などに高血圧が誘因として加わる。動脈の中膜が解離してその中が血腫で満たされた状態である。
【所見】①過半数は上行大動脈から，1/4は大動脈弓とくに動脈管靱帯付着部から解離がはじまり，解離部分の長さは様々，半数は腹部大動脈に及ぶ。②解離の先端が再び血管腔内に破れることがある（二腔性大動脈）。男子に多い。
【症状】①前胸部・胸骨下部に前兆もなく激痛が突発する。最初に最も強く次第に軽快，痛みの場所が移動する，背部に放散したり，背部痛が強い，痛みが広範囲で腹部・下肢・頸部・頭部に放散。10%胸痛なし。②顔面苦悶状・蒼白・冷汗，頻脈，頻呼吸。時にはショック。③大動脈分枝の閉塞・圧迫があれば脈拍欠如，左右不同，四肢末端の疼痛，脳神経症状，大動脈閉鎖不全症状，狭心症が出現することがある。

【診断】①血液：WBC, CRP, ESR, コレステロール, 中性脂肪, 尿酸, ②胸部, 腹部 X 線, 心エコー, ③胸部, 腹部 CT, 血管造影.
【治療】①安静（急性期に安静を守らないために急死例がある）．②疼痛に対しては鎮痛剤（モルヒネ, レペタン）．③血圧を 100 mmHg 程度に保つために降圧剤を用いて急性期を脱し慢性化させる．血管拡張剤（ミリスロール, フランドール）を使用せず, β 遮断剤, Ca^{++} 拮抗剤を投与する．
【外科治療】解離腔に血液が流れて, なかなか血栓で埋めなければ, 外科的に治療する．人工血管置換術を行う．
【生活注意】①禁煙, 減酒．②重労働作業や夜更けは不可．軽作業, ゆっくりしたジョキング, 水泳はよい．急激な運動, 便秘を避ける．③家庭用血圧計で血圧の変動に注意する．2～4週間に1回通院, 3～4ケ月に1回採血, 尿, 心電図．6～12ケ月に1回 X 線, 心エコー, 造影 CT 検査を行う．④胸痛, 腹痛, 腰痛時に早目に心臓血管外科のある病院へ行くこと．⑤食塩制限（8 g/日），香辛料を避ける．蛋白質を十分にとる．栄養バランスのよい, 総合カロリー 1200～1800 Kcal にして, 肥満を予防する．

20. 静脈血栓症　Venous Thrombosis, DVT

【原因】①血液の凝固性亢進, ②静脈血流の緩徐, ③静脈損傷, 静脈炎, 静脈瘤による静脈内皮の変化, ④肥満．⑤分類：静脈血栓症 Venous thrombosis, 血栓性静脈炎 Thrombophlebitis（Behçet 病），深在性静脈血栓症 Deep Venous Thrombosis（とくに下肢 DVT）．
【症状】①発熱, 疼痛, 浮腫性腫脹, 病変部の圧痛, ②前兆として2～3日前から下肢の違和感, 疲労感, ③慢性期では浮腫, 下肢の倦怠感, 静脈瘤．
【診断】①視診, 触診, 症状による, ②超音波検査, 静脈造影に閉塞部の陰影欠損と拡張した側副血行路の増生, 閉塞部末梢の皮静脈圧は上昇する．
【治療】①表在性のものに消炎剤, 抗凝血剤（Hirudoid）軟膏, ②深在性のものに早期のウロキナーゼ静脈点滴（1日 24 万単位, 数日間），その後抗凝固剤 Wafarin 内服．③慢性期のものに弾性ストキングの装着）．
【手術適応】①高度の腫脹を伴い, 劇症の血栓症, ②65 才以下で, 重篤な合併症を伴わないもの, ③発症後 48 時間以内に血栓摘除術を行う．

21. 下肢静脈瘤　Varicosity

【原因】①先天的，内分泌的，静脈うっ滞，動静脈瘻，炎症により大小伏在静脈の弁機能不全をきたし，血液の重力の逆流を阻止しえず，表在静脈が拡張する。②妊娠，立位，筋肉労動が誘因となる。
【症状】①皮下静脈拡張蛇行，持続起立に下腿疲労感。②湿疹，血栓。
【診断】①静脈造影，超音波血流計による検査，②患肢挙上で静脈瘤の消失，③片側の下肢のみに起こる静脈瘤は深在静脈血栓を疑う。
【治療】①弾性ストッキング，マッサージ，抗凝血薬，②硬化剤注入療法。
【外科適応】①疼痛，易疲労感の愁訴が強いもの，②浮腫，湿疹，皮膚炎など症状が著明，③血栓性静脈炎になったもの。④美容上の要求。

リンパ浮腫　Lymphedema
【原因】リンパ管の狭窄，閉塞。術後に多い。【症状】圧痕のない硬い浮腫。
【治療】マッサージ，圧迫包帯，利尿剤，難治である。

22. 心臓神経症　Neurocirculatory Asthenia

【原因】①自律神経失調 (p. 219)，②強い不安神経症 (p. 277)。
【症状】息切，動悸，胸痛，発汗，易疲労。
【所見】①虚弱体質，神経性発汗，頻脈，手指振戦，起立性血圧下降，不安，緊張，抑うつ。②胸痛とともに安静時または労作時に心電図異常が認めるが心カテーテル検査では冠動脈の狭窄を証明し得ない。狭心症は否定できないが，狭心症治療剤は効かない。抗うつ剤や抗不安剤で効く。③類似疾患：不安神経症 (p. 277)，過換気症候群 (p. 180)，自律神経失調症 (p. 219)。
【診断】①採血（生化，末血，血糖，Free-T_4, TSH，カテコールアミン測定），尿検査，②胸部X線，心電図，負荷心電図，Holter心電図，心Echo，③心カテーテル検査，④呼吸機能検査，自律神経検査。⑤器質的病変がない。
【治療】①心の処方箋：患者の訴えをよく聞いて共感を示し，受容，支持，希望を与える。②薬物療法（安定剤，抗うつ剤，自律神経調節剤，β遮断剤）。
【生活雑談】怒らない，他人の悪口を言わない。不安，緊張，ストレスを取り除く。タバコ，コーヒー，過労，争いを避ける。規則正しい生活を心掛ける。

23. 急性心（外）膜炎　Acute Pericarditis, 心囊炎

【原因】①特発性，②感染症（結核菌，細菌，ウイルス），③リウマチ熱，慢性関節リウマチ，全身性エリテマトーデス，尿毒症（腎不全），心筋梗塞，心臓手術，悪性腫瘍，外傷。④上気道炎の後に発症することが多い。

【症状】①胸痛：心臓部に生じ，左側の肩・頸部・上腕や上腹部に放散し，深呼吸・せきで増強する。②呼吸困難：呼吸性に胸痛が増大し，呼吸は浅く頻数となる。横臥にひどく，起坐時に軽減。③発熱，腹痛との合併もある。

【診断】1. 聴診：心膜摩擦音は肺動脈弁領域胸骨左縁第3～5肋間に限局すること多く，体位変換でその部位を変える。一過性・間歇的のことがある。数時間のみ，数日間のもある。肺野にラ音が聞こえることがある。

2. 胸部X線：①貯留液著明でなければ（300 ml以下）心陰影拡大軽度，②滲出液貯留が早ければ，急速な心肺比の増大，心陰影の左各弓が不明瞭になる，③正常の場合も多い。

3. 心電図：①ST上昇：心外膜下筋層の障害による。数日で水平線にもどる。②T平低・陰転は，ST変化につづいて変化し，1～2ケ月で回復する。

4. 心エコー図：初期では正常所見である。心膜液の貯留により心膜腔に透亮層（Echo free space）を認める。

5. 血液検査：GOT, LDH, CPK, トロポニンT上昇。心筋梗塞との鑑別要。

【治療】①入院治療，発熱，胸痛が消失するまで安静とする。②胸痛にレペタン，サリチル酸系消炎剤投与する。③特発性，心膜切開後症候群に副腎皮質ステロイド，感染症に化学療法（ただし多くはウィルス性），癌性に抗癌剤を投与する。④心膜腔穿刺：滲出液貯留の確診，原因の決定，心圧迫症状の除去のために行う。⑤予後：数日～数週間で軽快が多い。

24. 心筋炎　Myocarditis

【原因】ウイルス，ヘルペス，インフルエンザ，マイコプラズマ。

【症状】感冒様症状（かぜ p. 166）に続く前胸部不快感，呼吸困難，動悸。

【診断】CPK, GOT, GPT, LDH, WBC, CRP上昇。心電図は心筋梗塞に類似する。確定診断は血液培養と心カテで心筋の生検による。カゼと易誤診。

【治療】安静，臥床，栄養補給。ステロイド，心不全に利尿剤，血管拡張剤。

25. 感染性心内膜炎　Infective Endocarditis, SBE

【原因】細菌性：心内膜とくに弁膜に細菌集簇を含む病巣を有する全身感染症である。緑膿菌，ブドウ球菌，腸球菌，溶連菌，黄色ブドウ球菌，肺炎球菌，溶血レンサ球菌，真菌。侵入経路は抜歯手術，妊娠中絶，分娩，不潔な注射，扁桃炎，尿路感染症，動静脈カテーテル操作後，人工弁置換出後，人工ペース・メーカー植込術後，人工透析中，薬物使用（ステロイド剤，抗生剤，抗癌剤，免疫抑制剤，覚醒剤）に続発することが多い。（非細菌性：慢性関節リウマチ，全身性エリテマトーデス。心内膜に免疫学的変化をもたらす）。

【所見】①菌は心内膜側について増殖し，線維素や血小板がくっついて血栓（疣贅）をつくり塞栓の原因となる。②僧帽弁，大動脈弁に多い。弁膜の肥厚・硬化・短縮・穿孔・破壊・腱索の断裂をおこして弁口狭窄・閉鎖不全の原因となる。③出血塞栓として脳血管の出血・塞栓で半身不随。眼底出血・塞栓，視力障害。皮下・爪下出血，口腔粘膜出血。腎の出血・塞栓で血尿。

【症状】①初期に発熱，心雑音，筋肉痛。②進行すると脾腫，皮下出血，Osler結節（痛斑）。③合併症：心不全，脳梗塞，脳出血，脳髄膜炎。

【診断】原因がはっきりしない1週間以上38℃以上の発熱に心雑音を伴い，誘因がある。①血液培養：3日連続して，1日2回の動脈血培養で病因菌の検出。②白血球数は増加または減少，CRP陽性，γ-グロブリン増加。血清補体価 CH_{50} 低下。③心エコー：心内膜病変の陽性所見（膿瘍，弁肥厚逆流）。

【治療】①殺菌的抗生物質を3日間投与しても効果がなければ投与量を3日毎に肝・腎機能に配慮しながら2倍に増量する。静脈注射か筋注により投与する。経口投与は不適当である。治療終了後6ケ月間に再発を念頭において，血液培養。②対症療法：強心剤，利尿剤，輸液で栄養補給，成分輸血，γ-グロブリン，免疫調節剤の投与。

【退院基準】①4〜6週間の抗生物質投与を終了しても，発熱がない。②抗生物質投与終了後の血液培養陰性。

【外科治療】弁膜の破壊。穿孔による難治性うっ血心不全に弁置換術を行う。

【生活注意】①一般の細菌性感染症に比べて難治である。抗菌剤を頻回性，長期に注射によって投与するため入院が必要である。②重症な疾患で致死率が高い，治療の原則をきちんと守る。

26. 心房中隔欠損症　Atrial Spetal Defect（ASD）

【原因】胎生 4～6 週間に心房中隔が形成される。出生後卵円孔が閉鎖せず。
【所見】①左心房から心房中隔欠損孔を通して右心房へ血液が短絡する。右房・右室はこの短絡血液のため容量負荷となり拡大し，右室拍出量は増加し肺動脈も拡大し肺血流は増大する。左心室への血流は減少し，左室・大動脈は小さく左室拍出量は正常以下となる。②長期間肺血流増加がつづくと肺小動脈の硬化・狭小化をきたし，肺血管抵抗増大し，肺動脈圧の上昇をきたす。肺高血圧逆短絡右房から左房へを生じ，チアノーゼをきたす。③症状（動悸）が感じてから手術しなければ，5～10年で足浮腫，息切（心不全）の出現もありうる。
【症状】①欠損孔が大きくなければ（短絡率30％以下）自覚症状なしに経過する。②年をとるにつれて動悸，労作性呼吸困難，易疲労を訴える。
【診断】1.　聴診：①肺動脈領域（胸骨左縁第 2・3 肋間）で駆出性収縮期雑音。②Ⅱ音の固定性分裂。③胸骨左縁第 4 肋間～心尖の拡張中期雑音。
2.　心電図：①ほとんどの例で不完全右脚ブロック，②右軸偏位，③心房細動，④ PQ（PR）延長。
3.　胸部 X 線：①肺動脈・分岐部の膨隆，②肺野の血管陰影増強，③右房・右室・肺動脈の拡張，④小さな大動脈弓と左室。
4.　心エコー図：①心室中隔の奇異性異常運動，②右房右室腔の拡大，③三尖弁検出容易，④僧帽弁エコーの異常（屈曲点 D の高位，収縮期前方運動），⑤ Color Doppler で左房から右房への短絡血流の確認。
5.　心カテーテル：①右房・右室・肺動脈での酸素含量増加，②カテーテルの欠損孔通過，③通常上昇が見られない，肺高血圧を合併すれば，肺動脈・右室圧上昇，④左房から右房への逆流の確認。
【治療】欠損（短絡率）＜40％まで。動悸にワソラン，リーゼ。心不全にジゴキシン，ラシックス，スピロノラクトン。不整脈にリドカイン，メキシチール。肺高血圧に Ca 拮抗剤，ACE 阻害剤。感染に抗生剤。
【外科治療】短絡率50％以上の例では根治手術を行う。
【生活注意】①自覚症状がなければ生活の制限は不要である。②妊娠可能，待機手術可能。③肺高血圧，右心不全で手術不能の症例は心不全（p. 150）を参照して下さい。

27. 心室中隔欠損　Ventricular Septal Defect (VSD)

【原因】胎生8週下方の筋性心室中隔と上方の膜性中隔の癒合が完全でない。
【所見】①左室から中隔欠損孔を通して右室へ血液が流入する。左心室の血液量が減り，心拍出量が減少する。労作時に動悸，息切，倦怠感が出現する。②短絡血液は右室から動静脈・左房・左室に容量負荷を与え，右室・左室ともに肥大する。③肺高血圧症となれば逆短絡が起こりチアノーゼを生ずる。
【症状】①左心室から右心室への血液量が少ない場合，無自覚である。②左室から右室への血液量が多い場合，頻回の上気道感染，息切，喘鳴，易疲労。
【診断】1.　聴診：①Ⅱ音分裂。②胸骨左縁第3～4肋間の全収縮期心雑音。
2.　心電図：重症例になるにしたがい，正常，左室肥大，両室肥大に変わる。
3.　胸部X線像：①軽症では正常，②肺血管影の増強，両室の拡大。
4.　心エコー：①心室中隔陰性エコー，②Dopplerでは左右短絡のJet像。
5.　心カテーテル：①右室・肺動脈で血液酸素含有量の上昇。②右室・肺動脈圧は正常ないし軽度上昇する。左室造影により右室・肺動脈が造影される。
【治療】心不全の治療（利尿剤，強心剤の投与，参考 p. 149）。
【外科治療】肺体血流比が2：1以上，または大動脈弁閉鎖不全を生じる症例。
【生活注意】①欠損口の小さい症例は日常生活の制限は不要。②欠損口の大きい症例は早期手術，術後は健康人と同じ生活は可能。③抜歯，内視鏡検査に感染予防に抗生剤投与。④病状の変化が起りうるので，定期的に受診する。

〈診療雑談〉医師になるための費用（1975～1981）

①総費用750万円：入学金5万円，授業料25万円，書籍代120万円，生活費480万円，その他120万円。②資金調達：親からの送金3万円，アルバイト495万円（不二興業のビル管理80万円，岐阜タクシー協会の柳ケ瀬駐車場管理45万円，家庭教師370万円：中1～高2の英数理，月木・火金・水土の午後7時～9時），奨学金252万円（国際ローターリー米山奨学会168万円，岐阜ローターリークラブ84万円）。③仕送りなし，アルバイトと奨学金で医師になれたことは幸いで，医学部卒業15年後，什器土地建物購入諸経費込み計4800万円，ほぼ無借金で医院を開設できて，良医になれたことを日本政府と国民に感謝する。参考1975年大学卒業初任給7万円，国立大学入学金5万円，年間授業料3万6千円

28. 心筋症　Cardiomyopathy

【原因】心筋組織の肥大，変性，壊死，線維化，細胞浸潤。
1. 特発性心筋症：①拡張型（心室の収縮不全と心室内腔の拡大），②肥大型（左室壁の肥厚と左室内腔の狭小化とそれに伴う拡張期血液流入障害），③拘束型（心筋の変性・線維化・瘢痕化による拡張障害）。
2. 続発性心筋症：アルコール性，感染性，代謝性，免疫性，中毒性，膠原病，物理的刺激，神経筋疾患，老人性または産褥後，心血管系（虚血性，高血圧性，心臓弁膜症）の異常による。

【症状】①動悸，呼吸困難，疲労，浮腫，胸痛，めまい。②無症状の例もある。

【診断】1. 心電図：特異的ではないが虚血性心疾患との鑑別が必要である。①心筋梗塞以外に深いQ波，ST・Tの下降，T波逆転を呈する症例は肥大型心筋症を考える。②肢誘導で低電位，胸誘導で深いS波，心室内伝導障害を呈するには拡張型心筋症を考える。
2. 聴診：①Ⅲ音・Ⅳ音：高率に認められる。②胸骨左縁第4肋間から心室にかけて収縮期雑音，時に拡張期雑音。
3. 胸部X線：肥大型では正常心陰影もあるが，大部分は心陰影の拡大。
4. 心エコー図：①拡張型は左室径の増加（LVDd 60 mm以上）と駆出率の低下（EF25％以下）。②肥大型は不釣合な心室中隔肥厚，僧帽弁前尖エコーの収縮期異常膨隆。左室内腔の狭小化。
5. 心カテーテル（左室造影）：① DCM（拡張型）：左室腔の拡大，左室拡張終期圧の上昇，左室収縮のびまん性の低下，駆出率（EF 50％以下）低値，心拍出量の低下。② HCM（肥大型）：両室造影で心室中隔の肥厚，左室流出狭窄所見，左室収縮良好。心内膜・心筋生検。

【治療】治療目標：心不全症状の改善，生活の質の向上，長期生命予後の改善。
1. DCM（拡張型心筋症）：安静，減塩，ジギタリス，利尿剤，ACE阻害剤，血管拡張剤を投与する。さらにカテコラミン，抗不整脈剤，抗凝血剤を投与する。心筋病変が進行性で，5年生存率40％。
2. HCM（肥大型）：β-遮断剤，Ca拮抗剤を使う。（禁忌薬：アムリノン剤，ジギタリス，カテコラミン，亜硝酸剤）。5年生存率90％
3. RCM（拘束型）：対症療法，徐々に進展し，5年後の生存率は約20％。

② 呼吸器疾患

29. かぜ症候群　common cold syndrome

【原因】①ウイルス，マイコプラズマ，クラミジア，細菌などの感染症因子，②身体寒冷，アレルギーなどの非感染性因子。**急性上気道炎**ともいう。

【所見症状】1. 普通感冒：鼻水，咳，咽頭痛，発熱（37～38℃），頭重（痛），全身症状は軽い。ほとんどウイルス感染で，約3～10日間で治癒する。感染後3～7日に腹痛，下痢，吐気（感冒性胃腸炎）をきたすことがある。

2. インフルエンザ：インフルエンザウイルスの感染で，発熱（38～40℃），頭痛，筋肉痛，関節痛，全身倦怠感。抗インフルエンザ剤の内服で2日間位下熱して，全身症状も軽快する。冬（12月～2月）に流行。高齢者は要注意。

3. **咽頭炎，扁桃炎**：鼻水，咳・痰を軽度に訴える。咽頭痛が最も強く，時には嚥下痛を伴う。咽頭粘膜の発赤・腫脹がみられる。咽頭・扁桃腺に黄白色の滲出物，咽頭後壁リンパ濾胞の発赤・腫大を認める。外側から圧痛がある。37～39℃の発熱。ウイルス性のものは一般に症状は軽く，細菌によるものは高熱と嚥下痛で突然に発症する。頸部リンパ腺腫脹を伴うことがある。

【診断】①かぜのようでかぜではない疾患を除外する。臨床症状から一般のカゼ（普通感冒），インフルエンザ（2日後抗体検査），咽頭炎，扁桃炎（視診，触診）を決める。重病感の有無，悪寒，口唇ヘルペス，皮疹，耳鼻，咽頭，肛門にも注意する。②10日間以上長引いたら白血球，CRP，咽頭ぬぐい液の細菌検査，胸X線検査。細菌感染は白血球増加（10,000以上），ウイルス感染は白血球正常か減少（4,000以下）。

【治療】1. ①安静，保温，うがい薬，抗ヒスタミン剤（鼻水にDanrich，鼻閉にCelestamine，前立腺肥大症，緑内障に禁忌）。②疼痛，発熱には鎮痛，解熱剤を投与する。③咳でのどを痛めれば鎮咳剤を用いる。④老人や混合感染（黄色の痰・鼻水またはCRP↑・WBC↑）に抗生物質を投与する。⑤胃腸炎に消化剤を処方する。⑥抗インフルエンザ剤（タミフルを2～3日内服）。

2. 抗生剤の経口投与基準　①症状：体温38℃以下，呼吸困難（−），②所見：チアノーゼ無，脱水無，③検査：白血球＜12,000/mm³，CRP≤7，X線≤片側肺野の1/6の陰影拡り，④その他：先行疾患無，免疫能低下無。

重症なら注射点滴の適応。抗生剤の投与は普通感冒に必ずしも必要ではない。

3. 薬剤の投与中止，変更　①無効例：最低3日間観察，4日目に判定（急性増悪例は除外）。②有効例：解熱している。白血球＜9,000/mm³，CRP＜1.0または少しずつ下がっている。肺炎例では陰影の縮小。無効なら薬を変更する。
4. 漢方の使い方　①発熱，頭痛，肩こりに葛根湯。②鼻水，くしゃみ，鼻閉に小青竜湯。③食欲低下，弛張熱に小柴胡湯。④咳，不眠に竹茹温胆湯。⑤倦怠感に補中益気湯。⑥虚弱者，軽い咳・痰・悪寒に麻黄附子細辛湯。
5. 扁桃手術基準：年に4回以上高熱，食細くなるなど肥大，原因に溶連菌

【生活注意】①過労，睡眠不足，ストレス，栄養不良，人混みを避ける。汗をかいたら着替える。生活環境をよくし，心身とも健康に保つこと。②手洗，うがいをする。マスクの着用。11月初にインフルエンザ・ワクチン予防注射。③カゼにかかったら安静，保温，適当な湿度，換気に要注意。消化のよい，バランスのとれた食事。禁煙，減酒。倦怠感がなく，発熱37.5℃以下なら入浴可。④受診基準：発熱38℃以下，鼻水透明，咽喉痛軽い，咳軽い→自宅で療養可能。発熱38℃以上，鼻水混濁（黄色，緑色），咽頭痛強い，咳強い→医院へ受診を勧める。

【かぜのようで，かぜではない疾患】
1. 発熱：伝染性単核症，①急な高熱：尿路感染症，髄膜炎，急性肝炎，中耳炎，麻疹，風疹，肺炎，敗血症，胆嚢炎，虫垂炎。②持続の微熱：結核，副鼻腔炎，慢性扁桃炎，肝膿瘍，心外膜炎，心筋炎（易誤診）。
2. 咳：気管支喘息，気管支炎，肺結核，胸膜炎，肺癌，心不全，心因性。
3. 鼻水：①水性→アレルギー性鼻炎，②粘液性→急性・慢性鼻炎，③膿性→慢性鼻炎，蓄膿症（副鼻腔炎），④血性→鼻腔癌，鼻を強くかんだ後。

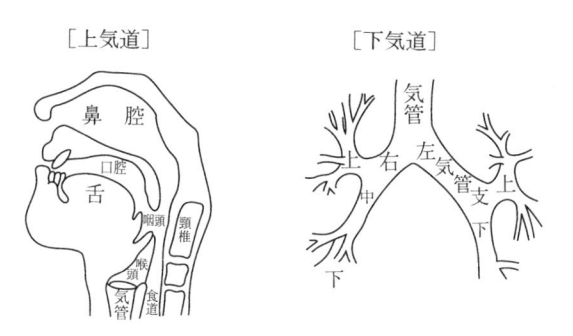

30. 急性気管支炎　Acute Bronchitis

【原因】最近に発病し，かぜ症状を呈しているが，次第に咳が激しくなり，少量ないし中等量の粘液性・粘液膿性の痰を伴う，気管支粘膜の炎症。①かぜ症候群（ウイルス感染）に伴って起こることがもっとも多い。②マイコプラズマ，クラミジア，インフルエンザ菌，一般細菌感染。③有毒ガスの吸入，アレルギー，寒冷などの物理的刺激による粘膜の急性炎症。

【所見】①気管支粘膜の炎症性刺激による頻回の咳，気管支分泌過多による湿性ラ音と喀痰。痰は粘液性，のちに膿性となる。咳が激しければ前胸部や腹部の筋性疼痛を引き起す。②ウイルスや細菌感染による場合は発熱を伴う。喘息症状・呼吸困難を伴うこともある。③小児は呼吸困難・チアノーゼ，胸部ラ音，X線異常所見を認める毛細気管支炎を起こし，重症の経過をとることがある。④咳と発熱の症状にX線の肺炎様浸潤陰影と過膨張の所見で，抗生剤の投与に好転しない症例は気管支異物の可能性も考えられる。

【症状】頻回の咳，痰（黄，緑色）。たまに咽頭痛，胸痛，発熱。

【診断】①最近に発病，咳と痰，②胸部X線検査（異常陰影はっきりしない），CRP，白血球数の上昇，喀痰細菌検査（健康な外来患者は不要），聴診では乾性（咳）や湿性（痰）ラ音が聞かれることがある。③4週間治療して改善しないときにもう1回胸X線。必要に応じて，血ガス，気管支内視鏡検査。

【治療】①安静，保温，栄養などの一般注意，身体の冷え，過激な運動を避ける。②鎮咳剤（乾性咳に咽喉頭が痛めれば投与，Medicon），去痰剤（痰を伴う咳にMucodyne），気管支拡張剤（鎮咳剤に反応しない咳にTheodur），発熱に消炎解熱剤。③膿性痰が見られば，抗生物質（Penicillin, Erythromycin, Tetracyline）を7〜10日間用いる。④漢方：竹茹温胆湯（陰，虚），小柴胡湯（中，中）。⑤咽頭炎や鼻水鼻閉がなければイソジン液のうがいや抗ヒスタミン剤の投与は不要である

【生活注意】①抗生剤を一定期間にきちんと飲む，②熱が下がっても，咳は数日ないし数週間続くこともある，③症状（熱，咳，痰）が消えて，痰が白くなったら，再診を受けなくてもよい，④禁煙：（タバコ吸いたい時）水やお茶を飲む，深呼吸をする，好きなことをやる。無理なら禁煙ガムか禁煙テープを使用する。⑤カゼ症候群（p.167）の生活注意を守る。

31. 慢性気管支炎　Chronic Bronchitis

【原因】①インフルエンザ菌，肺炎球菌，緑膿菌，黄色ブドウ球の感染。さらに喫煙，産業職場における有毒ガスの慢性曝露，大気汚染などによる気管支炎の増悪。②慢性に経過する気管支の粘液分泌過多，反復性の咳・痰，過去2年以上，毎年3ケ月以上続くもの。

【所見】①大気汚染，喫煙の継続により気管支腺肥大，Goblet細胞の増殖，線毛上皮の変性のため，気管支内の粘液分泌過多，慢性の咳が続き，粘液・膿性の痰が多い。②気管支の狭窄が起こると，閉塞性換気障害換気血流分布異常が起こる。気管支狭細，気管支中断，円柱状気管支拡張，気管支壁不整がある。③肺機能検査は，1秒率の低下，肺活量減少，残気量の増加，最大換気量の減少，気道抵抗の増加を示す。④換気血流分布異常が低酸素血症をきたし，息切れ，チアノーゼを示す。低酸素血症は肺血管の攣縮を起こし，肺高血圧となり，肺性心が認められる。⑤胸部X線の所見は目立たないが，両側下肺野に乱れた索状の陰影が見られる。

【症状】慢性の咳嗽と喀痰。労作時息切，喘鳴。

【診断】①湿性ラ音（水泡音），ときに乾性ラ音（捻髪音）を聴取する。②喀痰（塗抹，培養，感受性），胸部X線（正面，側面），CT，MRI，③肺機能（肺活量，一秒率），血ガス，経皮的動脈血酸素濃度測定（p. 98），④心電図（肺性心），心エコー（右室の厚さ），⑤副鼻腔炎（耳鼻科受診依頼）。

【治療】①増悪因子の除去，定期的に血ガス検査または経皮的動脈血酸素濃度測定。②薬物療法：抗生物質（急性増悪時に使用し，増悪前の状態に戻ったら短期間で中止する），鎮咳剤（乾性咳に投与，湿性咳に投与せず，咳が無理に止めると気管支に痰がたまり肺炎になる場合もある），去痰剤，気管支拡張剤の投与。③非薬物療法：呼吸リハビリ，酸素吸入。④漢方：竹茹温胆湯（陰，虚）。湿性咳に清肺湯，乾性咳に麦門冬湯。

【入院基準】慢性気管支炎の増悪に発熱，喀痰の増加，呼吸困難の悪化時。

【退院基準】平熱の持続，喀痰量の減少，呼吸困難の寛解（p. 172 在宅酸素）。

【生活注意】禁煙，禁酒，環境対策（大気汚染，排気ガス，粉塵を避ける）。感染予防（カゼを引いたら早目に治療）。食事（水分を十分に取る，アルコールは少量可）。運動（息切れない程度）。入浴（ぬる湯，熱湯の長風呂は避ける）。

32. 気管支喘息　Bronchial Asthma

【原因】①気道の過敏性による気管支攣縮（アトピー型と非アトピー型）。アレルギー体質に，気道感染，内因性要因，ストレスや過労，気道の過敏性によって起こる。②抗原となる物質には，ダニ，カビ，花粉，有機性粉末，木材粉末，穀物粉末，犬猫の毛，大気汚染，化学物質，ガスなど。③温度差変化による。冷気か暖気かに当てたとき，深夜か早朝に起りやすい。

【所見】①血清 IgE 増加，アトピーテスト陽性，末血好酸球増加，喀痰に好酸球の増加，40才以後または感染性に発症した患者は IgE の上昇を有しない症例もある，アトピー陽性出現率は80％である。②発作時に咳や喘鳴を伴う。聴診では乾性ラ音，笛吹き音がきかれる。③気管支攣縮によって，呼気性気道閉塞を起こす。吸気時にも呼吸困難，喘鳴，肺活量の減少がみられる。④喘息が悪化すると24時間持続の発作や気道閉塞が起り，チアノーゼを呈し喘息重積となる。⑤早朝または夜間の咳は喘息の特徴である。かぜではない。

【症状】喘鳴，乾咳。（たまに痰を伴う），重症時に呼吸困難。発熱はない。

【診断】①肺機能検査は，発作時には1秒率，最大換気量の低下，気道抵抗の増大がみられる。②非特異的 IgE 上昇，Atopy test（ファディアトープ）陽性，アレルゲン検査。③胸部 X 線検査では肺野は正常にみえる。④発作時の血液ガス所見では，低酸素血症，高 CO_2 血症となり，呼吸性アシドーシスとなる。⑤発作しなくても呼吸困難，喘鳴があれば肺気腫か肺線維症であると思う。⑥重症度　ⓐ軽症：軽い発作，週に1～2回以下，ⓑ中等度：発作は週に1～2回以上，ほとんど毎日気管支拡張剤服用，ⓒ重症：反復発作，夜間喘息頻発，日常生活に支障あり。

【治療】①発作予防に起床時，寝前に気管支拡張剤や抗アレルギー剤を内服。または月に1回 Kenacort-A（一過性，季節性），Histaglobin（通年性）を筋注。②軽症発作に気管支拡張剤 Venetlin 2 mg＋去痰剤 Bisolvon 2 mg＋生食水 2 ml をネブライザで吸入。③中等症発作に Neophyllin 250 mg＋20％Glucose 10 ml をゆっくり静注。④重症発作に補液点滴，酸素吸入，気管支拡張剤，β刺激剤（効果小），ステロイド剤を投与する。意識障害が認められ，PH＜7.3かつ PO_2 ＜50 mmHg なら気管内挿管，人工呼吸器で治療する。⑤自宅で喘息発作が起きたらまず常用薬（気管支拡張剤）を内服，効かなければ，テオドール（気管支拡張剤）1錠，セレスタミン（抗ヒスタミン剤）1錠，リーゼ（抗不安薬，

使用に要注意，臨床的に有効）1錠を飲んでみて，または気管支拡張剤・ステロイド吸入剤を吸入してみる。効かなければ，病院へ行って吸入，静注させてもらう。それでも効かなければ，入院点滴する方がよい。重積発作で急死することがある（日本年間約5000人）。長期入院は不要である。⑥漢方：小青竜湯，柴朴湯予防作用で急性発作時に効果がない，希望者のみ投与する。⑦目標：健常人と同じ日常生活ができる。正常に近い呼吸機能を維持する。夜間睡眠が十分可能。呼吸困難の発作が起こらない。
【生活注意】①飲酒，喫煙はその量に関係なく発作を誘発する。禁煙，禁酒。②誘発因子（過労，睡眠不足，過激な運動，ストレス，興奮，不安，冷気，汚染した空気，化粧品，有機溶剤，殺虫剤のにおい）を避ける。③乾咳で咽喉頭が痛めれば，鎮咳剤や消炎剤を内服した方が楽である。④薬をきちんと飲む，薬物による副作用がないこと，常時に薬を携帯する。⑤プレドニゾロン（1錠5 mg）を少量（7.5〜15 mg/日）1年以上，中等量（20〜30 mg/日）7日以上内服すると副腎機能が抑制される。急に中止せず，減薬してから中止する。

うつ病　Depressive phychosis，うつ状態
【原因】①内因性：生活の変動，病前の生活に挫折体験。②症候性：病気による不安，無気力，無希望。③薬剤性。
【所見】気分や感情の障害で気分が落ち込み，憂うつの状態。
【症状】①うつ気分（気が沈む，希望がない），②食欲不振，③不眠，④倦怠感，⑤無関心（新聞やテレビを見る気がない），⑥自責の念（自分がつまらない，役立たない），⑦集中力低下，⑧自殺念慮（死んだ方がましだと思う）。
【診断】症状①のほかに4つ以上の症状が見られる。症候性有無の確認。
【治療】①抗精神薬の投与。②好転しなければ精神科へ受診をすすめる。
【入院基準】①自殺念慮が強い。②不安不眠，焦躁感が強い。③家族や職場の理解が得られず，十分治療ができない。④抗うつ剤を増量しても効果がない。
【生活注意】①休息を保つ。運動を中止する。②食事はできるだけ摂取する。アルコールを控える。③入浴は疲れない程度，性生活は控える。④家族や周囲の人々の理解と協力を求め，励ましは不要である。⑤**統合失調症**（精神分裂症 Shizophrenia）なら精神科へ紹介して受診させる。

33. 肺気腫　Pulmonary Emphysema

【原因】①終末気管支の先，肺胞間隔壁に脆弱性があり，それが崩壊して，いくつかの肺胞が融合し，肺胞の異常な拡大を起こす。②先天性，老化，感染，慢性気管支炎，咳の頻発，肺循環障害，喫煙，大気汚染など。

【所見】①融合拡大した肺胞は収縮力に乏しく，気管支周囲肺組織の弾性減弱による支持張力の低下で呼気性気道閉塞を起こす。②肺機能検査は肺活量減少，残気量増加，最大換気量の低下，1秒率の低下，気道抵抗の増加の閉塞性換気障害がみられる。③吸気は抵抗なく行われるが，呼気障害で肺過膨張となり，胸郭拡大，横隔膜低位と平坦化をきたす。乾性ラ音，気管支喘息を思わせる。④胸部CTでは嚢胞性変化が散在性または単独性に認められる。嚢胞周囲の肺野濃度も低下している。⑤合併症：消化性潰瘍，呼吸不全，心不全。

【症状】労作時の息切れ，喘鳴，呼吸困難。

【診断】①聴診（乾性 rale，笛吹き様 piping，呼吸音減弱，呼気延長），燭光テスト（15 cm 離れたマッチ炎を口許から消せるかどうか），②胸部X線（肺過膨脹），③肺機能検査，血ガス（橈骨動脈か大腿動脈より，採血，病院）または経皮的動脈血酸素濃度測定（医院），④胸部CTかMRI検査を行う。

【治療】①長期管理：気管支拡張剤，ステロイド剤，去痰剤，抗生物質，在宅酸素療法（$PaO_2 < 50$ mmHg），定期に経皮酸素測定（p. 98），②急性増悪期：酸素療法，気管支拡張薬，抗生物質，ステロイド剤，合併症の治療。$PaO_2 < 50$（SpO_2 85%），$PaCO_2 > 60$，PH<7.3かつ意識低下なら，人工呼吸が必要となる。③漢方：竹茹温胆湯（陰，虚），補中益気湯（体調の整え，抵抗力の増強）。

【生活注意】①禁煙，増悪時に在宅酸素療法。②呼吸筋力維持（運動強度，時間，回数）。③水分を十分にとる，塩分制限，標準体重にカロリーの調節。

在宅酸素療法 Home Oxygen Therapy

1. 適応：室内空気で$PaO_2 < 60$ mmHg（$SpO_2 < 91\%$），運動時息切。酸素吸入（2.5 l/分まで），抗生剤，気管支拡張剤を投与し，症状が安定している。
2. 入院：病状が不安定，O_2流量3 l/分以上投与しなければ$PaO_2 < 60$ mmHg，O_2投与によりCO_2蓄積し増悪する。チアノーゼ，咳痰の増加時。

34. 急性肺炎　Acute Pneumonia

【原因】①細菌（肺炎球菌66％，インフルエンザ菌），ウィルス，クラミジア，マイコプラズマ，レジオネラなど上気道から下気道に侵入し，その菌量や毒性が感染防止能を超えて免疫力低下で，侵入した菌は肺内で増殖し肺炎を引き起こす。②アレルギー性（好酸球性肺炎，肺線維症），薬剤誘発，膠原病，腫瘍性。③危険因子：気管内挿管，糖尿病，アルコール中毒，気管内異物，誤嚥（食物などの異物・逆流した胃液を気道に誤嚥，老人・脳梗塞・脳出血後遺症の患者に多い），心不全，腎不全，免疫力の低下した全身衰弱者。

【所見】①細菌感染によって発熱，悪寒，食欲不振，白血球増加，CRP陽性が認められる。②肺の末梢気道や肺胞に分泌物・滲出液・空気が流入する。胸部X線では滲出性病変の部位に異常陰影を認める。多発性の斑紋様陰影（気管支肺炎），一葉に均等な濃厚陰影（大葉性肺炎）がみられる。④肺胞内に滲出液が出ると，咳嗽や喀痰が現れる。滲出液で肺胞における換気が妨げられれば，呼吸困難，チアノーゼ，意識障害もみられる。⑤炎症が胸膜に波及すれば，胸痛が起こり，横隔膜に波及すれば上腹痛を訴える。⑥高令者の肺炎は食欲不振，意識障害，活動性低下だけの所見の場合もある。⑦入院時橈骨動脈か大腿動脈の採血で，血ガス分析によって，$PaO_2 > 80$ mmHg（経皮96％）を軽症，$61 \sim 79$ mmHg を中等症，60 mmHg（経皮91％）以下を重症とする。医院では経皮的動脈血酸素濃度測定（SpO_2 正常97 ± 1％）。

【症状】①発熱，咳嗽，痰，呼吸困難。②老人では食欲不振，意識障害。

【診断】①聴診（捻髪音か水泡音），②胸部X線，CT，胸水穿刺，喀痰（細菌検査，細胞診），血液検査（白血球，血液像，γ-GTP，CRP，IgE，アトピー），マイコプラズマ抗体価，オウム病CF抗体価，ツベルクリン反応，肺機能（％肺活量低下），血ガス（PaO_2 低下）。胸部X線で特徴ある肺異常陰影を認める。喀痰の細菌定量培養で$10^7/ml$ があれば起因菌と判断できる。薬剤感受性。③鑑別：肺化膿症，膿胸，肺癌，心不全。④**汚染**（病原体が存在する）：喀痰は多くない。抗生剤なしに臨床状態が安定。定量培養は中以下。グラム染色で非化膿性の痰（好中球が少ない）。発病していない。**感染**（肺炎）：発熱，好中球増加，膿性の痰，X線の浸潤影。発病している。

【治療】①起因菌に対する抗生物質を10日間投与する。投与後72時間経過を観察する。効果がなければ抗生剤を変更する。去痰，気管支拡張剤の投与。呼

困難に酸素吸入を行う。$PaO_2 < 50$ mmHg ならステロイド，γ-Globulin の投与を試みる。③漢方：竹茹温胆湯（抗菌ではなく，咳止に役立つ）。
【入院基準】①胸部 X 線で片肺の 2/3 以上の陰影，②体温38.6℃以上，③心拍数（脈拍）130回/分以上血圧低下，④呼吸数30回/分以上，呼吸不全，⑤食欲不振，意識低下。3 項目以上認められれば重症で入院治療。
【退院基準】①平熱が数日間の持続，②患者自身の全身状態の改善，③胸部 X 線の陰影の改善，白血球，炎症反応の正常化，菌の陰性化。
【生活注意】①悪性腫瘍，糖尿病，血液疾患，心疾患，腎不全，肝疾患の人は肺炎にかかりやすい。人混みに出ない。②部屋の湿度，温度の調節。禁酒，禁煙。疲労を避ける。③安静，保温，水分，栄養補給に注意する。

ウィルス性肺炎
①白血球増加や好中球増加がみられない，②胸部の打，聴診所見が一般に少ない，③1 週ないし 2 週間の経過で軽快する，④抗生物質にはっきりした反応はない。抗ウィルス剤と γ-Globulin の投与。

35. 肺線維症　Pulamonary Fibrosis，蜂巣肺，間質性肺炎

【原因】薬物（抗癌剤，免疫抑制剤，抗生剤，インタフェロン，小柴胡湯），放射線照射，アスベスト（石綿）の沈著，膠原病，ウイルス，粉塵，喫煙が肺胞隔に炎症を起す，炎症後肺線維症（慢性，原因不明）。
【所見】①病変は肺胞隔炎に始まり，線維芽細胞の増殖が引き起こされ，コラーゲン線維の間質への沈著が起きる。②間質の線維化が進行すると，肺胞の無気肺化，たたみこみがおこり，細葉単位の再構築，蜂巣肺の形成へと至る。③肺は縮小傾向，病変の主体が肺末梢の胸膜直下に多い。④安静時の血ガスが正常であっても，運動労作時に急に呼吸困難をきたすことがある。
【症状】乾性咳，易息切。
【診断】①聴診：捻髪音，湿性ラ音，②血液：CRP，LDH，IgE，γ-Globulin，好酸球増加，DLST（薬剤によるリンパ球刺激試験），③肺機能：肺活量減少，低酸素血症，④胸部 X 線：粒状，輪状，肺野縮小。
【治療】急性型または慢性型の急性増悪にステロイドの投与（抗炎症効果）。ステロイドの大量長期投与は副作用をきたし，不可。感染型に抗生剤の投与。
【生活注意】①原因物質を避ける。②労作後に十分な休息，増悪に在宅酸素。

36. 肺結核　Pulmonary Tuberculosis

【原因】①結核菌は空気感染してかかる。肺に滲出性や増殖性の炎症を起こす。②促進因子：栄養不良，抵抗力低下，周りに結核患者がいる。
【所見】①カゼや気管支炎と思われたことがある。継続的微熱を伴う寝汗は結核の特徴である。②結核菌が肺胞に達すると限局性の感染巣を形成する。③肺胞に滲出液が貯留すると咳，痰が現れる。肺胞換気障害により呼吸困難，頻呼吸がみられることがある。④炎症が胸膜に及べば胸痛や背部痛を訴える。増殖性病変が生ずると拘束性肺疾を示す。⑤壊死性変化で病巣は軟化融解し空洞を形成する。軟化融解した物質は痰として喀出され，塗抹・培養により結核菌が検出される。血管が損傷されれば喀血や血痰がみられる。⑥結核病変の周囲には線維化が起こり，病変部は収縮する。肺野に石灰化がみられることがある。
【症状】微熱，頑固な咳，倦怠感，食欲不振，体重減少，血痰。
【診断】胸部 X 線（石灰像），CT 検査（中枢性収束病変），結核菌検査（喀痰培養，核酸同定 PCR 法），ツベルクリン反応（発赤10 mm 以上，硬結→無症状→観察。），白血球（リンパ球増加），赤沈亢進，気管支内視鏡検査と生検。
【治療】①結核療養所へ転院を紹介する。INH（10 mg/kg）0.4 g 経口分 2 毎日。RFP 0.45 g 経口，毎日朝。EB 1 g 経口分 2 毎日。SM 1.0 g 筋注週に 2 回。6 ケ月間投与し，その間経時的（2ケ月毎）に X 線，CT で治療効果を判定する。②漢方：補中益気湯（陰，虚）→体力向上，竹茹温胆湯（陰，虚）→咳改善。
【生活注意】①過激な運動や仕事は避ける。②バランスのとれた食事。③禁煙，酒は制限する。④入浴は発熱時に避ける。⑤手指や痰コップはクレゾール石鹸液，食器類はグルタールアルデヒドで消毒。衣料や寝具は日光消毒。

37. 胸膜炎　Pleurisy

【原因】細菌性，結核性，癌性，他の疾患（膠原病，心不全，外傷）。
【症状】胸・背痛（咳や呼吸で増強），咳，呼吸困難，発熱。
【診断】①聴診（胸膜摩擦音），打診（胸水貯留時に濁音），②胸 X 線，胸水検査（細菌，細胞診），採血検査（WBC，CRP，ESR）。
【治療】抗生剤，消炎鎮痛剤，抗結核剤，ステロイド剤。

38. 肺塞栓症　Pulmonary Embolism, 肺梗塞　Lung Infarction

【原因】①静脈系とくに下肢，骨盤腔内の深部静脈に，または右心系に形成された血栓，腫瘍細胞，脂肪，空気などが肺循環系に流入し，肺血管を閉塞し，急性または慢性の肺循環障害をきたす。②原疾患：悪性腫瘍，手術後，長期臥床，産褥期，心不全，慢性肺疾患，下肢循環障害（静脈瘤），外傷，骨折。③促進因子：静脈血流の停滞，静脈内皮の損傷，血液凝固能の異常亢進。

【所見】①突然の頻呼吸を伴う呼吸困難，深呼吸で増強する肋膜性胸痛，下肢の疼痛や浮腫があれば肺塞栓症の可能性が高い。②大きな塞栓は急激な胸痛と呼吸困難を訴え，血圧が低下し，意識障害やけいれんを起こし，死亡することもある。小さな塞栓は徐々に肺血管床の減少が起こる。自覚症状が乏しい。③小さな塞栓は血液が吸収されて器質化が起こらない。大きな塞栓は肺胞壁の壊死，赤血球の変性，次いで肉芽形成を伴う器質化が起こる。④肺組織が壊死すると，発熱，白血球増加，LDH値が上昇する。⑤病巣部周辺に滲出液が貯留すると咳嗽，喀痰，喘鳴が現れる。⑥慢性肺塞栓症は肺動脈高血圧となり，頸静脈怒張，心不全（p. 147）と呼吸不全（p. 180）の症状が見られる。

【症状】呼吸困難，頻脈，胸痛，咳嗽，血痰，チアノーゼ，倦怠感。

【診断】①血液：白血球増加，CRP, LDH増加，GOT正常。②心電図：洞性頻脈，Ⅰ誘導にS波，Ⅲ誘導に深いQ波とT波逆転。③X線：肺紋理減少，肺血管径拡張。④血ガス：$PO_2\downarrow$，$PCO_2\downarrow$，呼吸性アルカローシス。⑤心カテーテル：肺動脈圧上昇，心拍出量低下。肺血管造影：リスク（増悪）あり，一般は行わない。MRI・MRA 肺血流シンチグラム（大病院のみ）。

【治療】①安静，酸素投与，PaO_2 70～90 mmHgを維持させる。高濃度の持続投与は避ける。重症例に人工呼吸器が必要。②鎮静薬（不安，胸痛）。③強心薬：ジギタリスの静注，昇圧剤，ドブタミンの点滴。④血栓溶解療法（閉塞症の超急性期），ウロキナーゼ48万単位を4～6時間で肺動脈内に点滴静注。⑤抗凝固薬，ヘパリン3万単位＋5%Glu 500 ml (20 ml/hr) を24時間で点滴する。TT（トロンボテスト），PT（プロトロビン時間 p. 54）を測定し，目標値に維持する。点滴終了後にワルファリン1日2～3 mg内服，6週～6ケ月続ける。⑥慢性血栓塞栓症に手術療法。

【生活注意】深在血栓予防に長時間坐位をさける。弾性ストッキング使用。

39. 気胸　Pneumothorax

【原因】胸膜腔に空気の貯留。①気腫性嚢胞が破裂して起こるもの（自然気胸 Spontaneous）。②肺結核や肺化膿症の空洞が胸膜腔に破れる場合（続発性気胸 Second）。③外傷や胸膜穿刺によって起こる（外傷性気胸 Traumatic）。
【所見】①肺胞が破れて胸膜腔内に空気が侵入する。胸膜腔内圧が高まり患側の胸郭は拡大し，縦隔・心臓は健側へ移動する。②胸膜腔の内圧が高まると患側の肺は収縮し，換気血流分布異常により低酸素血症となり，呼吸困難，息切れ，チアノーゼを呈することがある。③胸膜腔に入った空気は胸膜を刺激し，激しい胸痛や背痛をきたして呼吸や咳で増強する。④出血で血気胸もある。
【症状】突然起こる胸痛，呼吸困難と乾性の咳。
【診断】①聴診（呼吸音消失），打診（正常か鼓音），②胸部 X 線で収縮肺像や周囲の肺紋理消失。
【治療】①小さな気胸（片肺野の $\frac{1}{4}$ まで）で，安静にしてガスの自然吸収を待つ，②片肺野の $\frac{1}{3}$ 以上の気胸に穿刺脱気療法（Cannula）胸腔ドレナージ（Chest tube）を行う。③自家血液を胸腔内に散布し，胸膜癒着を促進して再発防止を図る場合もある。④消炎鎮痛剤，安定剤の投与。
【外科適応】脱気療法で無効，再発を繰り返す，巨大嚢胞や多数の気腫性嚢胞。

〈診療雑談〉漢方（中国医学，伝統医学）
1. **中医科**：漢方の基本は整体観念と弁証論治である。理論は陰陽五行説，臓象学説，経絡学説がある。診察法は四診（望・聞・問・切），八綱（陰陽，寒熱，表裏，虚実）による。治療原則は治病求本，正治反治，標本緩急，扶正去邪，同病異治，異病同治である。治療方法は汗，吐，下，和，温，清，消，補がある。漢方の材料：植物4773種，動物740種，鉱物82種。
2. **針灸科**：針刺や薬灸で病気の予防と治療を行う。針刺はいろいろな大きさの針を経絡に刺入する。薬灸は薬葉からなる薬柱を燃やし，熱灸で経絡を刺激する。内科，外科，婦人科，整形外科に約百の症例に著効を示す。
3. **按摩科**：経穴按摩は薬物を投与せず，点穴推拿（経絡マッサージ）で病気を治療する。打撲傷，腰椎椎間板ヘルニア，頸肩腕症候群，筋・筋膜症，テニス肘，肩関節周囲炎，坐骨神経痛によく効くという。

40. 肺癌　Lung cancer

【原因】①喫煙，大気汚染，ダイオキシン，ヒ素，ニッケル，クロム，アスベストなどの気管支粘膜に対する慢性刺激。②ビタミンA・カロチン欠乏，肉多食，放射線物質との関連。体質か不明。

【所見】①気管支上皮，気管支腺，肺胞上皮に生ずる扁平上皮癌，腺癌，小細胞癌，大細胞癌。②早期肺癌　末梢部：亜区域支より末梢で発生，直径2cm以下。肺門部：区域支までの気管支から発生し，気管支壁に限局する。③胸部X線では円形陰影，小斑点状陰影，肺門の腫瘤状陰影がみられる。気管支内に癌が大きくなれば咳嗽・喀痰，喘鳴，呼吸困難をきたす。④肺血管が損傷されれば，血痰や喀血をきたす。肺や腫瘍の酵素の逸脱で，LDH，SCC，NSEの上昇をきたす。感染が起これば発熱し，倦怠感をきたす（Ⅱ期まで正常）。⑤小細胞癌はACTH（Cortisol↑），PTH（Ca↑），ADH（Na↓），HCG（女性化乳房），Serotonin（顔面紅潮）を産出することがある。⑥肺癌が進展すれば，嚥下困難（食道），嗄声（反回神経）をきたす。交感神経が侵されればHorner徴候（縮瞳，眼瞼下垂）を示す。上大静脈・腕頭静脈を圧迫すれば，顔面浮腫，頸静脈の怒張をきたす。胸膜を侵せば胸痛，血性の胸水をきたす。肺尖部の癌が胸膜をこえて上腕神経叢，頸部交感神経節を侵せば，肩，上肢の神経痛をきたす。⑦肺外転移は肝，脳，骨，腎，リンパ節に多い。

【症状】①初期に無症状，②進行すると咳，痰，息切，倦怠感，やせ，貧血。

【診断】①胸水，痰の細胞診（3日連続早朝検痰，PAP Ⅳ，Ⅴ度なら確診），胸部X線（中高年の咳），胸CT（末梢性収束病変）。②気管支内視鏡，気管支動脈造影，生検（気管支鏡直視下）。③CEA，SCC，Pro-GRPの腫瘍マーカー。

【治療】①小細胞癌は放射線療法と化学療法の併用（予後不良），②非小細胞癌Ⅰ期（リンパ節転移無）とⅡ期（同じ側の肺門リンパ節まで転移有）は手術療法。遠隔転移のⅢ期（胸膜，反対側の縦隔に転移有）とⅣ期（肺以外の臓器に転移有）の肺癌，胸水の細胞診が陽性であれば手術適応はない。放射線療法，抗癌剤や対症療法を行う。Ⅲ期とⅣ期は効果小である。③癌痛治療（p.225）。

【生活注意】①禁煙。②食事：緑黄食野菜や果物。③年に1回胸部X線検査。進行癌にならないうちに検出できれば延命につなげる。④片肺胸水や反復する肺炎では肺癌の可能性も考えられるので，精密検査をすすめる。

〈診療雑談〉劉内科整形外科（りゅう内科）医院
1. 内科：根拠のある診断，効果のある治療，わかる説明。
2. 整形外科・皮膚科：患者の需要とサービスとしての診療
3. 検査看護：適正な検査と処置，思い遣りと心ある看護
4. 受付薬局：レセコンを速く正確にできる明るく優しい応対
   　　　　　薬の二重チェック：事務→看護婦，または事務→医師
5. 掃除：午前診療前15分間，午後15分間。業者に２ケ月１回
6. 出勤時間：午前８：30〜12：20，午後２：30〜６：20
7. 定員：常時医師１人，看護婦１人，事務１人，計３〜５人
8. 診療患者数（理想）：午前20〜25人，午後15〜20人
9. 医師にとって医術が応用できて適当な報酬が入る医院
   職員にとって世間並の給料が保証されて働きやすい医院
   患者にとって親切で信頼のできる，治癒率の高い医院

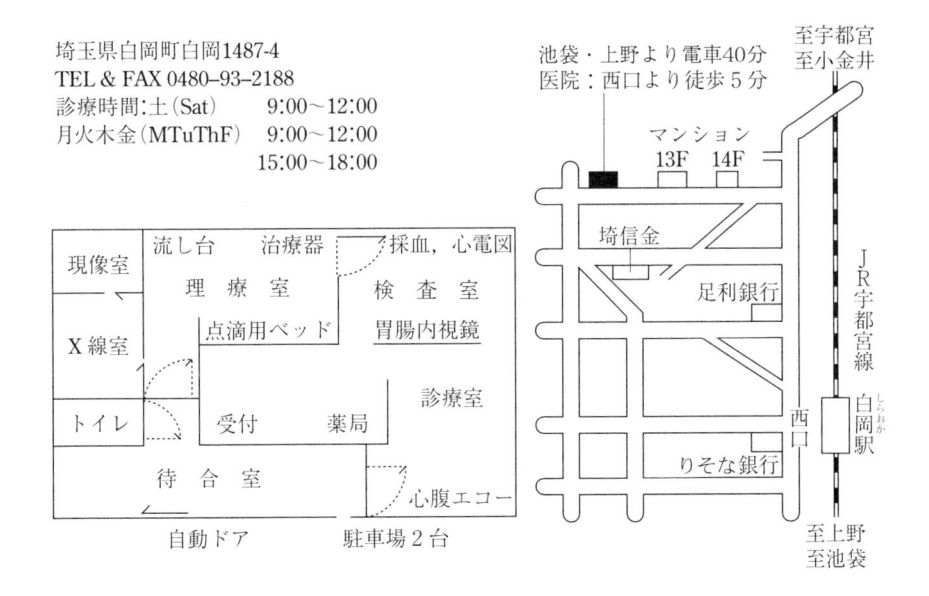

埼玉県白岡町白岡1487-4
TEL & FAX 0480-93-2188
診療時間：土(Sat)　　　　9:00〜12:00
月火木金(MTuThF)　9:00〜12:00
　　　　　　　　　　　15:00〜18:00

池袋・上野より電車40分
医院：西口より徒歩５分

41. 過換気症候群　Hyperventilation Syndrome

【原因】精神的不安，緊張，興奮，恐怖の心理的因子に疲労，運動，家庭や仕事のストレスが重なって，発作的に換気が異常に増加し，動脈血 CO_2 分圧の低下，呼吸性アルカローシスを起こす。不安感をかりたて，より大きな息をしようと努力し，過換気（過呼吸）状態の悪循環となる。（心身症）

【症状】動悸，胸痛，息切，しびれ，けいれん，頭痛，めまい。

【所見】①著明な過換気により，CO_2 分圧が著明に低下し呼吸性アルカローシスとなる。②体内 CO_2 量の減少，動脈血 CO_2 分圧の低下により脳血流は減少し，脳虚血をきたし，頭痛，めまい，意識障害を起こす。③呼吸性アルカローシスの結果，細胞内の K イオンが低下し神経・筋肉性の興奮性増大をきたす。指先，口唇のしびれ，けいれんが起こる。④体内 CO_2 の喪失，動脈血 CO_2 分圧の低下による血管収縮は，全身の臓器の乏血をきたす。

【検査】①血ガス：$PH\uparrow$，$PCO_2\downarrow$，$PO_2\uparrow$。②胸 X 線，心電図，採血検査。

【治療】①ビニール袋で鼻，口をかぶせて，CO_2 を上昇させる。安定剤の投与。②心の処方箋：希望を持ち，気分・考えをおおらかにする。環境の変更。

42. 呼吸不全　Respiratory Failure

【原因】Ⅰ．低酸素血呼吸不全（$PaO_2<60$ mmHg, $PaCO_2\leq40$ mmHg）：肺炎，気胸，痰貯留，喘息発作，肺閉塞，肺水腫。Ⅱ．低換気呼吸不全（$PaO_2<60$ mmHg, $PaCO_2>50$ mmHg）：安定剤・眠剤の多量誤用，脳血管障害，肺・気道異常，呼吸系の神経・筋障害，各疾患の末期。Ⅲ．慢性呼吸不全：ⅠとⅡの PaO_2 低下，$PaCO_2$ 上昇が長期に持続する症例（腎性代償で PH 正常）。

【症状】頻呼吸，下顎呼吸，頻脈，チアノーゼ，意識障害。

【診断】症状，血ガス（p. 98），胸部 X 線。$PaO_2<20$ mmHg, $O_2Sat<30\%$ では死亡する。$PaO_2<30$ mmHg, $O_2Sat<60\%$ では心・肺・脳・腎障害をきたす。$PaO_2\geq40$ mmHg, $O_2Sat\geq80\%$ は生命維持に必要最低限度である。$SpO_2<91\%$

【治療】気道・静脈確保，①酸素療法：鼻カニュレか Mask で，O_2 吸入 1 l/分 ≒ FiO_2 25％，2 l/分 ≒ 30％，4 l/分 ≒ 35％，8 l/分 ≒ FiO_2 40％。②目標：急性呼吸不全→PaO_2 80〜100 mmHg，慢性呼吸不全→PaO_2 60〜70 mmHg。③ O_2 吸入は 8 l/分にしても，$PaO_2<50$ mmHg＝SpO_2 85％，かつ PH<7.3，意識障害の場合，気管内挿管（Tube 7.5〜8.5 mm），人工呼吸器を使う。定期に血ガス検査，医院では経皮的動脈血酸素濃度測定器で調べる。

【生活注意】慢性期患者にカゼ予防，在宅酸素療法，体操，散歩をすすめる。

③ 消化器疾患

43. 口内炎　Stomatitis

Ⅰ. アフタ性口内炎　Aphtha Stomatitis
【原因】体調不良，疲労，免疫力低下，アレルギー，内分泌異常，熱性疾患，消化器病，感染，自己免疫疾患，義歯の刺激，ビタミン欠乏。
【所見】①口腔粘膜に生じる境界明瞭な有痛性の小潰瘍，米粒大から大豆大の円形，楕円形の潰瘍。②口唇にびらん，びらんわれ→口角びらん症。
【症状】口腔，舌に食物の刺激で強い疼痛を伴う。数日間で次第に軽減する。
【治療】①抗生剤，ステロイドを含有するケナログ軟膏の塗布，（硝酸銀の塗布は鎮痛効果はあるが，潰瘍を増大させる），②歯牙充填物，補綴物は口腔粘膜を傷つけないようにする。③消炎剤，解毒剤，総合ビタミン剤。④禁煙。

Ⅱ. カタル性口内炎　Catarrh Stomatitis
【原因】①局所：刺激性の強い，熱い食物の摂取，アルコールの過飲，喫煙，②全身：感冒，インフルエンザ，扁桃炎，気管支炎，肺炎，胃腸障害，妊娠，月経，甲状腺機能障害，薬の副作用，ヨード過敏症，体調不良。
【所見と症状】①口腔粘膜全体の腫脹，発赤。粘膜は白ぽくなることもある。②歯牙，補綴物の刺激によってびらん，潰瘍を形成する。疼痛を伴う。
【治療】①うがい，洗口，洗浄。口唇，口腔乾燥にグリセリン塗布。②刺激の強い食物の摂取をやめ，歯石・歯垢，不適合な義歯を除去する。③原疾患の治療。④消炎剤，ビタミンB剤。⑤禁煙。

口腔癌　Oral Carcinoma，舌癌　Carcinoma of the tongue
【原因】義歯，アルコール，タバコ，ウイルス，遺伝，免疫不全，内分泌。
【所見】①部位：歯肉癌，舌癌，頬粘膜癌，口蓋癌，口底癌，口唇癌。②肉眼所見：腫瘤，潰瘍，びらん，白斑，乳頭，肉芽，紅斑型。
【症状】無痛または有痛の腫瘤，潰瘍。接触痛，易出血，難治性潰瘍。
【診断】視診，触診（大きさ，硬結，リンパ節）。細胞診。病理組織診。
【治療】①口腔外科へ紹介受診させる。手術，放射線照射。②禁煙。

44. 食道炎　Esophagitis，食道潰瘍　Esophageal Ulcer

【原因】①感染性：ウィルス，細菌，真菌。②化学的刺激：腐食性薬物，酸・アルカリ，アルコール，香辛料のとりすぎ，胃酸，胆汁の逆流。③外傷性・薬剤性：経鼻胃管留置，異物誤嚥，高温・低温食の飲み込み，胃切除術後，食道裂孔ヘルニア，高度の喫煙。④肥満，腹圧が高い，食道の動きが悪い，噴門がゆるんで，胃液が逆流する。**胃食道逆流症**Gastro Esophageal Reflux Disease。

【所見】①食道炎はびらんが粘膜の欠損にとどまり，食道潰瘍はびらんが少し深く，粘膜下層・固有筋層に及ぶ。②**逆流性食道炎** Reflux Esophagitis は，胃酸（強い塩酸），胆汁酸，膵液の増強，食道蠕動低下，食道下部括約筋弛緩による。再発率が高い。③内視鏡所見：局在性白色→赤色・びらん少数→線状・不整・隆起→帯状・地図状びらん。④食道粘膜に浮腫または瘢痕が生ずると食道狭窄をきたし，ものがつまる感じ，嚥下困難を起こす。

【症状】①軽度：無症状または軽い胸やけ，もたれ感。②中～高度：前胸痛，心窩部痛，胸やけ，吐血。

【診断】①問診，内視鏡検査（p. 103）と生検。② X 線（軽いものは検出不能）。

【治療】①無症状→治療不要。②有症状→制酸剤，粘膜保護剤，H_2拮抗剤（Gaster），PPI（プロトンポンプ阻害剤 Omeprazon, Pariet），1～2ケ月投与する。その後再発時に再投与。③漢方：半夏瀉心湯（中，中）。

【外科治療】高度の狭窄，疼痛，出血性貧血，潰瘍穿孔の患者。

【生活注意】①禁煙，頭を上半身を20 cm 位高くして寝る。食直後に横にしない。②大食を避け，脂肪，甘味菓子，チョコレート，ビール，炭酸飲料，コーヒー，唐辛子の摂取を控える。③薬を内服後に水を十分に飲む。食後すぐ横にならない，寝30分前から飲食の禁止。④肥満や便秘をさける。なるべく腰をのばして胃を圧迫しない。

咽喉頭異常感症　Pharyngo-Laryngeal abnormal sensation

【原因】精神的ストレス，自律神経失調。

【所見】嚥下痛なし，発声異常なし，口腔・咽喉正常。

【症状】咽喉に何かあるような気がする。

【診断】視診，内視鏡検査（咽頭癌と鑑別）では正常所見である。

【治療】安定剤，自律神経調節剤，消炎酵素剤，漢方。

45. 食道癌　Esophageal Cancer

【原因】ビタミンA・B・C欠乏，汚染された食品，多飲酒，多喫煙，漬物，熱い食事，腐食性食道炎，プロスタグランジン，男性ホルモン，体質。
【所見】①食道狭窄が起こると，上部の食道は拡張・伸展し，胸痛，心窩部痛をきたす。狭窄部に通過障害が起こり，嚥下困難，胸が支える。②癌組織が壊死・崩壊すると，潰瘍をつくり，陥凹を示す。血管が損傷されれば，吐血や下血が起こる。③内視鏡検査では直接癌の隆起や潰瘍が観察される。生検を行って病理診断もできる。④反回神経を浸潤するか転移リンパ節の圧迫によって嗄声を生ずる。気管に及ぶと咳・血痰をみる（肺癌との鑑別要）。⑤末期には体重減少（やせ），貧血をきたし，倦怠感を訴える。
【症状】早期癌：無症状。進行癌：嚥下困難，食道狭窄感。
【診断】①食道X線検査，CT検査，内視鏡検査(p. 103)，ルゴールまたはヨード色素内視鏡検査・生検（p. 88)，③腫瘍マーカー（CEA, CA19-9）。
【治療】①早期癌：内視鏡手術，開胸手術による食道再建術を行う。②進行癌：放射線療法，免疫，化学療法（Cisplatin，多剤併用，効果小）を行う。③高カロリー栄養補充：他臓器への転移，手術不能例の多くは12カ月以内に死亡する（老人は少し長生）。胃瘻の造設よりも患者に侵襲の少ない経中心静脈栄養（p. 109）がよい。④癌痛治療（p. 225)，生活の質の向上に役立つ。
【生活注意】①禁煙，減酒，発癌原因因子を避ける。食事（緑黄色野菜，果物，牛乳，豆乳)，②余命を有意義に楽しく過す。80才以上の高齢者は手術を受けない方がより長く生きる，より質のよい生活ができる。

食道静脈瘤　Esophageal Varices

【原因】80％以上は肝硬変症，ほかに門脈血栓症，Banti症候群によって門脈系の通過障害が発生し，門脈圧が亢進すると，食道噴門接合部の静脈がうっ血怒張をきたし，食道・胃静脈瘤を形成する。
【症状】ほとんどない。静脈瘤が破裂したら大出血になる。
【診断】①X線によるバリウム二重造影。②食道胃十二指腸内視鏡。
【治療】①出血時に止血剤，輸血，輸液（5%Glucose 100 ml＋Vasopressin 20単位），Sengstaken-Blakemore管を食道に挿入し，バルーン圧迫。②内科：内視鏡的硬化栓塞療法。③外科：食道離断術。内科か外科か判断に迷いがある。

46. 急性胃炎　Acute Gastritis

【原因】①アルコール，薬物（消炎鎮痛剤，抗生剤），冷たい食品や熱い食品，暴飲暴食，刺激の強い香辛料，コーヒー，喫煙，咀嚼障害。②急性感染症（細菌，原虫）。③ストレス（心配ごと，欲求不満，過労），体質。④腐食性薬剤の誤飲または自殺の目的での飲用。
【所見】①原因による胃粘膜血流低下→粘膜低酸素状態→粘膜エネルギー代謝障害→ATP減少，Ca^{+}過剰流入→粘膜びらん・出血・潰瘍。②胃粘膜刺激による胃もたれ，食欲不振，はきけ，嘔吐，胸やけ，胃部膨満感，心窩部痛が見られる。多くの場合2〜3日で症状は軽快し，ほとんど2週間まで治癒する。
【症状】腹痛，悪心，嘔吐，食欲不振。
【診断】問診，身体所見。胃内視鏡検査（p. 103）では胃粘膜の浮腫，発赤，びらん，出血がみられる。X線による診断は困難である（一般医）。
【治療】①発症時に絶食および非経口的水分補給を行う。②悪心，嘔吐に安定剤，胃腸運動促進剤を用いる。③腹痛に鎮痙剤，局麻剤（ストロカイン），粘膜保護剤，H_2ブロッカー（Gaster）。消化不良に健胃消化剤。④漢方：六君子湯。低酸に半夏瀉心湯，正酸に柴胡桂枝湯，過酸に芍薬甘草湯。
【入院適応】①症状が強い，②食事不能，③吐血か下血のある患者。
【生活注意】①規則正しい生活を送る，暴飲暴食をさけ，食後の休息をとる。②ストレスの解消をはかる。疲れる仕事は週休2日を工夫する。③禁煙，減酒。④腹8分，お粥・うどんをすすめる。コーヒー，唐辛子を控える。

47. 潰瘍性大腸炎　Ulcerative Colitis

【原因】感染か，自己免疫か
【所見】1ほとんどの症例で直腸に病変が見られる。2初期に腸粘膜易出血，浮腫，次に小黄色斑，糜爛，膿粘蹴血が広範囲に見られる。3進行すると不規則形の潰瘍，隆起の炎症性 pseudopolyposis，粘膜橋の形成が見られる。
【症状】頻回の下痢，血便（軽症：1日4回以下。重症：1日6回以上，貧血，低蛋白血症，発熱）。
【診断】症状所見と大腸内視鏡検査で判断する。（Chrohn病との鑑別）
【治療】軽症：サラゾピリンを，中，重症：ステロイドを投与する。
【外科治療】大出血，狭窄，中毒性巨大結腸症，穿孔，癌化の症例がその適応である。

48. 慢性胃炎　Chronic Gastritis

【原因】①外因性：食事の不規則，酒，喫煙，香辛料の摂取，各種薬剤，細菌（Helicobacter Pylori），アレルギー，精神的ストレス。②内因性：遺伝，加齢，自己免疫的機序，感染症，循環障害，肝，膵，胆道疾患。
【所見】①急性胃炎が起こり，それが続くと慢性胃炎になる。胃粘膜における表層性胃炎に始まってさらに多くは萎縮性胃炎，過形成性胃炎，化生性胃炎へと進む。②50才以上の人の胃炎は胃上部角部に多い。胃粘膜の萎縮性変化が起こると，血管透見像や粘膜の変色がみられる。胃粘膜の萎縮に伴い，固有胃腺は減少し，胃液の酸度が低くなり，食欲不振，胃不快感，胸やけの症状を示す。③40才以下の人の胃炎は胃角部下部に多い。胃液の酸度が高く，表層性胃炎で，消化性潰瘍のような上腹部痛，悪心，嘔吐がみられる。胃粘膜のびらんにより吐血や下血がみられることもある。
【症状】無症状，または腹痛，胸やけ，胃のもたれ，膨満感，食欲不振。
【診断】内視鏡検査（p. 103）や生検を行う（胃癌と胃潰瘍との鑑別）。
【治療】①症状がなければ治療は不要，増悪，予防に1日1錠胃粘膜保護剤。②症状があれば，健胃消化剤，鎮痛剤，H_2遮断剤（Gaster），胃腸運動改善剤（Nauzelin），安定剤を投与する。②漢方：六君子湯。③H.ピロリ菌の除菌に抗生物質の多剤併用（患者希望のみ，再感染もありうる）。
【生活注意】①禁煙。アルコール，コーヒー，炭酸飲料，香辛料の刺激物，脂肪をひかえる。食事は消化のよいものを腹8分目にする。②ストレス，不規則な食事で症状の再発をくりかえすことがある。③腸上皮化生や萎縮した胃粘膜が癌の発生母地になりうるので，年に1回胃内視鏡的経過観察が必要である。癌や潰瘍がなければ心配は不要である。1日1回薬を飲む。

【神経性胃炎】症状を裏づける明らかな胃の粘膜病変がないにもかかわらず，胃の不定愁訴(腹痛，不快感，胸やけ，吐気，食欲不振)を訴える疾患である。主に不安，精神的ストレスの心理的要因が症状の発生に関与することが多い。
【胃下垂】やせた女性に多い。ときに腹部不快感の症状が出る。治りにくい。食事は腹8分目に，野菜果物をとり，動物性脂肪，刺激性食物，炭酸飲料，コーヒーを避ける。食事時間は規則正しく，食後ゆっくり休む。物事にくよくよせず，気持を大らかにする。症状がなければ治療は不要である。

49. 胃潰瘍　gastric ulcer，十二指腸潰瘍　Duodenal Ulcer

【原因】胃液の自己消化作用により，胃壁欠損が生ずる機序について胃，十二指腸局所の障害，H. Pylori（ピロリ菌：毒素放出→胃粘膜傷害）感染，自律神経，ホルモン，中枢神経の関与，体質，遺伝，環境因子。①防御因子の低下：栄養，循環血液量，消化管ホルモン，粘液，②攻撃因子の増強：塩酸，ペプシン，ストレス，薬物（抗生剤，消炎鎮痛剤）。

【所見】①胃液で自己消化作用により胃壁の組織欠損を生じた状態をいう。組織欠損が胃粘膜にとどまっている場合を〔胃びらん〕とし，粘膜下組織に達する欠損を〔**胃潰瘍**〕としている。②肉眼的に円形・楕円形を呈し，周りは発赤腫脹，潰瘍底に白苔の壊死物が付着してみえる。組織学的に壊死層，肉芽組織層，瘢痕層の三層構造である。③潰瘍形成に血管が損傷されれば，吐血や下血が起こり，便潜血陽性となる。潰瘍部に物理的，化学的刺激が加わると，胃壁は攣縮し上腹部の疼痛をきたす。④胃潰瘍は胃液が低〜正酸，食後1〜2時間後に疼痛を訴えることが多い。十二指腸潰瘍は胃液が高酸，腹痛は空腹時に多く，食事により軽快する。潰瘍部の刺激によって悪心や嘔吐をきたす。⑤治療に抵抗性で，症状が改善されなければ，胃癌の可能性を考えて再生検し，生検個数をふやしてみる。そのうち1つか複数，悪性が見られることがある。

【症状】上腹部疼痛，吐血，下血，胸やけ，胃もたれ，食欲不振。

【診断】①X線胃透視（貯留，粘膜ひだ集中，変形），②内視鏡（白苔，周辺に炎症状浮腫，境界鮮明），③生検（胃癌との鑑別，治癒後も再生検が必要）。⑤動脈出血に内視鏡と血管造影。

【治療】①精神的・肉体的安静，食事療法：アルコール，コーヒー，紅茶，刺激物（香辛料）を控える，消化しやすい栄養価の高い食事。②薬物療法：攻撃因子を抑える健胃消化剤，抗コリン剤。ピロリ菌除去（希望者のみ）。防御因子の増強を図る粘膜保護薬，H$_2$遮断剤（Gaster），PPI（Omeprazon, Pariet）。PPI剤は一番効く。③腹痛にブスコパン，ストロカインを投与する。④出血：軽症にシメチジン20 mg，セクレチン50単位を1日4回静注，マーロックス，アルロイドG 20 mlずつ1日4回経口（胃管）投与。中程度に局所止血，トロンビン末1万単位＋生食水20 mlを経内視鏡散布する。重症例（動脈出血）に外科的治療。⑤漢方：柴胡桂枝湯（中，中），六君子湯（中，中）。

【外科適応】①胃壁穿孔，②動脈出血，③幽門狭窄，④難治性のもの。
【入院基準】①入院によって明らかに社会や家庭の強いストレスから解放される。②穿孔，出血，狭窄の合併症を伴う。③疼痛，嘔吐の症状は激しい。
【食事注意】①胃酸の分泌を過度に刺激する食品（香辛料，濃い味つけ）や海草，キノコ，コンニャクは避ける。②胃酸を中和する。栄養価が高く，かつバランスがとれ，粘膜の再生に有利な食品（牛乳，卵，魚）をとる。③食事時間を規則正しく，ゆっくりと食べること，できれば食事の1回量を少なくし，回数を多くとるようにする。④出血直後や潰瘍活動期では潰瘍局所の安静を保つため，コーヒー，炭酸飲料，アルコール，とうがらしを避ける。⑤腹8分目，消化のよい食物（おかゆ，トースト，うどん），食後30分くらい休憩する。
【生活注意】①禁煙。肉体的，精神的なストレスを避ける。十分な睡眠をとり，リラックスする。②再発が起りやすい病気で，症状の再発を自覚したら早目に医院へ受診すること。③再発を予防するために治癒後も長期間の服薬が必要である。減薬は宜しい（初めは朝・夕，軽快後1日1回）であるが，症状がないから自己判断で服薬を中止すると再発しやすい（胸やけ，腹痛，出血）。④胃潰瘍を持つ胃が癌になりやすい。経過観察5年目以降の発見が多い。

50. 胃ポリープ　Gastric Polyps

【原因】①不明，体質的，②慢性胃炎の刺激。
【所見】①胃ポリープは胃粘膜が突出した良性的増殖，単発（polyp）または数個（polyposis）発生する。形態的に有茎性，広基性，中間型に分けられる。②組織学的には過形成，化生性と腺腫性に分けられる。③食道ポリープがある。
【症状】①大多数は無症状。②たまに吐気，胃出血（便潜血），腹部不快感。
【診断】①胃透視X線検査では圧迫像や二重造影法で類円形の陰影欠損や茎を見る。②内視鏡検査（p. 103）でポリープの表面の性状，出血，びらんや茎の有無を観察する。良性悪性の鑑別は生検の病理検査（p. 88）で診断する。
【治療】経過観察（癌化有無），直径1cm以下のポリープなら，内視鏡的ポリープ切除。高周波電流を用いてポリープの茎部を凝固せしめ，出血の危険性はなくポリープを切除し回収する。ポリープ全体の病理組織検査を行う。
【外科治療】生検（biopsy）でGroup IV（癌疑），V（癌）の症例や直径2cm以上のポリプなら外科へ受診させる。外科で切除する。

51. 胃癌 Gastric Cancer

【原因】①生活環境（とくに食物），遺伝，血液型との関連。発生母地として慢性胃潰瘍，胃ポリープ，表層性胃炎→萎縮性胃炎→腸上皮化生→胃癌。②危険因子：高濃度食塩の過剰摂取，香辛料，酒，タバコの大量摂取，焦げた食物，人工添加物の多量摂取，不規則な食事。

【所見】①胃粘膜上皮に発生する癌である。早期癌：（m）粘膜内にとどまる粘膜内癌，（Sm）粘膜下層までの癌。進行癌：（Pm）固有筋層内に浸潤した癌，（SS）固有筋層を貫き，漿膜下層に達した癌，（S）漿膜に達した癌。肉眼分類：Borrman Ⅰ型（隆起型），Ⅱ，Ⅲ（潰瘍型），Ⅳ（びまん型）。②癌が胃壁内に発生すると，早期は発赤・びらん程度しか見られない。進行すれば腫瘤や潰瘍が見られる。③癌が幽門（胃出口）に近ければ幽門狭窄が起こり，食物うっ滞，胃拡張をきたす。噴門（胃入口）に近ければ嚥下困難や食物の胃つかえ感を起こす。④癌が広く浸潤すると胃壁硬化や不整になる。固有胃腺は減少し，胃液は低酸を示し，食欲不振や下痢・便秘を繰り返すことがある。⑤癌の中心部は崩壊すると癌性潰瘍を形成する。潰瘍部への刺激によって上腹部疼痛や悪心，嘔吐がみられる。潰瘍部の血管損傷により吐血や下血をきたし，持続的な便潜血が見られる。⑥癌が胃壁を深く浸潤して腹膜に達すれば，癌性腹膜炎を起こす。腹水を生じる。進行癌が長引くと体重減少や貧血をきたす。⑦癌が漿膜を破ると肝，膵，脾，横行結腸に癒着，癌の浸潤が見られる。所属リンパ節から遠隔リンパ節へ転移を起す。左鎖骨下リンパ節への転移を Virchow 転移という。血行性に肝，肺，骨，脳，腎，皮膚，卵巣（Krukenberg tumor），Douglas 窩（Schnitzler tumor）へ転移する。

【症状】①早期胃癌：無症状のものが多い。②進行癌：上腹部疼痛，胃部膨満感，しゃくり，食欲不振，体重減少，貧血。

【診断】①胃透視 X 線検査（陰影欠損，癌性陰影，粘膜中断，胃の変形）。②内視鏡検査（p.103）および生検（粘膜脆弱感），病理組織検査より確定診断（p.88 Group Ⅳ，Ⅴ）。③末期に腫瘍マーカー（CEA, CA19-9 上昇），末血（貧血），血清鉄の低下。便潜血陽性。④胃潰瘍に見えて，治療後にもう一度内視鏡と生検を行い，たまに癌を見つける症例がある。

【治療】①目的は生存率の向上，生存期間の延長。②早期胃癌は内視鏡的粘膜切除。転移のない進行癌は外科で胃部分切除，胃全摘，リンパ節の郭清を行

う．術後食事療法，粘膜保護剤を投与する．③転移のある進行性胃癌に抗癌剤（UFT, CDDP）や対症療法を行う，効果は無か小である．④漢方：蛇蓮湯，靈芝，効果は無か期待だけである．

【生活注意】①中年者は癌予防（減塩，黄緑色野菜，果物，牛乳），早期検査（p. 103），早期治療．②術後再発や転移の患者，80才以上の患者は日常生活に差支えなければ，余命を考えて手術を受けない方がより長生き，より質のよい生活ができることが多い．抗癌剤もつらい副作用を考えて使用しない方がよい．

胃切除後症候群 ①症状：Dumping 症候群（倦怠感，めまい，上腹部不快感），逆流性食道炎，残胃炎，貧血，消化吸収障害，下痢．②治療：対症療法．

52. 急性腸炎　Acute Enteritis, 急性胃腸炎

【原因】腸管粘膜内に限局性，びまん性に滲出性，出血性，壊死性の変化．①感染性（細菌：腸炎ビブリオ，サルモネラ，病原大腸菌，黄色ブドウ球菌．ウイルス，原虫，真菌）．②広域抗生剤による腸炎．③特発性（Crohn 病，潰瘍性大腸炎）．④非感染性腸炎（放射線，食物，薬物，化学物質，虚血性腸炎）．

【所見】①悪心・嘔吐は腸粘膜反射によって起こる（ブドウ球菌食後3時間），急性胃炎の合併も考えられる．②腹痛は腸管の運動亢進および攣縮によるものである．③下痢は腸における水分吸収障害，腸の蠕動亢進あるいは腸液の分泌亢進によって起こる．下痢が激しければ，脱水に陥り，全身倦怠感や脱力感を訴える．④**急性胃腸炎**：急性胃炎（p. 184）と急性腸炎の合併症．

【症状】腹痛，下痢，はきけ，嘔吐，腹部不快感．感染性ならしばしば発熱．

【診断】①糞便検査（潜血，細菌），②末血と血液像，CRP，③X線検査（胃透視，注腸），④内視鏡検査と生検，⑤腹 Echo（腸管壁の肥厚，液貯留，運動異常，ただし診断困難）．⑥急性の腹痛，下痢を伴うものから，腸間膜血行不全症，潰瘍性大腸炎，クローン病などの特定な疾患を除外したもの．

【治療】①炎症が強ければ安静，絶食，点滴輸液．②止痢剤（感染性腸炎に止痢剤を投与せず），激症型や高齢者に抗生物質の投与を行う．③非感染性腸炎は原疾患の治療や対症療法のみ行う．AM 散，ビオフェルミン，コリオパン．

【生活注意】①下痢や発熱時，安静にして食事は控える．②下痢による脱水に注意し，水分（湯ざまし，一般飲料）を補給する．③食事は下痢症状が落着いたら消化のよいもの（重湯，お粥，スープ）を食べ始める．p. 187の食事注意．

53. 便秘症　Constipation

【原因】①一過性：精神的，運動不足，薬物，②弛緩性：高齢者，腹圧の減少，直腸障害，薬物，③痙攣性：過敏性腸症候群，薬物，④器質性（腸閉塞，癌）。
【症状】便秘（自発排便せず），腹部不快感。
【診断】直腸指診，腹部単純X線，大腸内視鏡，注腸検査。
【治療】①食事療法：弛緩性便秘は水，大豆，野菜，海草，キノコ，果物，牛乳，香辛料をとる。②運動療法，③薬物療法：弛緩性に刺激性下剤，漢方：大黄甘草湯。痙攣性に消化管機能調節剤。用手摘便，グリセリン浣腸液 60 ml。
【生活注意】①腹筋の運動，②毎日朝食後に排便（習慣をつける）。早期検査。

54. 過敏性腸症候群　Irritable Bowel Syndrome, 胃腸神経症

【原因】①身体因子（小）：不規則な食事と排便時間，過労，体の冷え，上気道感染，出産，手術，②心理因子（大）：職場，学校，家庭におけるストレス。
【所見】①腸管の蠕動亢進と緊張亢進：便通異常，腹痛，腹部膨満の症状がみられる。便通異常は便秘と下痢の交代が起こり，軟便や兎糞状便がみられる。②自律神経失調症状：倦怠感，不安，不眠，頭痛，頻尿，発汗，動悸。③精神症状：不安緊張，いらいら，心気傾向，抑うつ状態。④病型：a. 腹痛と下痢，b. 腹痛と便秘，c. 腹痛を伴う下痢と便秘が交互に出現する。
【症状】腹痛を伴う便秘または下痢。たまに不眠，倦怠感，頭重，吐気を伴う。
【診断】①腸管の，器質病変を除外する（注腸と内視鏡）。②排便によって軽快する腹痛。ストレスによる腹痛，便秘をくりかえす。③便潜血，低蛋白，貧血，発熱，CRP上昇，白血球増加の除外。④腹痛を伴わない便秘または下痢を除外する。⑤神経性胃炎を合併したら，**胃腸神経症 Gastric neurosis** という。
【治療】①器質的疾患を除外して患者の不安を取除く。②適当な運動と休養，十分な睡眠，過労回避，排便の習慣，規則正しい生活を行う。③食事は冷たいもの，アルコール，線維の多いものを控える。④薬物療法は精神安定剤，鎮痙剤，粘膜麻酔剤，自律神経調節剤，消化管機能改善剤を症状に応じて投与する。⑤漢方：六君子湯，芍薬甘草湯（中，中）。
【生活注意】不安，緊張，ストレスを取り除く。適度な運動，十分な睡眠，規則正しい生活を心掛ける。生活環境を変えてみる。職に出会い，職を極める。

55. 急性虫垂炎　Acute Appendicitis

【原因】①腸の内容物の一部（糞塊）が虫垂の内腔につまると内圧が上昇し，虫垂の血液やリンパ液の循環障害をきたす。さらに細菌が壁内に侵入し炎症を起して化膿が生じる。②高脂肪食・高蛋白食と暴飲暴食が発病に関係する。

【所見】①虫垂が感染し炎症を起せば，まず心窩部痛が現れ，その痛みはやがて右下腹部に限局する。圧痛は McBurney 点（臍と右前上腸骨棘を結ぶ線上で右1/3の点），Lanz 点（左右前上腸骨棘を結ぶ線を3等分した右1/3の点），Kümmel 点（臍右下1～2 cm の点），Rosenstein's sign（左側臥位で Mcburney 点を圧すると仰臥位に比して圧痛が強い）。②虫垂の感染が経過すると，軽度の発熱が起こり，白血球が増加する。炎症が進行し虫垂の漿膜に及ぶと，それに接する腹膜が刺激されて，腹痛，悪心，嘔吐，筋性防御の徴候が起こる。虫垂の炎症により，腸管蠕動は減退し，便秘に傾くが，下痢を起こす例もある。③化膿性炎症が進展すると，虫垂は壊疽に陥り，穿孔し，急性化膿性腹膜炎や盲腸周囲膿瘍を形成する。④病理的にカタル性（細菌感染で内腔は化膿性滲出液で充満），蜂巣炎性（虫垂壁からの膿の滲出），壊疽性（虫垂は腫れ充血ひどく，やがて穿孔，膿汁の漏出）の3型に分けられる。

【症状】①腹痛，発熱（37～38℃），悪心，嘔吐。②最初は心窩部痛で始まり，後に右下腹部に限局する。

【診断】①白血球の増加（1万以上），CRP の上昇（5倍以上）。②回盲部の圧痛（Lanz 圧痛点，McBurney 圧痛点），反跳痛（Blumberg's sign），筋性防御（腹膜炎）。③腹部 X 線（除外診断に役立つ），腹部超音波（虫垂エコー：二重の壁を有する低エコー域と虫垂周囲の炎症像を示す高エコー域が見られる。鑑別：卵巣嚢腫茎捻転，排卵痛，腸間膜リンパ節炎，原因不明）。

【治療】①炎症がごく初期で軽度（WBC, CRP 正常）なら抗生物質投与（点滴と内服），内科で治療する。抗生剤のみ投与（消炎鎮痛解熱剤を投与せず），翌日に腹痛，発熱が続いたら外科へ受診させる。②小児の虫垂炎は進行が速い，早期手術が必要である。老人の虫垂炎は白血球が上昇しないことがある。局所に膿瘍を形成しやすい。③腹膜炎疑なら虫垂切除術が必要である。直ちに外科へ転科させる。

【生活注意】早期診断と早期手術要。診断がはっきりしない時に手術を受けない方が良い。術後に症状がとれない，将来癒著性腸閉塞の原因となりうる。

56. 腸閉塞　Intestinal Obstruction, イレウス　Ileus

【原因】①機械的腸閉塞：腸管の血行障害を伴わない単純性腸閉塞（腸管癒着，腸管壁腫瘍・炎症・瘢痕，腸管内異物・腸重積），血行障害を伴う絞扼性腸閉塞（腸管癒着，ヘルニア嵌頓症，腸重積症，S状結腸捻転症），②機能性腸閉塞：麻痺性（腹膜炎，尿毒症，脳脊髄損傷），痙攣性（鉛中毒，神経性）。
【所見】①腹腔内の索状物によって腸管が腸間膜とともに絞扼されると，内臓神経および脊髄神経の刺激と血管痛によって，激烈な腹痛が起る。脈拍は増加し，呼吸は浅く速くなり，冷汗，チアノーゼ，血圧低下を認める。②腸の内容停滞により便秘，腸内発酵により，鼓腸，腹部不快感，胸やけ，食欲不振となる。腸管の伸展により腹痛，腹膜刺激により悪心，嘔吐が現れる。腸内容を通過させようと腸攣縮を起こし，腹痛，腹鳴，腹部膨隆が認められる。
【症状】腹痛，嘔吐，便秘，腹部膨満（腸管ガス貯留）。
【診断】①聴診：絞扼性腸閉塞に腸管音亢進（水流），麻痺性腸閉塞に腸管音減弱が消失。肛門指診。②腹部単純X線検査（立位，臥位，側面）。腸管内異常ガス像，鏡面像（niveau, fluid level）を認めれば，確診される。③血液所見，注腸造影，経口ガストログラフィン。腹CT検査。
【治療】絶食，点滴栄養，①機械的イレウス（絞扼性）は手術が原則である。②機能性イレウス（けいれん，麻痺）は経鼻胃管，イレウス管を挿入し，胃腸内容を吸引し減圧をはかり，補液，ガス排除，抗生剤投与（経静脈）を行う。③麻痺性イレウスは腹部を暖める。高圧浣腸，腸管運動促進剤を投与する。

57. 痔核　Hemorrhoid

【原因】①肛門を閉鎖するのに役立つクッション部分（動静脈叢，平滑筋線維，結合織で構成される粘膜下部分）の増大したもの。②便秘などのいきみ，硬い便の排出で肛門に対する負担。
【症状】外痔核（肛門有痛性，浮腫状腫瘤），内痔核（出血あり，傷みはない）。
【診断】視診（肛門鏡で静脈瘤状の膨隆を認める）。直腸癌との鑑別要。
【治療】①坐薬・軟膏の局所使用。②硬化療法，手術療法。③漢方：乙字湯。
【生活注意】肛門部を清潔にする。便秘・うつ血を避ける。排便時間を規則正しく，短くする。

58. 大腸ポリープ　Colon Polyps

【原因】炎症性，遺伝性，過形成性，化生性による腸粘膜の良性限局性隆起。
【所見】1. **腫瘍性ポリープ**：腺腫は大腸ポリープの80％，単発性と多発性が見られる。2. **過誤腫性ポリープ**：①若年性ポリープ，② Peutz-Jeghers 症候群。3. **炎症性ポリープ**：潰瘍性大腸炎，Crohn 病，腸結核に続発。4. **化生性ポリープ**：Metaplastic，腸上皮の過形成によるもの。
【症状】①無症状または便潜血，②種類によって下痢，便秘，血便，腹痛。
【診断】直腸指診，注腸 X 腺検査，内視鏡検査（p. 104），生検（p. 88）。
【治療】内科で①内視鏡的切除（直径10 mm 以下）。茎が太いポリプの内視鏡的切除は切除した翌日や数日後に切除部より出血することがある。②大きいもの（直径20 mm 以上）は3日間の入院が必要である。③5 mm 以下のポリープは放置か切除して経過観察，1年に1度内視鏡，1年に1回便潜血検査を行う。④1 cm 以上のポリープは将来癌になる確率が高い。

59. 大腸憩室症　Colon Diverticulum

【原因】①腸管の筋層の異常とそれに伴う腸管内圧の上昇により起こる。
【所見】①筋層の異常で縦走筋である結腸紐と輪状筋の肥厚と短縮が見られる。②腸管は短縮し粘膜ヒダはたるみ，腸管内隔壁が形成され，腸管の強い分節収縮運動により腸管内圧が上昇する。③腸管壁の最も抵抗性の弱い血管の貫通部に憩室が起こる。憩室周囲炎，瘻孔形成，出血をきたすことがある。
【症状】①無症状，②**憩室炎** diverticulitis を起こしたら発熱，腹痛，便通異常。
【診断】①注腸 X 線検査（充満と二重造影，憩室炎に禁忌），②内視鏡（開口部，出血，ポリープ，癌との鑑別），③憩室炎が起れば WBC, CPR 上昇。
【治療】①症状がなければ治療は不要，経過観察のみで結構である。②症状の軽いものには整腸剤，緩下剤，鎮痛剤を投与する。③急性発症・自発痛・発熱には安静，絶食，抗生剤，鎮痛剤や輸液療法を行う。
【外科治療】①憩室炎の反復するもの，②内科治療で軽快しないもの，③症状の強いもの，④多発性または群発する憩室が手術の適応となる。
【入院基準】腹痛，発熱が続けば，憩室炎の症状では入院治療が望しい。
【退院基準】① WBC・CRP の正常化，②経口摂取可能，腹部症状の消失。
【生活注意】便通をよくする，適当な運動，野菜果物の摂取をすすめる。

60. 大腸癌　colon cancer

【原因】大腸（盲腸，結腸，直腸）の粘膜より発生した癌である。原因は遺伝，タバコ，飲酒，高脂肪食，肉食，線維の少ない食品，腸内腐敗物質，運動不足，大腸ポリープ，潰瘍との関連。直腸（57％），S状結腸（20％）に多い。

【所見】①腸壁内腔に癌が発育すると，大腸壁に隆起が見られる。癌の深達度が粘膜下層までを**早期癌**，それより深部までいたる場合を**進行癌**という。②癌が管腔を狭窄あるいは閉塞すると，便秘となり腸内発酵によって鼓腸および腹部膨満を訴える。③多くの癌や前癌病変である腺腫から出血が見られない。癌組織の一部が崩壊すると，癌性潰瘍を形成し，潰瘍部から出血し，血便をきたす。貧血となることがある。潰瘍部の刺激により腸は攣縮し腹痛を訴える。蠕動亢進により下痢をきたす。一般に便秘と下痢を繰り返すことが多い。④右側結腸癌では軽度の腹痛を訴えるぐらいで，自覚症状に乏しい。左側結腸癌では便通異常，腹痛，血便が現れる。⑤転移は所属リンパ節より大動脈周囲リンパを経て肝・肺に転移する。血行性により門脈を経て肝に転移することがある。

【症状】①初期に無症状，②血便，下痢，便秘。③末期になれば貧血，腹痛。

【診断】①直腸指診，便潜血陽性→注腸X線→内視鏡→生検・病理検査。②腫瘍マーカー（CA19-9, CEA），末血検査。③部位診断に注腸X線検査（apple core sign），内視鏡検査（大きさ，潰瘍の有無），④進行度判定に腹エコー，腹CT・MRI（転移，浸潤の有無），腎尿路造影，血管造影。

【治療】①早期癌に内視鏡的切除 Polypectomy，直径2cm以上の病変や進行癌は外科治療。85才以上の老人は手術を受けない方はより長生きすることが多い。②化学療法（5-FU, CDDP）と放射線照射は有益性不明である。③経動脈的塞栓術(延命効果)。④漢方：双藤双参湯，蛇蠍湯，補中益気湯，効果不明か無。⑤新聞，雑誌，ちらしの誇大宣伝，広告，正体不明な治療法は避けた方がよい。

【生活注意】①早期の大腸癌は特異的な症状が乏しいため，集団検診への受診が望ましい。免疫学的便潜血反応はよい指標になる。②外来に年に1回便潜血反応検査を行い，陽性者には注腸検査や，大腸内視鏡を施行する必要がある。③食事：高脂肪食を控え，繊維性食品（海藻，いも類，大根，野菜，豆）をすすめる。④改善しない便秘や便潜血は大腸の検査（注腸，内視鏡）を受ける。

61. 急性肝炎　Acute Hepatitis

【原因】①肝炎ウイルス感染（A型肝炎ウイルスは経口感染。B型はほとんど血液感染。精液，膣の分泌液，唾液に微量の血液が混じって感染しうる。C型肝炎ウイルスは輸血による感染。ほかにD, E型肝炎ウイルス）。②ストレス，過労，③薬剤の副作用（抗癌剤，抗生剤，消炎鎮痛剤），④アレルギー性，自己免疫，⑤心不全，胆道疾患の合併。⑥原因不明が多い。

【所見】①肝炎ウイルスを感染すると，感冒様症状，発疹が現れることもある。②肝細胞の変性壊死，肝酵素の逸脱により AST, ALT が上昇する。倦怠感をきたす。③間葉系反応の結果，細胞浸潤，線維増生が見られる。γグロブリンの増加，ICG 排泄遅延，γ-GTP 上昇。④門脈域の炎症のために門脈がうっ血し，消化管のうっ血をきたし，上腹部不快感，食欲不振，吐気が起こる。⑤胆汁うっ滞が起こると，血清ビリルビン（T-Bil, 高いほど重症），胆道系酵素（ALP, γ-GTP）上昇。尿が褐色となる。⑥肝が腫大すると，右季肋部，心窩部に肝を触知することがある。肝被膜緊張のために上腹部鈍痛・圧痛がみられることがある。⑦重症（劇症肝炎）になると，蛋白合成障害で低アルブミン血症，凝固因子合成障害（PT↑, TT↓）で皮下出血をきたすことがある。

【症状】①初期に倦怠感，②進行すると食欲不振，発熱，黄疸，発疹，痒み。

【診断】①肝機能検査（AST, ALT, γ-GTP），②腹部エコー，腹部 CT, ③腹腔鏡検査，肝生検を行う，④ウイルス検査：IgM-HA 抗体，HBs 抗原と IgM-HBc 抗体（急性とキャリアとの鑑別），HCV 抗体，HCV-RNA 陽性。

【治療】①ウイルス性→肝庇護剤，B型に Zefix, C型に IFN（インターフェロン）。過労→休養。薬剤性→薬の中止。自己免疫性→免疫療法。他の疾患→原病治療。②倦怠感，黄疸，吐気，食欲不振があれば，入院安静（トイレ歩行可）。入院期間は約30日間。③ALT（GPT）は高くても（＜500），症状がなければ自宅療養可能で，入院不要。ALT＞80または γ-GTP＞100要治療。ALT が正常まで安静（汗が出ない，疲れない）を守る。④入浴について病初の2週間はシャワー，その後ぬる湯で，短時間の入浴が望しい。障害肝の早期修復と栄養バランスの維持に蛋白質，糖質，野菜，水分を消化のよい食事をとる。食欲不振の患者にブドウ糖と各種ビタミン剤を点滴静注する。ALT が正常まで強力ネオミノファゲンC（40〜100 ml）を週2〜5回静脈注射する。

【退院基準】初期に十分な安静を保つ。自覚症状がなく，生化学検査（AST/GOT，ALT/GPT，T-Bil，γ-GTP）の値が正常化してから退院するのがよい。退院後日常生活に制限はないが，半年ぐらいは過激な運動や飲酒を避ける。

【B型肝炎ウイルスのキャリア】①e抗原（＋）：6ヶ月毎に検診（HBs抗原，HBV-DNA，HBeAg，HBeAb，GPT，γ-GPT，AFP）。②e抗体（＋）：2年ぐらい追跡すべきである。HBV-DNA陽性なら肝炎の再発もありうる。年に2〜3回検査必要。HBV-DNA定量陰性，GPT（ALT）正常なら，肝炎は治癒である。③e抗原（－），e抗体（－）：e抗原消失後，e抗体出現まで年月を要する。両者が陰性でも再度e抗原が陽性となることもある。④生まれた子供に分娩後より抗HBsヒト免疫グロブリン，HBVワクチンの接種を行なう，子供のキャリア化を予防する。HBs抗原陽性→治癒困難。B型慢性肝炎は肝炎が鎮静化した後にも発癌することがある（HBV消失が発癌回避に）。

【C型肝炎ウイルスのキャリア】①無症候性例：年2回肝機能検査。②症候性化症：年3回肝機能検査，年1回腹部超音波，年1回腹CT検査。C型慢性肝炎は時間経過と共に緩徐に肝線維化が進行して発癌リスクも高まる。

【生活注意】①退院後月に1回気分転換のゴルフやテニスは差支えない。競技，訓練や体力向上の水泳，ランニングはよくない。②軽労働の仕事は問題ない。過労，夜更，過激な肉体労働は肝機能の増悪をきたすことがある。③栄養バランスのとれた，消化しやすい食品を規則正しく食べる。禁煙，禁酒。④自覚症状がないことが多いため，知らずに放置すると，肝炎が長期化して慢性肝炎，さらに肝硬変，肝癌へ進展する。経過観察，定期検査・通院が必要である。GOT(AST)，GPT(ALT)，γ-GTPをなるべく正常値に保つこと。

脂肪肝 Fatty liver

【原因】肝細胞に多量の中性脂肪が沈着した状態。糖尿病，肥満，栄養障害，アルコール，内分泌性，薬物性（ステロイド），高脂血症。

【所見】末梢脂肪組織から脂肪酸が動員されて肝に集まる。すべての肝小葉の1/3以上の領域に肝細胞の中性脂肪の蓄積を見るが，形態的異常を認めない。

【症状】肥満，倦怠感。

【診断】①AST，ALT（GPT），ChEの軽度上昇，②腹超音波にhigh echoic所見，③腹CTにlow density所見，肝生検。慢性肝炎と誤診されることがある。

【治療】食事カロリーの制限（高蛋白，低脂低糖食，禁酒），毎日運動1万歩。

62. 慢性肝炎　Chronic Hepatitis

【原因】①肝炎ウイルスの持続感染と不十分な免疫反応の結果。B 型肝炎ウイルス（乳幼児感染のみ慢性化，成人感染者80％治癒，20％慢性化），C 型肝炎ウイルス（治癒30％，慢性化70％）。非 B 非 C 型慢性肝炎。②薬剤性。③自己免疫性。④代謝性（肥満）。⑤ストレス，過労。

【所見】①急性肝炎発症後 6 ケ月以上肝機能異常，②削り取り壊死，門脈域の炎症や門脈域周囲の線維化，肝小葉は炎症（細胞浸潤），壊死と再生を示す。軽度の炎症から高汎な炎症，壊死，線維化の病変まで。③肝細胞破壊により AST/GOT, ALT/GPT は持続的に軽中等度の上昇を認める。

【症状】①活動期に全身倦怠感，食欲不振，腹部膨満。②非活動期に無症状。

【診断】① AST，ALT，γ-GTP，ALP，ビリルビン，HBsAg，HBeAg，HBeAb，HBV-DNA（B 型肝炎），HCV-RNA（C 型）陽性。②腹エコー，腹 CT 検査。

【治療】①持続感染する B 型・C 型肝炎ウイルスを排除するのは理想であるが，困難である。ウイルス増殖の低下とこれに伴う肝炎の鎮静化（ALT 正常）を目標にする。② ALT 上昇時に安静療法（疲れない程度）。B 型・C 型肝炎→抗ウイルス剤，肝庇護剤。アルコール性→禁酒。脂肪肝→カロリー制限。薬剤性→薬の中止。自己免疫性→免疫療法。③薬物療法：肝庇護（Urso, Prolmon, SNMC），総合ビタミン剤，抗ウィルス剤（B 型：Lamivudine, Adefovir, C 型：Peginterferon, Ribavirin）。④漢方：小柴胡湯，霊芝（野生），効果不明。

【生活注意】①食欲不振，倦怠感，黄疸の場合，入院加療。②症状がなく，GPT（＜80）は高くなくても肝硬変への進展を防止するため肝機能正常まで治療を行う。日常生活を制限する必要はない（肝炎ウイルスの感染症で，生活習慣病ではない）。GTP 80～200，薬物療法（内服薬毎日，注射週 2 回）を受け，仕事は良いが，倦怠感があれば，労働時間を減らし，休養をとる。食後に30分位横臥する。入浴はぬるい湯で10～15分間程度。安定期なら軽いスポーツはかまわない。ALT200～500，無症状：薬物療法（内服と注射毎日），なるべく安静，改善しなければ入院する。ALT＞500：入院加療と精密検査。③定期的（6 ケ月に 1 回腹エコーか CT，腫瘍マーカー）に肝硬変や肝癌へ進行の有無を確認する。④夜更しや長時間の残業，過労を避ける。規則の正しい生活，バランスのとれた食事(肉，魚介，卵，大豆，野菜，牛乳)を心掛ける。禁煙，禁酒。コーヒー，濃茶，炭酸飲料を控える。

63. アルコール性肝障害　Alcoholic Liver Injury

【原因】長期間にわたる過剰な飲酒による。アルコールとその代謝物のアセトアルデヒトの肝細胞への毒性，肝線維増生（直接作用）と栄養障害，免疫異常，遺伝的素因（間接作用）による。肝細胞の変性，壊死，線維化である。

【所見】常習飲酒（大量）に起因した肝障害，①アルコール性**脂肪肝**：食物の中性脂肪が代謝されないまま肝細胞内に沈着した病態で，禁酒によって治癒する。②アルコール性**肝線維症**：中心静脈の肥厚と周辺への線維化，肝細胞周囲性線維化，門脈域からの線維化。③アルコール性**肝炎**：好中球浸潤を伴った肝細胞変性，壊死，線維化。硬化性小葉中心性硝子様壊死である。④アルコール性**肝硬変**：小結節性，間質性，黄色の腫大した肝である。⑤過剰飲酒によって食道炎，胃炎，膵炎をきたして，営養素の消吸収不良が起りうる。

【症状】①脂肪肝や肝線維症：無症状，倦怠感。②肝炎：倦怠感，食欲不振，腹部膨満。③肝硬変：倦怠，黄疸，腹水。④依存症：手指振せん，行動異常。

【診断】① γ-GTP 上昇，尿酸，T-Chol と TG の上昇。飲酒量が多いほど γ-GTP は高値の傾向がみられる。禁酒すると多くの場合，正常化する。②重症：白血球の増加，ビリルビン>10 mg/dl，AST>1000 u，低アルブミン血症，プロトロンビン時間の延長，血小板数の減少。

【治療】減酒（禁酒），① γ-GTP>100 なら要治療，肝庇護剤，抗酒剤（Nocbin）。②食事療法（p.197 慢性肝炎を参照）。③重症例にステロイド投与，劇症肝炎と同様の治療。④漢方：小柴胡湯，六君子湯。

【生活注意】①毎日お酒を飲む人は日本酒・ワイン150 ml，ビール300 ml，25％ウイスキー150 ml まで。②お酒を楽しむことはアルコールを多く飲むのではなく，出来るだけ少ない量を美味しく，楽しく飲むことである。③飲み始めたら，途中やめられない人は禁酒した方がよい。④花看半開，酒飲微酔。

アルコール依存症　①検査：安全域 AST/GOT<50，γ-GTP<100。依存症 AST>120，γ-GTP>300。②臨床所見：飲酒に対して自己抑制ができない。過度の飲酒による身体障害を認める。（胃炎，肝炎，高血圧，糖尿病）。家庭や職場で飲酒が原因となっている問題がある。（欠勤，遅刻，家庭内トラブル）。アルコール1杯は人が酒を飲む，アルコール3杯は酒が人を飲む。

64. 肝硬変　Liver Cirrhosis

【原因】①肝炎ウイルス（B 型，とくに C 型），②アルコール性肝炎が多い。③自己免疫反応（原発性胆汁性：黄疸，瘙痒感）。

【所見】①慢性肝炎の末期状態。肉眼的に再生結節の形成，肝表面の凹凸。組織的に間質性隔壁の形成肥厚，肝小葉構造の改築病変。②門脈域の線維増殖により門脈は狭窄し，門脈圧亢進で門脈血の還流障害により食道静脈瘤，脾腫が生ずる。③肝細胞壊死で血清 AST（GOT），ALT（GPT）の上昇がみられ，倦怠感を感じる。進行すると解毒排泄障害で ICG の排泄が遅延する。蛋白合成障害による低アルブミン血症を起こし浮腫を生ずる。低アルブミン血症と門脈うっ血によって腹水を生じる。凝固因子の欠乏は出血傾向をきたす。エストロゲン不活性化因子合成障害によって女性化乳房，上半身くも状血管腫，手掌紅斑をきたす。④B 型・C 型肝炎の肝硬変は肝癌になりやすい。

【症状】①代償期に無症状か易倦怠感。②非代償期に腹水，食欲不振，浮腫。

【診断】①血液検査（1 でもあれば）：血小板数12万以下，AST＞ALT，ICG 15 分値20％以上，γ-Globulin 25％以上，Albumin 3.5 g/dl 以下。②画像：腹部超音波，腹部 CT。③原因確認：γ-GTP，HBsAg，HCV 抗体，血清 Fe↑，Cu↓，抗ミトコンドリア抗体，抗平滑筋抗体，抗肝細胞膜抗体。

【治療】①安静療法と食事療法。ラミブジン，インターフェロン，ネオファゲン。②腹水に利尿剤。③食道静脈瘤出血に内視鏡下の硬化療法。④低蛋白血症にアルブミンの投与。⑤漢方：腹水に柴苓湯，衰弱に補中益気湯。⑥外来：代償期に外来通院。非代償期でも軽度の浮腫，腹水に対し塩分制限やアルブミン点滴，利尿剤の投与で外来通院。3 ケ月に 1 回腹エコー，AFP，PIVKA II を検査する。6 ケ月に 1 回腹造影 CT 検査，続発する肝癌を早期に見つける。⑦入院：非代償期(黄疸 T-Bil＞3 mg/dl，腹水)，消化管出血，肝癌疑に入院精検。

【生活注意】①代償期：規則正しい生活を心掛ける。ストレス，過労をさける。適当な運動（疲れない）とバランスの良い食事（肉，魚，牛乳，卵，野菜，果物，25～30×標準体重 Kcal/日）。禁煙，禁酒。正常な便通を保つ。感冒など合併症にかからないように注意する。②非代償期（黄疸，腹水，浮腫），自宅で介護ケアまたは入院。食事（1400 Kcal/日），食塩（5 g/日），蛋白質（40 g/日）を制限し，香辛料や硬い食品を避ける。

65. 肝癌　Cancer of the Liver，肝細胞癌　HCC

【原因】①体質に各種肝硬変，ウイルス性肝炎（B型，C型）に続発する。非B非C型肝細胞癌。②肝の代謝異常，自己免疫性肝炎，アルコール，汚染された食品，タバコ。③持続する肝細胞の炎症性壊死と肝細胞の異常増殖による肝細胞核DNAかRNAの任意突然異変。④発癌リスク：HCV抗体陽性，HBs抗原陽性，ALT高値，AFP高値，血小板低値，長期肝障害，加齢。
【所見】①多段階性的・多中心性的発癌する。肉眼的に柔かく黄褐色の腫瘍，孤立性や多発性が見られる。多くの肝細胞癌は索状配列を示す。②肝動脈域に癌ができて3cm程度まではほとんど症状を感じない。段々と大きくなると，肝は腫大する。被膜伸展により右上腹部鈍痛や腹部膨満感を感じる。③癌が肝内胆管を圧迫し浸潤すると，胆汁うっ滞を起しALP，γ-GTP，T-Bilが上昇し，閉塞性黄疸となりうる。④癌が崩壊・壊死すると，肝酵素の逸脱によりAST，ALTが上昇する。発熱，倦怠感を感じる。⑤肝硬変を合併して非代償期に，門脈うっ血によって脾腫，食道静脈瘤，腹水，食欲不振をきたす。
【症状】①初期に無症状。胃炎・胃潰瘍との鑑別要。②進行すると食欲不振，倦怠感，腹部膨満感，上腹痛，発熱，黄疸，腹水の1つか複数の症状。
【診断】①肝機能検査（AST，ALT，γ-GTP，Albumin，T-Bil，HBsAg，HCV抗体），超音波検査，CT検査（造影CTの動脈相，静脈相），肝動脈造影，腫瘍生検。② AFP，$AFPL_3$，PIVKAⅡ。③早期発見：B型C型ウイルス慢性肝炎・肝硬変患者に3ケ月毎に超音波検査。6ケ月に1回腹造影CT。
【治療】肝癌の広がり，肝機能，全身の合併症，患者と家族の希望で治療する。①単発，肝機能良好：3cm以上→肝切除（外科的切除：危険性大）。3cm以下→PEI（Percutaneus Ethanol Injection，経皮的エタノール注入療法：危険性小），PMCT（Percutaneous Microwave Coaculation Therapy），RFA（Radiofrequency Abolitionラジオ波熱凝固療法：危険性小）。②単発，肝機能中程度：2～3cm以下→RFA。3cm以上→肝切除かTAE（経肝動脈カテーテル塞栓術）。③3個以下または3cm以下→RFA，PMCT，PEI。④4個以上または3cm以上→TAE。⑤肝移植（問題：①肝提供者，費用。②術後の血栓症，胆道合併症，拒絶反応，感染症。③生存率）。⑥いずれの治療法でも再発はありうる。現在再発を予防する有効な方法はない。

【生活注意】①慢性肝炎・肝硬変の患者は常に肝癌発生のリスクを考える。肝機能を正常に保つことに注意する。AST, ALT, γ-GTP を過信しない。早期発見のため3～6ケ月に1回腹エコーか腹CTを検査する。不幸にして癌を見つけても進行癌にならないうちに延命につなげる。②早期に治療しても再発はありうる。ずっと定期に通院する。③バランスのよい食事（糖質，蛋白質，脂質，各種野菜），早寝早起，規則の正しい生活をきちんと守る。

66. 肝不全　Liver failure, 肝性昏睡　Hepatic coma

【原因】①肝細胞の広汎な障害：肝炎ウイルス，薬剤，アルコール，肝硬変，肝癌の末期，②門脈-大循環短絡：門脈血流が肝を通過せずに大循環に流入して，門脈血中の有害物質による中枢神経の中毒症状，③誘発因子：食道静脈瘤出血，胃腸出血，腹水穿刺，利尿剤，鎮痛剤，低K血症，低Na血症など。
【症状】①黄疸，②腹水，③出血傾向，④意識障害：Ⅰだらしなく，気にとめない状態，Ⅱ傾睡状態，Ⅲせん妄，昏迷，羽ばたき振せん，Ⅳ半昏睡（痛み刺激に反応），Ⅴ昏睡（無反応）。
【診断】①高度の肝機能障害，T-Bil＞10 mg/dl，②肝性口臭（血中アンモニア NH_3 上昇），羽ばたき振せん（Flapping tremor），③出血傾向：プロトロンビン時間（PT）20秒以上延長，トロンボテスト（TT），ヘパプラスチン（HPT）が40％以下，④意識障害：脳波（EEG，徐波・θ波・δ波・三相波）。
【治療】①肝不全：黄疸にステロイド大量投与（プレドニン40 mg），GIK療法（ブドウ糖液，インスリン，カリウム）点滴，食事タンパク制限，下剤・抗生剤の投与，補液（ブドウ糖，止血剤，ビタミン剤，1日1000～1500 kcal），高アンモニア（NH_3）血症にAminolebanを投与する。②腹水：安静臥床→低塩食→利尿剤（アルダクトンA，ラシックス）→ステロイド→Mannitol→腹水穿刺→アルブミン投与。③適正な治療を行なっていても，死亡率が高い。

肝嚢胞　Cyst of Liver　【原因】先天性のものが多い。【診断】腹部CT，腹超音波(辺線平滑な無エコーを示す類円形腫瘤)。鑑別：肝膿瘍，転移性肝癌，悪性リンパ腫。【治療】不要，年に1回腹超音波かCT検査。
肝血管腫　腹部超音波検査で被膜がない，境界明瞭，内部均一な高エコー像。

67. 胆石症　Cholelithiasis, Gallstone disease

【原因】①コレステロール系結石は胆嚢炎や胆汁うっ滞の状態で胆汁からコレステロールが析出したもの。②ビリルビン系結石は胆道の炎症と胆汁うっ滞により間接ビリルビンが胆汁のカルシウムと結合して，不溶性のビリルビンカルシウム塩が析出したもの。③促進因子：過食，肥満，寄生虫，腹帯の常用。

【所見】①胆石が胆道胆嚢や胆管内に生ずると，無症候のまま経過する例も多い（Silent stone）。胆嚢頸部や総胆管に嵌頓すると，それを排出しようと胆嚢や胆管は攣縮し，右季肋部に疝痛を感じる。内臓反射のために悪心，嘔吐，冷汗を伴う。②胆嚢管や総胆管が閉塞すると，胆嚢は腫大し，疼痛が激しい。胆汁排泄障害を起こし，黄疸が見られる。ALP, γ-GTP, T-Bil が上昇する。胆管は拡張・伸展し，心窩部，右季肋部に鈍痛を訴える。③総胆管結石は細菌感染を起こしやすくなり，胆管炎や胆嚢炎を併発する。持続性の鈍痛や発熱に変わる。④疼痛の誘因は卵黄，脂肪食，暴飲暴食，過労，興奮である。疼痛発作は1〜数時間位で消失する。⑤胆石症の8％は胆嚢癌を合併する。胆道 Dyskinesia との鑑別要。

【症状】①上腹部痛，黄疸，発熱（胆嚢炎）。②嵌頓攣縮がなければ無症状。

【診断】超音波検査（胆石と胆嚢壁の変化），腹部X線，腹部CT, MRCP。

【治療】①無症状のコレステロール胆石，胆嚢壁の変形がない患者に胆石溶解療法（実際は溶解困難，6ケ月位の投与）。すぐに手術を受ける必要はない（p. 157手術について）。②感染に化学療法。③対症療法：疼痛に鎮痛剤，鎮痙剤を用い，胆汁うっ滞に利胆剤を用いる。激痛に準麻薬（pentazocine, 傾眠や吐気の副作用有）を投与する。④漢方：大柴胡湯，（効果薄）。

【手術適応】①胆のう穿孔，膵炎合併，閉塞性黄疸，肝機能の増悪，繰り返す胆嚢炎，月に1回胆石疝痛発作，胆石が大きく，数も多い。（胆嚢癌との合併率は約8％）。専門病院へ紹介受診。②体外衝撃波による胆石症の治療適応：石の数は3個以下で，直径20 mm 以下のコレステロール胆石。胆嚢管が開いていること。合併症（急性膵炎）の発生2〜3％。③腹腔鏡下胆嚢摘出術の適応：急性胆嚢炎は認めない。上腹部開腹術の既往がない。総胆管結石は認めない。胆嚢が描出される。妊娠，出血傾向，肝硬変を認めず，全身麻酔に耐えられる。手術翌日より食事開始，歩行可，術後3〜7日間で退院できる。

【生活注意】①脂肪，コレステロール（イカ，エビ，内臓，卵黄）を制限する。食物繊維は積極的にとる。（玄米，胚芽米，大豆，野菜，果物，海草）。炭酸飲料，カフェイン飲料，香辛料は控える。食事は規則正しく，ゆっくり食べる。②アルコール：ビール300 m*l*，日本酒・ワイン150 m*l*，25％ウィスキー160 m*l*（ウイスキー40 m*l*，水120 m*l*）まで制限する。③日常生活を制限する必要はない。過労，睡眠不足，不安，興奮，激怒を避ける。④疼痛発作後1～2日間の安静が望しい，軽度の仕事をしても良い。⑤症状がなくても6ケ月に1回通院して血液検査，腹エコー検査を受ける（胆嚢癌合併有無のチェック）。

68. 急性胆嚢炎　Acute Cholecystitis

【原因】細菌感染による胆嚢の急性炎症。①起因菌は大腸菌，クレブシェラ，ぶどう球菌，連鎖球菌などがある。②感染経路には上行性，下行性，血行性，リンパ行性がある。腸内細菌が総胆管から上行性に胆嚢に侵入する場合が多い。胆汁うっ滞，胆石，胆嚢腫瘍があるものに発生しやすい。

【所見】①肝内結石，総胆管結石の場合に感染を伴いやすい。胆嚢に細菌が侵入し感染すると発熱，悪寒をきたす。胆嚢の拡張・腫大により，右季肋部に疼痛を訴える。②炎症が胆管に及べば，胆管閉塞を起こし，閉塞性黄疸をきたし，血清ビリルビン（T-Bil），アルカリホスファターゼ（ALP）値の上昇をみる。③慢性胆嚢炎では胆嚢壁に白血球細胞浸潤や線維化が見られ，壁が厚くなる。④敗血症になれば血圧低下，意識障害をきたすことがある。

【症状】悪寒，高熱，右上腹痛，黄疸。

【診断】①白血球，CRP，胆道系酵素（ALP，γ-GTP，T-Bil）の上昇。②右上腹部の圧痛。③超音波検査（胆嚢の腫大，壁の浮腫肥厚）。④腹X線。

【治療】①急性期に絶食，②疼痛に鎮痛剤，鎮痙剤。抗生剤（抗菌剤の注射と内服）を7～14日間投与する。③奏効しない場合に結石や胆道の閉塞性，病変の有無を検討する。胆嚢腫大・黄疸が強ければ専門病院へ紹介受診，経皮経肝胆管ドレナージ（PTCD），手術的に胆嚢摘除を行う。④胆嚢穿孔により胆嚢周囲膿瘍，胆汁性腹膜炎の合併症が起れば，緊急手術を行う。

【生活注意】①胆石症参照。②スープ，粥，魚，豆腐，1回の食事量を減らし，数回に分けて食事する。③胆管内の胆石は手術を受ける方が良い。

69. 胆嚢癌　Cancer of Gallbladder, Carcinoma of the gallbladder

【原因】不明，高脂肪食，胆石症との関連。
【所見】①胆嚢粘膜に発生する癌，肉眼的に乳頭型，結節型，浸潤型に分けられる。胆嚢壁に癌が発生しても症状はない。腫瘍の部位または大きくなれば胆嚢管を圧迫・閉塞すれば胆嚢腫大をきたす。胆管に浸潤し胆管を閉塞すると閉塞性黄疸が現れる。胆管内圧が亢進すれば胆管拡張に伴う上腹部疼痛が起こる。②転移は肝，リンパ節にも見られる。下大静脈や腹膜にも浸潤したら癌性腹膜炎をきたすこともある。③胆嚢胆道感染による発熱や食欲不振をきたす。④胆嚢癌の50～80％は胆石を合併している。壁肥厚や不整隆起，萎縮した胆嚢に必ず癌の精査を行う。⑤胆管癌の多くは発見時すでに高度進展している。
【症状】初期に無症状。進行すると上腹部疼痛，黄疸，食欲不振，体重減少。
【診断】① ALP, γ-GTP, ALT の上昇，超音波検査（広基性乳頭状不整隆起），腫瘍マーカー（DUPAN-2, SPAN-1, CEA, CA19-9），②腹部 X 線，CT 検査，排泄性胆道造影，MRCP，胆汁細胞診，胆嚢動脈血管造影検査を行う。
【治療】①早期ならば胆嚢切除を行う。早期診断は難しく，胆嚢癌の切除率は約30％。まず減黄（黄疸）を行い，血管造影，CT 検査により，外科手術の適応を決定する。手術後の5年生存率は30％である。②手術不能例に対しては残された期間の生活の質を高めるために生理的な胆汁瘻を作る。自宅療養。
【生活注意】参照 p. 189の生活注意。胆石症や胆嚢ポリプの患者は6ケ月～1年に1回腹エコー検査を受診する。

胆嚢ポリプ　Polyp of Gallbladder
①胆嚢壁よりほぼ均一な隆起，過形成，腺腫瘍との鑑別が必要である。②胆嚢の20 mm 以上の隆起の90％は進行癌，20 mm 以下なら早期癌，腺腫，ポリプが混在する。③ 10 mm 以下悪性所見が乏しい場合でも3ケ月後超音波再検，変化がなければ6～12ケ月後に再検をすすめる，悪性所見が認められれば血管造影，胆嚢造影（DIC），手術をすすめる。

胆嚢切除後症候群　Postcholecystectomy Syndrome
①原因：手術後に胆道に出現した病変，残留病変，再発病変，胆道以外に生じた病変，誤診，機能的または心因性のもの。②症状：腹痛，腹膨満感，嘔吐，食欲不振。③治療：胆石症に準ずる。④生活注意：p. 157手術について。

70. 急性膵炎　Acte Pancreatitis

【原因】消化酵素の膵液に膵臓自身が消化されてしまう。①胆石，胆道感染，アルコール（直接障害，過分泌膵液うっ滞），副甲状腺機能亢進症，高脂血症，薬剤，腹部外傷，総胆管膵管の狭窄，十二指腸疾患，妊娠，手術後，逆行性膵管造影法（ERCP），特発性。②膵障害因子：胆汁，十二指腸液，トリプシン。

【所見】①膵組織の壊死が起こると発熱，悪寒を訴える。膵出血により臍部周囲（Cullen's sign）に色斑が現れる。②膵液が腹腔内に流出すると腹痛，吐気の腹膜刺激症状を呈し，腸管を麻痺させて便秘・腹部膨満・イレウス・ショックが起こる。③膵炎による膵浮腫は膵管を圧迫し，膵管内圧亢進による腹痛をきたす。血清アミラーゼは発病後1～2日で最高，尿アミラーゼは遅れて出現し長く持続する。④腸管への膵液の流出障害でリパーゼが不足すると，脂肪の消化障害をきたし，下痢や脂肪便がみられる。⑤膵島の萎縮を起こしてインスリン分泌低下により一過性高血糖値，尿糖をみることがある。⑥病理は膵酵素による膵実質の破壊，血管の壊死と出血，脂肪壊死，炎症反応所見がある。

【症状】上腹部（心窩部，左季肋部）激痛，悪心，嘔吐，背部痛。

【診断】①上腹痛（激痛，胃潰瘍と鑑別要），②腹部X線，血清アミラーゼ，リパーゼ，エラスターゼの上昇，尿中アミラーゼ，超音波検査，腹部CT・MRCP検査。③重症：WBC≧20,000, Ht<30％, 血小板<8万, BUN≧40, CRE≧2, FBS≧200, Ca≦7.5, PaO_2≦60, BE≦−5, LDH≧700。出血性や壊死性膵炎の予後は不良（死亡率30％）である。重症部屋で治療。中程度：腹部X線で限局性麻痺性イレウス，腹部超音波，腹部CTで膵周辺貯留液少ない。軽症：全身状態良好，腹痛，圧痛，軽い腹膜刺激症状は上腹部に限局。

【治療】①膵の安静を保つために絶食とし，中心静脈栄養による全身管理が基本となる。②疼痛にブスコパン，インダシン坐薬，ペンタジン，胃液抑制にH_2拮抗剤を投与する。③ショックに輸液（ミラクリット20万単位，FOY 200 mg）を行う。④低カルシウム血症にカルシウム剤の静注を行う。⑤二次感染を起こしやすいので，抗生物質を非経口的に投与する（軽症膵炎には不要）。

【外科適応】①診断がつかない急性腹症，②保存的治療を十分にしても症状が増悪したとき，③膵膿瘍，血腫，嚢胞の合併疑，膵癌，胆道癌の疑。

【生活注意】禁酒，禁煙，脂肪制限が必要である。暴飲暴食を避ける。

71. 慢性膵炎　Chronic Pancreatitis

【原因】①アルコール（60％），胆石（8％），急性膵炎の繰り返し，副甲状腺機能亢進症。高脂血症，傍乳頭憩室，膵損傷，耳下腺炎，薬物，遺伝子異常。②臨床的に膵炎としての臨床像が6ヶ月以上継続している病態。

【所見】①長期にわたって軽い炎症が続く。膵臓の内部に不規則な線維化，細胞浸潤，実質の脱落，肉芽組織の慢性的変化が生じ，膵の分泌機能の低下を伴う。②ある程度進行して線維化が進むと膵臓が硬くなってくる。消化管を圧迫すれば腹部不快感，はきけ，食欲不振を示す。③膵管を圧迫すると，膵液がうっ滞し膵管内圧上昇，上腹痛や背痛を訴える（胃潰瘍か腰痛症と誤診されることがある）。膵酵素逸脱により血中や尿中アミラーゼの上昇をきたす。④腸管への膵液流出障害で，トリプシンの不足により蛋白消化障害を起こし，リパーゼの不足により脂肪消化障害を起こし，下痢，脂肪便がみられる。⑤膵実質の萎縮，膵島の変性・萎縮によりインスリン分泌の低下，糖尿病の症状をみることがある。

【症状】上腹部疼痛（90％），背部痛，食欲不振。

【診断】①生化学：アミラーゼ，アミラーゼアイソザイム，リパーゼ，エラスターゼⅠ，尿アミラーゼの上昇，②腹部X線（石灰化，膵石），腹CT，腹部超音波検査（膵石，膵管拡張，膵嚢胞，膵の萎縮または限局性腫大），膵癌との鑑別（造影CT，腫瘍マーカー）。

【治療】目的は膵病変の進展防止，再発予防，症状の軽減である，①疼痛に消炎鎮痛剤，安定剤を用いる。②膵外分泌障害は総合消化酵素製剤を内服させる。③糖尿病が合併し食事療法で不十分な場合には，血糖降下剤内服またはインスリン注射を行う。④増悪時に絶飲食，胃液吸引，経静脈輸液，鎮痛剤，抗生剤を投与する。

【外科治療】①頻回の激しい疼痛，②膵嚢胞，膵瘻の合併，③肝管狭窄や膵胆道合流異常，④消化管出血や通過障害のあるもの，⑤膵癌疑のあるもの。

【生活注意】①禁酒，脂肪の制限，ビタミン剤と電解質の補給，過食をさけ，消化吸収されやすい，バランスのよい食事をとる。塩味，甘味，酸味を控える。カフェイン（茶，コーヒー），炭酸飲料，香辛料をひかえる。②時間不規則な仕事を避け，精神的，肉体的疲れを残さない，規則正しい生活が望ましい。③腹痛に準麻薬鎮痛剤の長期連用を避ける。

72. 膵癌　Cancinoma of Pancreas

【原因】不明であるが，喫煙，高蛋白・高脂肪・肉食，コーヒー，飲酒，職業（化学製造），糖尿病，扁桃炎，慢性膵炎，膵石は危険因子である。
【所見】①早期膵癌は症状がほとんどない。膵内で癌が大きくなると，膵管を圧迫する。膵管は閉塞し，膵管内圧は上昇し，膵管は拡張・伸展，上腹部疼痛を訴える。初診時に胃炎か胃十二指腸潰瘍と誤診されうる。②膵酵素が血中に出る，血清アミラーゼや尿アミラーゼが上昇する。③膵頭部癌は総胆管の壁に直接浸潤を来すか，圧迫して閉塞すると血清ビリルビンが上昇，閉塞性黄疸が見られる。膵管の閉塞を起こすと，尾側膵管の拡張，膵実質の線維化を起こしてくる。消化管を圧迫すると，通過障害を起こす。膵癌が消化管に浸潤すると，食欲不振，悪心がみられる。④膵癌の進展に伴い，膵島が障害されればインスリン分泌は低下し，高血糖や糖尿がみられる。糖尿病と誤診されうる。
【症状】①初期は無症状である。②病状が進行すると，上腹部痛（胃潰瘍と思われる），腰痛（変形性腰椎症と思われる），黄疸，体重減少，食欲不振。
【診断】①早期診断：上腹部不定愁訴（上腹部痛，不快感），糖尿病に著目する。早期の確定診断は難しい。②外来検診：膵逸脱酵素（アミラーゼ，リパーゼ），腫瘍マーカー（CA19-9，DUPAN 2），腹部超音波，③精密検査：MRCP（胆管，主膵管の狭窄，閉塞，分枝異常），腹部CT（低密度腫瘍の存在，浸潤範囲，遠隔転移の有無）。
【治療】①外科的に切除する。②進行性の場合に放射線や化学療法（抗癌剤の効果 p.79）。80才以上，高令で病弱者なら，余命を考えて抗癌剤を投与せず。安静を強制する必要はない。高ビリルビンにステロイド投与。③早期発見は難しい，進行も早い，一番悪質な癌である。癌痛治療 p.225
【生活注意】高脂肪食，タバコ，アルコールを避ける。新鮮な野菜，果物を。

膵囊胞性病変　Pancreatic Cyst Lesion
【原因】仮性（炎症性，外傷性），真性（先天性，貯留性，腫瘍性）。
【診断】腹エコー，腹CT, MRCP。
【治療】①囊胞径1cm未満，単房性，膵管拡張無→6ケ月後再検査。②囊胞径3cm以上，多房性，膵管拡張有→専門病院へ紹介受診。

73. 急性腹膜炎　Acute Peritonitis

【原因】①原発性腹膜炎は，腹腔内へ血行性感染あるいは輸卵管を介して感染するもの。②穿孔性腹膜炎は，管腔臓器の破裂穿孔（外傷，交通事故の挫創，胃十二指腸潰瘍，虫垂炎，胆嚢炎，憩室炎，癌）によるもの。③続発性腹膜炎は，急性壊死性膵炎，肝膿瘍，腎嚢瘍の腹腔内破裂によるもの。④術後腹膜炎は，腹膜透析，手術やカテーテル操作によるもの。

【所見】①腹膜に炎症が起こると，腹腔内に滲出液が現れ，膿性となり，腹膜癒着を生じ，炎症巣を囲んで限局化させる。②腹膜に汚染炎症が起こると，腹膜刺激症状（腹痛，悪心，嘔吐，Blumberg 徴候，筋性防御）が認められる。腹部は板のように張って圧痛が強い。③炎症が広範になると，腸管にも炎症を起こし，麻痺性腸閉塞が起こりうる。腸の運動は減退し，便秘を起こし，腸内発酵によって鼓腸を示し，腹部膨満となる。腸雑音低下。④腸の水分の吸収障害によって，口渇，皮膚乾燥，乏尿がみられる。病状が進展すると細菌毒素と脱水のため，脈拍は速く微弱となり，冷汗，チアノーゼ，呼吸頻数，血圧降下をきたす。⑤炎症が横隔膜に進展すると，しゃっくりや背痛を訴える。骨盤内に及べば，排尿痛や排尿困難を示すことがある。

【症状】激烈な腹痛，悪心，嘔吐，発熱。

【診断】①病歴，触診（圧痛，反跳痛，筋性防禦）。②胸腹部 X 線（遊離ガス，腸腰筋陰影消失），腹部超音波腹 CT。採血検査（白血球増加，CRP 上昇，アミラーゼ，血ガス，BUN，CRE，血糖）。③腹腔穿刺，腹水の細菌検査。

【治療】①静脈確保，採血，CVP 測定。経鼻胃管挿入，胃液内容の性状と量の確認。膀胱留置カテーテル挿入と時間尿量測定。②ショックに対する対策および起因菌（大腸菌，連鎖球菌，ブドウ球菌など）に応じた強力な化学療法を行う。③原発性腹膜炎は内科で治療，予後は比較的良好である。敗血症またはDIC（血管内凝固症候群）を合併すると死亡することがある。

【外科治療】穿孔性および外傷性腹膜炎は早期に外科的処置を行う。時間が経つにつれて予後不良になる。

【退院基準】①体温の正常化，腹部症状の消失，②白血球，CRP 正常。

【生活注意】胃潰瘍，虫垂炎，胆嚢炎，憩室炎の治療。腹膜透析の消毒注意。

④ 神経系疾患

74. 一過性脳虚血発作　Transient cerebral Ischemic Attack

【原因】①動脈硬化からできた血栓が剥がれて，細い脳血管に流れて，微小塞栓を生じて症状が出現する。血栓が短時間に溶解するか砕けて流れ去るか，血流が再開すると症状消退する。②低血圧による虚血性発作（脳貧血）。③危険因子：高血圧症，不整脈，狭心症，心筋梗塞，糖尿病，高脂血症，喫煙。
【所見】①内頸動脈系では一側上下肢の脱力，半身知覚鈍麻，失語症，同名半盲などの症状が出現する。②椎骨・脳底動脈系では回転性めまい，構音障害，突然四肢の脱力が起こり前方に崩れるように倒れるが，意識は正常ですぐ起きあがる，半身または顔面の知覚異常，複視などの症状がみられる。③発作回数は1～2回から頻回に起こるものまでさまざまである。発作は短時間（多くは2～15分，長くても24時間以内）で消失するが，反復しやすい。20～30％は数年以内に脳梗塞に移行する。
【症状】突然起こる意識障害，片麻痺，構音障害。
【診断】①頭部・頸椎X線，頭部CT，胸部X線，心電図，24時間心電図，②末血，止血能（トロンボテスト，出血時間），③電解質と腎機能，④肝機能，脂質，血糖，⑤尿（糖，タンパク），⑥眼底（高血圧，糖尿病）。⑦問診，頭部外傷，心雑音，眼症状，運動麻痺，腱反射，髄膜刺激症状の有無確認。
【治療】①抗凝血剤 Warfarin の内服（p. 54トロンボテスト20～50％前後に保つように内服量1～5 mgを調節），血小板凝集抑制剤—アスピリン（効果小），パナルジンの投与，血圧の管理，②発作直後なら数日間の入院観察をさせた方がよい。③漢方：黄連解毒湯（陽，実），防風通聖散（陽，実）。
【生活注意】①過労，過飲，空腹，ストレスを避ける。②参考 p. 131, 157。

可逆性虚血性神経障害　RIND　24時間以上，3週間以下の脳梗塞発作で，その後運動障害，知覚障害が消失し，後遺症を残さないもの。
脳の老化　①症状：ぼけ，痴呆，②所見：血管性変化（小梗塞，小出血），脳室周囲の低吸収域，大脳皮質の萎縮，シリビウス裂の拡大，脳室拡大の増強，③治療：脳代謝改善薬（効果小）。病気は治るが老化は治らない。

75. 高血圧性脳症　Hypertensive Encephalopathy

【原因】最高血圧180 mmHg 以上，最低血圧110 mmHg 以上となり，血圧が急激に著明な上昇による急性の脳浮腫，脳血管の収縮をきたすことがある。
【所見】①髄液圧は200 mmH₂O 以上に上昇し，髄液に蛋白の増量をみることもある。眼底には乳頭浮腫を認める。②頭部 CT では脳浮腫または正常所見。③臨床症状は広汎的な脳症状を呈する。局所症状を呈するものは除外する。誤診例が多く，とくに尿毒症，脳循環不全，脳梗塞に要注意である。
【症状】①一般は頭痛，嘔吐，②重症になればけいれん，意識障害。
【診断】①臨床所見，血圧測定。②眼底所見，髄圧，頭 CT 検査。
【治療】①降圧剤，脳圧下降剤，7 日～10 日間の安静で段々よくなる。②脳動脈硬化の強いものでは発作後に脳出血や脳梗塞を起こす可能性もある。症状が寛解するまで入院観察または自宅安静が望ましい。
【生活注意】脳梗塞，脳出血の生活注意（参考 p. 212, 213）に従う。

76. 硬膜下血腫　Subdural Hematoma

【原因】硬膜とくも膜の間を走っている，架橋静脈が切断されて硬膜下腔に形成された血腫である。大部分は頭部外傷によるが，血液疾患，抗凝固療法，脳動静脈奇形，脳腫瘍に発生することもある。
【所見】①血腫の形は急性硬膜外血腫：凸レンズ型，急性硬膜下血腫：三日月型，慢性硬膜下血腫：その双方の形が観察される。②経過は酔って倒れ頭部外傷を受けても記憶していないことがよくある。自然に血腫が吸収されることもある（硬膜下水腫）。段々痴呆症状が出現することもある。③老人では記憶力低下，歩行障害，失禁の症状を示し，痴呆と誤診されることがある。
【症状】①頭痛，悪心，めまい，不全片麻痺，知能低下，②無症状もある。
【診断】①症状（動揺性かつ進行性），数ケ月前に転倒や頭部外傷。②頭 CT（初期に高吸収域，経過の長いものは低吸収域像を示す）。③脳血管造影（無血管領域の証明）。頭蓋 X 線（松果体石灰化の偏位）。〈老人に要注意〉
【治療】①片麻痺，大脳鎌偏位，血腫 1 cm 以上なら，脳神経外科で血腫の除去，脳の圧迫を取り除く。②小血腫は内科的治療（止血剤，脳循環改善剤）。

77. 脳梗塞　Cerebral Infarction

【原因】①脳血栓：脳血管の病変で閉塞したもの，②脳塞栓：頭蓋外血管や心臓内に生じた血栓が流れてきて脳内血管を閉塞したもの。③危険因子：高血圧症，心房細動，動脈硬化症，糖尿病，低血圧症，高脂血症，高尿酸血症，赤血球増加症，脱水，喫煙，アルコール，コーヒー，ストレス，運動不足。

【所見】①脳梗塞が起こると，突然の片麻痺，知覚障害，Babinski反射陽性，広範な梗塞は意識障害発作を起こす。②痴呆症状は広範な皮質白質梗塞，多発性脳梗塞，視床，海馬の梗塞で見られる。失語症は左大脳半球表面の中大脳動脈領域梗塞で見られる。構音障害は脳深部の両側性多発梗塞で見られる。小脳梗塞はめまい，平衡障害をきたす。③脳底動脈血栓症，脳幹梗塞や広汎な脳梗塞で高度な脳浮腫（大脳鎌偏位，側脳室狭小）は瞳孔散大，呼吸停止をきたすことがある。広汎でなければ予後は脳出血より良い。④CT検査は発症後6時間まで通常CT所見に異常が見られない。4日目以後ほとんどの症例が脳の一部の低吸収域として認められる。髄液は清澄である。⑤無症候性脳梗塞（CTでは脳梗塞所見，身体的神経所見ほぼ正常）は75才以上の方に多い。

【症状】突然起こる意識障害，片麻痺，構音障害。

【診断】①臨床症状，②頭部CT, MRI，髄液，頸動脈エコー，脳血管造影。

【治療】①急性期（発作時～1週間）：安静（ベッド上自由に寝返り可），酸素吸入（1～4 l/分），輸液（初日グリセロールのほか1日1000 ml, 2～3日後1500 ml/日，4～5日後経管栄養に移行。水を飲ませてむせなければ食事開始可），血圧管理（140～170），栄養補給，脳浮腫治療薬（グリセロール200 ml, 1日3回，1～2週間，瞳孔散大，呼吸不全ならマンニトールも併せて大量使用），抗生物質の投与を行う。②脳代謝改善療法：抗凝固剤，血栓溶解剤（ウロキナーゼ1日6万単位を生食水100 mlに入れて1時間で点滴，3日継続），脳血管拡張剤，脳代謝賦活薬を用いる。③亜急性期（2週目～6ケ月）にリハビリ（機能回復）。片麻痺の場合，約1週間で起坐訓練を開始し，6ケ月以内に歩行できるように訓練する。神経学的回復は3ケ月位で水平状態，機能的回復は6ケ月位まで少しずつ持続する。半身不随の入院は3ケ月位で宜しい。④漢方：高血圧に黄連解毒湯，半身不随や痴呆に当帰芍薬散，補中益気湯。

【慢性期管理】①運動障害：痙縮→筋弛緩剤，安定剤。②知覚障害→当帰芍薬散。疼痛→ステロイド，消炎鎮痛剤。③意欲自発性の低下→脳代謝賦活剤。④高血圧に降圧剤投与，⑤再発予防に危険因子をさける。血栓形成の阻止：動脈血栓に抗血小板剤（Panaldine），静脈血栓・心房細動で生ずる塞栓に抗凝固剤（Warfarin）内服。⑥弛緩性麻痺から痙性麻痺に移行する。片麻痺発生直後より腱反射が亢進している場合に見通しは明るい。弛緩期の長い麻痺ほど回復はよくない。再発率は年に10％，予防薬（抗血小板剤より抗凝固剤が有効）。
【生活注意】①発症直後の受診は軽症例でも入院治療が原則である。②急死例：両側性椎骨動脈閉塞症，脳底動脈の閉塞（四肢麻痺，異常眼位，眼球運動障害，呼吸異常）。③禁煙は必須。1日1合までの節酒。週に最低3～4回，1回30～40分の運動（早歩き）。毎日数種類の野菜果物の食事。

78. 脳出血　Cerebral Hemorrhage

【原因】①高血圧症，脳動脈瘤破裂，外傷，脳動脈奇形，脳腫瘍，出血性素因，抗凝固剤の過剰投与。高血圧性脳出血が大部分を占める。②危険因子：老齢，糖尿病，高脂血症，寒冷，塩分過剰，蛋白不足，高尿酸血病，多量飲酒。
【所見】①脳出血の本態は脳循環障害とそれに基づく脳浮腫，頭蓋内亢進である（正常の脳血流は毎分約750 ml）。②髄液内に血液が流入し，髄液に赤血球，蛋白量は増加する。脳内に血腫が形成され，CT検査で血腫像が観察される。血腫の圧迫や脳浮腫で頭蓋内圧が亢進し，頭痛，けいれん，嘔吐，徐脈，うっ血乳頭がみられる。発熱や白血球増加がみられることがある。脳組織酵素が逸脱すると，LDH, CPK値は高値を示す。③部位と症状：大脳被殻出血（意識障害，弛緩性麻痺，共同偏視，失語，失行）。大脳視床出血（片麻痺，共同偏視，意識障害，視野欠損，深部知覚障害）。小脳出血（嘔吐，めまい，平衡障害，歩行不能）。脳幹出血（昏睡，四肢麻痺，縮瞳）。脳室穿破（意識障害）。出血が脳室に流入したら水頭症になりうる。④小さい脳出血は片麻痺の後遺症が残るが，死亡が少ない。脳幹部出血は死亡率が高い。大きい脳出血（大脳鎌偏位，側脳室狭小・穿破），発症後48時間以内に昏睡，異常呼吸，対麻痺または四肢麻痺のうち，2症状があれば10日以内に90％死亡。3症状があるのは1ケ月以内に100％が死亡する。呼吸数について，35回以上では全例が死亡，25回以下では全例改善。植物状態への移行例は両者の中間値を示す。

【症状】突然起こる意識障害，片麻痺，頭痛。
【診断】①臨床症状：意識状態，瞳孔所見（瞳孔不同の有無，対光反射，眼球運動），運動機能（自発運動の有無，左右差，落下テスト，痛覚反応），病的反射（Babinski）の有無，髄膜刺激症状。②頭部 CT，MRA，髄液検査。
【治療】①急性期（発作時〜7日まで）：安静（ベッド上寝返り可，清拭可），酸素吸入，輸液，栄養補給，抗生物質の投与を行う。脳浮腫の除去に副腎皮質ホルモン（8時間おきに Decadoron 4 mg），グリセロール（600 ml）などを用いる。亜急性期（6日目〜6ケ月）のリハビリテションは脳梗塞と同じように行なう。入院期間は3ケ月位。②外科療法はあまりすすめない。外側出血で，脳浮腫，自発呼吸あり，対光反射のある症例で病状増悪時），または小脳出血（発病7日以内，直径3cm以上の症例，または8日以後でも内科治療を行いながら症状増悪時），脳外科へ受診依頼し，転科させることはよい場合もある。③血圧管理（130〜160 mmHg に維持，降圧にアダラート10 mg 舌下）。高血圧が持続していれば，p. 280の血圧の上昇について処置する。その後は低血圧に転じることがある。p. 279を参照する。血圧の変動に要注意。安定したら降圧剤内服に変更。④痙攣にジアゼパム10 mg 筋注，アレビアチン125 mg 静注。⑤漢方：高血圧に黄連解毒湯（陽，実），知覚障害に真武湯（陰，虚）。慢性頭痛に釣藤散。しびれ・麻痺・筋肉痛に芍薬甘草湯。効果小。
【生活注意】①毎日血圧を測る，毎日きちんと正しく薬をのむ（p. 79）。②タバコを吸わない（禁煙テープ），食事注意・生活注意（p. 131），適正なカロリー（30 kcal/kg/日）をとる，標準体重〔（男22.5，女21.5）×（身長 m)^2 kg〕を保つ，③適当な運動をする，過労，興奮，ストレスを避ける，寒さに注意，熱湯，長風呂はやめる，④定期検診。慢性期管理（参考脳梗塞）。

脳卒中：脳梗塞（血管がつまった），脳出血（血管が破れた），くも膜下出血（頭蓋内，脳表面の血管の破裂）。

脳卒中の前兆：①頭痛や頭重感が続く，②めまい，立ちくらみが多い，③口の周囲，手足のしびれがある。④歩行によろめく，転倒しやすい。⑤ろれつ，話しにくい。⑥字が書きにくい，手足のふるえがある。

79. くも膜下出血　Subarachnoid Hemorrhage

【原因】頭蓋内，脳表面の血管が破裂して，くも膜下腔に血液が流入する。脳動脈瘤の破裂（95％），脳動静脈奇形（1％）。脳腫瘍，脳動脈硬化，モヤモヤ病，出血性素因，抗凝固剤投与の合併症。

【所見】①くも膜下出血は髄液に血液が流入し髄液圧は上昇し，髄液は血性を帯び，キサントクロミーが証明される（腰椎穿刺）。②眼底検査では硝子体下出血（網膜前出血）を見ることがある。③くも膜下腔に血液が貯留し，血腫を形成すると，頭部CTで出血の広がりを知ることができる。血腫が分解され吸収されると，発熱があり，白血球が増加する。③出血により髄膜刺激症状を呈し，突発性の激しい頭痛を起こし，なかなか改善しない。全身倦怠感，悪心や嘔吐を伴うこともある。④局所神経症状は多くは欠如する。一過性の意識障害や寒気を呈することもある。重症例では意識障害が持続する。

【症状】①突発的激しい頭痛，悪心・嘔吐。②進行すると頸部硬直，意識障害。

【診断】①頭部CT検査（単純と造影），髄液検査，脳血管造影（最低6時間を経過してから），②MRI（脳動静脈奇形の形，位置，他の脳組織との解剖的診断），③頸椎と頭蓋単純X線，脳波，WBC，CRP，ESR。見過しに要注意。

【治療】①原則的には外科的に治療する。再出血を起こさないように注意する。②手術を行えない場合（自発呼吸停止，瞳孔散大）や近くに脳外科がなければ，内科的に治療する。4～8週間は入院安静（寝返り・起坐可，面会謝絶），必要により，鎮痛剤（レペタン0.2 mg），鎮静剤（セルシン5 mg），降圧剤（アダラート10 mg）舌下，無効ならミリスロール100 ml またはペルジピン10 mg 3A＋を生食水85 ml を3～20 ml/hrで（血圧を120 mmHg前後に管理し）用い，出血予防に止血剤を用いる。脳圧亢進にグリセオール（浸透圧利尿）を用いる。③水頭症（**Hydrocephalus**：髄液の循環障害により髄液が頭蓋内に異常に貯留し頭蓋内圧亢進や正常圧水頭症）の後遺症になることもある。頭痛，嘔吐，痴呆，歩行障害，尿失禁の症状が出れば，脳外科へ受診させ，Shunt手術を行う。④内科的に治療すれば重症を含めて1年以内に60％死亡する。脳外科で手術を行えば重症を含めて死亡率は約50％。一般状態のよい症例なら術後死亡率は約3％である。発作当時の昏睡症例は不良で，死亡することが多い。

【生活注意】血行のコントロール，最高血圧を100～120 mmHgに維持する。

80. 髄膜炎 Meningitis, 脳炎

Ⅰ. ウィルス性髄膜炎 Viral meningitis
【原因】ウイルス感染。
【所見】①ウイルスの感染で発熱や頭痛をきたす。②髄膜炎を起こすと，頭痛，嘔吐，項部硬直，Brudzinski 微候，Kernig 微候，四肢痛などの髄膜刺激症状が現れる。③脳炎を併発すれば嗜眠状態となることがある。
【症状】頭痛，嘔吐，発熱，発疹。
【診断】①髄液検査（単核細胞増加，髄液圧亢進，蛋白増加）。②ウイルス抗体価検査，③末血，CRP，血沈，④脳波，頭部 CT，MRI 検査。
【治療】①安静療法，輸液，解熱剤，鎮静剤の投与など。②発病後 4 日以内に抗ウィルス剤と抗浮腫剤を投与する。ゾビラックス（750〜1500 mg/日，7 日間），効果がなければ Ara-A（1500 mg/日，7 日間）に切り替える。

Ⅱ. 細菌性髄膜炎 Bacterial meningitis
【原因】①化膿菌（肺炎球菌，髄膜炎菌，大腸菌，インフルエンザ菌，緑膿菌）の感染。②副鼻腔炎，中耳炎などから波及する場合と心内膜炎から，肺化膿症から血行性に感染する。
【所見】①化膿菌感染により発熱および白血球増多がみられる。②髄膜炎が起こると，頭痛，嘔吐，項部硬直，Kernig 症状，四肢硬直などの髄膜刺激症状が現れる。③炎症が脳に波及すると，けいれん，意識障害，膝蓋腱反射亢進，Babinski 反射陽性がみられる。④頭痛は頭全体または後頭部，持続性や拍動性で，脳浮腫に伴う牽引痛が主体である。体動，咳，頭部前屈，光刺激で増強する。⑤乳児の場合は大泉門の膨隆を認める場合がある。
【症状】発熱，頸部硬直，頭痛，吐気，意識障害。
【診断】①髄液検査（多核白血球増加，糖低下）adenosine deaminase 上昇（結核性）。髄液の塗抹・培養により，病原菌の検出。②頭部 CT（単純，造影），脳波（δ, θ 波），頭蓋単純 X 線。③WBC，CRP，血液培養。見過しに要注意。
【治療】①一般療法は，安静療法，輸液，解熱剤，鎮静剤の投与などを行う。②化学療法は薬剤感受性を調べながら使用する。抗生剤を常用量の倍に点滴静注。CRP＜0.7なら治癒と判断する。③結核性髄膜炎なら（転院治療）SM 1 g/筋注，INH 400 mg/日経口内服，RFP 600 mg/日経口内服。

81. 脳腫瘍　brain tumor

【原因】①発癌物質，タバコ，ウイルス，遺伝的，家族的，放射線大量照射。②分類：a. 脳実質より発生する神経膠腫 Glioma, b. 脳の周囲髄膜から発生した髄膜腫 Meningioma, 下垂体前葉から発生する下垂体腺腫, 脳神経から発生する聴神経鞘腫, c. 転移性脳腫瘍（肺癌，大腸癌，胃癌，乳癌）。
【所見】①腫瘤圧迫の間接的所見として，脳室偏位，脳血管偏位，松果体偏位，トルコ鞍拡大がみられる。②脳腫瘍が大きくなると，頭蓋内占拠性病変を示す。脳圧亢進で頭痛，嘔吐，けいれんが起る。最後は脳ヘルニアを起し死亡する。③徐々に進行神経巣症候：小脳→体幹と四肢の失調と眼振。脳幹→顔面神経麻痺と眼球運動障害。聴神経鞘腫→耳鳴と難聴。松果体腫瘍→上方注視障害と性早熟。下垂体腺腫→内分泌異常と両耳側半盲。頭蓋咽頭腫→尿崩症。視神経膠腫→一側性視野障害。前頭葉の脳腫瘍→記憶低下，人格変化。
【症状】①神経脱落（運動麻痺，言語障害視力障害），②けいれん発作（てんかん），③頭蓋内圧亢進（頭痛，嘔吐，眼底乳頭うっ血，意識障害）。
【診断】神経学的検査，X線検査，頭部CT検査，脳血管造影，脳波検査，MRI, MRA, 血液検査，下垂体機能検査，視力・視野・眼底検査。
【治療】①摘出手術：完全摘出，部分摘除。減圧手術：脳組織の部分切除，頭蓋骨部分切除，Shunt術。②補助療法として，放射線照射，化学療法が行われている。照射後に多くは脳萎縮や痴呆をきたす。③対症療法。癌痛治療。
【生活注意】参照 p. 80, 157, 184の診療雑談。改善しない頭痛→MRI検査。

脳膿瘍　Brain Abscess

【原因】①細菌が直接に副鼻腔，中耳，乳頭突起より侵入する。②肺，胸膜，心腹，骨盤内より血行性感染で，脳実質内に限局性化膿巣を形成する。
【症状】①発熱，頭痛，脳圧亢進，②巣症状（前頭葉→意識と精神。側頭葉→患側の頭痛。頭頂葉→片側の知覚・運動麻痺。小脳→後頭部や耳介部に頭痛）。
【診断】白血球増加，頭部CT（中心低密度，周りにリング状の高密度域）。
【治療】広域抗菌剤大量投与，脳浮腫にGlyceol点滴。無効例に脳外科の吸引，除去する。

82. パーキンソン病　Parkinson's Disease, Parkinsonism

【原因】①抗酸化機構の障害で中脳黒質のメラニン含有神経細胞の変性脱落によりドパミンの生成が減少し，静止振戦，筋固縮，動作緩慢，姿勢反射障害を生じる変性疾患。②二次性は薬剤性，脳血管性，中毒・代謝性による症候群。
【所見】①筋固縮は，筋痛を伴うことがある。②寡動症は動作緩慢，瞬目減少や前傾姿勢として認められる。③随意運動障害は規則的安静時振戦（ふるえ），巧緻運動障害（歯車様抵抗），歩行異常（すくみ歩行），小字症（字が次第に小さくなる），言語障害，嚥下困難として現れる。便秘や膀胱障害もありうる。④Parkinson病らしさを減ずる所見：深部反射亢進，Babinski徴候陽性，高度な痴呆，急激な発症，CTの限局した低吸収域や著明な萎縮。⑤病気は進行性で発病10年以上なら急死することもある。
【症状】振戦，筋固縮，寡動。歩行障害。
【重症度分類】（Yahr）Ⅰ度：一側の軽度障害。Ⅱ度両側の障害，歩行障害はない。Ⅲ度：方向転換不安定，突進現象，歩行障害。Ⅳ度：歩行は自立するが，生活の介助を要する。Ⅴ度：車椅子生活，寝たきり。
【診断】①臨床所見：発症年令，初発症状，家族歴，既往歴，経過，現症。②自律神経検査：起立・坐位血圧，膀胱・性機能。③血液・尿，髄液，血管造影，頭CT，脳波は特徴的な異常所見がない。筋電図では運動単位波形に異常なく，表面筋電図では振戦に対応する群化放電と筋固縮に伸張反射の亢進が見られる。PET検査（脳梗塞，自律神経失調，ふるえ，うつ病との鑑別）
【治療】①Ⅰ・Ⅱ度の軽症にドパミン分泌促進薬（アマンタジン），カベルゴリンを投与する。②Ⅲ度以上の症例にレボドパ製剤を投与する。またはカベルゴリンとの併用。筋固縮，振戦，無動に有効。副作用に要注意，薬は漸減中止。
【生活注意】明るく前向きな生活，体を積極的に動かす。

アルツハイマー病 Alzheimer's disease

【原因】神経細胞障害，再生修復の遅延，老人斑の形成，神経原線維の変化。
【症状】記憶障害（新，旧），失語，失認，痴呆。
【診断】症状（1つ以上），経過緩慢な発症と連続性認知機能障害，その他の身体的，精神的疾患がない。PET検査（脳代謝機能），脳波検査。
【治療】ビタミンE，当帰芍薬散。禁煙。定期的な運動（週3回以上）

83. めまい　Vertigo, Dizziness

【原因】①前庭系（耳鼻），視覚系（眼科），深部感覚系（神経内科）の平衡感覚の受容器より得られた情報は脳幹に入り，大脳皮質（側頭葉），脳幹（前庭神経核，脳幹網様体），小脳（虫葉，片葉）へと伝わり，身体の平衡が維持される。上記のいずれかが障害されたときにめまいとして感じる。②誘発因子：頭位の急変換，頸部の運動，起立，排尿，咳嗽，過換気，耳への圧迫，衝撃音，読書，テレビ，乗車，乗船。③回転性めまい：発作性頭位めまい，前庭神経炎，**メニエール病**，突発性難聴，脳血管障害（椎骨脳底動脈循環不全，小脳出血，脳幹梗塞）。④動揺性めまい：緊張性頭痛，自律神経失調症，更年期障害，寝不足，飢餓，ストレス，過労，貧血症，多血症，高血圧症，低血圧症，発作性頻拍症。⑤失神性めまい：起立性低血圧症，Adams-Stokes 症候群，頸動脈洞症候群，過換気症候群，排尿失神，咳嗽失神。

【所見】①回転性めまい（Vertigo）：自分がぐるぐるまわる。周囲がぐるぐるまわる。頭の位置に関連せず起こり，数分以上持続する。頭痛吐気倦怠感を伴う場合は小脳出血，くも膜下出血。脳幹症状を伴うときは**椎骨脳底動脈循環不全**（首の回転や頸椎症による椎骨動脈の圧迫→一時的脳血流の減少→中枢症状），脳幹梗塞を考える。②動揺性めまい（Dizziness）：身体がふらふら，船に揺られた感じ，足が地につかないめまい。小脳，脊椎，末梢神経障害による運動失調，感覚障害，筋脱力を考える。心理的要因も関与する。③失神性めまい（Sycope）：たちくらみ，眼前暗黒感。原因は不整脈，起立性低血圧による。

【症状】目がまわる，周囲が動く，起立不能。不安や恐怖を伴う。

【診断】①診察（眼振→頭位めまい，内耳障害，脳障害。所見無→自律神経失調。老人→脳動脈硬化症），頭部・頸椎 X 線，頭 CT，MRA。②末梢血，生化学，胸部 X 線，心電図，必要なら Holter 心電図（p. 93），心 Echo（p. 97）。

【治療】①急性期の注射：心身安定剤，抗ヒスタミン剤，鎮吐剤，脳血管拡張剤，ステロイド。②寛解期の内服薬：脳循環改善剤，抗ヒスタシン剤，精神安定剤，自律神経調節剤，抗うつ剤，血小板凝集抑制剤。③漢方：当帰芍薬散（陰，虚），芍薬甘草湯（中，中），桂枝茯苓丸（陽，実）。

【生活注意】①タバコ，過労・ストレスを避ける。早寝，早起，規則正しい生活。②眼前に速く動くものを見ない。急に立ち上がったり急激な体位の変換を避ける。頸部の急速回転を控える。③2階建の家なら1階に住む。

84. 自律神経失調症，心身症　Phychosomatic Disease

【原因】自律神経（交感神経と副交感神経）は循環（心），呼吸（肺），消化（胃腸）など生命機能を司る。ストレスで失調（Autonomic Failure），**身体表現性障害**。①内部的：遺伝・体質（易刺激性，過敏性），精神的，肉体的ストレス，嗜好品（タバコ，アルコール，コーヒー），性周期（月経，妊娠，流産，更年期），②外部的：家庭，近隣，受験，進級，職場，公害（騒音，振動）。
【所見】身体症状→心身症。精神症状→神経症。更年期障害 FSH↑LH↑E_2↓。
【症状】眼精疲労，咽喉頭異常感症，肩こり，のぼせ，立ちくらみ，腹部膨満，倦怠感，冷え症，発汗，頭痛，頭重，めまい，頻尿，痒み，動悸，息切，頻脈，陰萎，口喝，悪心，便秘，下痢，高血圧・低血圧の1つか複数。
【診断】①血圧，脈拍，皮膚，体表面，瞳孔，神経反射を診る。②甲状腺機能亢進症，褐色細胞腫，膠原病，うつ病，脳障害（頭 CT, MRA）の否定。
【治療】①対症療法（自律神経調節剤，安定剤，抗うつ剤），②漢方：動悸，めまい，頭痛→苓桂朮甘湯，便秘→大黄甘草湯，月経困難→当帰芍薬散，身体表現性障害・更年期障害→加味逍遙散。肩こり→葛根湯。更年期障害→Estriol＋Premarin。③心の処方箋：納得のいく病状説明。患者や家族と十分話し合って，内部外部因子を改善できるように努力する。
【生活注意】①不安，緊張，ストレスを避ける。②症状をとる薬とストレスを和らげる薬を飲む。生活リズムの改善，身体を休める。食生活の改善。

85. 不眠症　Isomnia，睡眠障害

【原因】身体的，生理的，心理的，精神的，薬理的睡眠障害。
【症状】①眠りたいけど眠れない，②翌日に頭重感，注意力低下，能率低下。
【診断】①入眠困難，夜半覚醒，早期覚醒，無熟睡感，②週に3日以上不眠。
【治療】①眠剤（Halcion），精神安定剤（Depas, Rize, Atarax），ビタミン B_{12}，自律神経調節剤（Meilax），向精神薬（Serenace）。夜11：00まで内服する，夜更けて飲むと早朝に薬効が残る，目覚めが悪い。
【生活注意】①一定の就寝起床の時刻，適当な運動，室内環境をよくする。②禁煙，カフェイン（コーヒー，濃茶）禁止。③眠りたいが眠れないとき安定剤を内服する（適量なら副作用の心配は少ない）。

86. 頭痛　Headache

【原因】1.機能性頭痛99％（偏頭痛，緊張性頭痛，群発性頭痛），2.症候性頭痛1％（脳外科，眼科，耳鼻科，歯科）。Ⅰ．頭蓋外：頭蓋の外頚動脈の分枝と頭蓋内血管の偏位，伸展，炎症，頭部・頚部骨格筋の持続的収縮，頭蓋を出る脳神経，上部頚椎を出る脊椎神経の圧迫。Ⅱ．頭蓋内：脳表面から静脈洞に入る静脈の牽引と大きな静脈洞の偏位，中硬膜動脈の牽引，脳動脈の伸展と拡張，痛みを生じる部位の炎症，脳腫瘍による圧迫。
【診断】①問診（発症様式，部位，痛みの性質，強さの持続，頻度，時間，随伴症状，増悪・軽減因子，既住歴），②一般診療（表情，姿勢，顔面蒼白，冷汗，結膜充血，貧血，大後頭神経圧痛，発熱，嘔吐），③神経学的診療（髄膜刺激徴候，側頭動脈，眼底，眼球の位置・運動，瞳孔，体幹の平衡障害，四肢の運動，麻痺，反射），④頭蓋・頚部X線，頭部CT, MRI, MRA, ⑤胸部X線，生化学，末梢血，髄液検査。⑥眼科・耳鼻科・精神科の検査。
【危険な頭痛】くも膜下出血，髄膜炎，脳腫瘍，緑内障，側頭動脈炎。

1. 片頭痛　migraine

【原因】①心理的要因：ストレス，不安，怒り，②脳血流低下，③ホルモン：初潮，月経，閉経，妊娠初期，経口避妊薬，④睡眠過剰または不足，⑤血圧の変化，⑥感染：とくに鼻炎，⑦食物，⑧薬剤：レセルピン，消炎剤，血管拡張剤，抗喘息剤，⑨天気の急変，⑩頭頚部外傷，顎関節症，⑪喫煙，化粧品。
【所見】血管性で数時間～2日反復して発作的に起こる拍動性頭痛で，前頭部と側頭部に多く，左側または右側と交代しやすいが，両側性の片頭痛もある。
【診断】①4～72時間持続する頭痛発作，②頭痛は1側に局在，拍動性，日常生活を妨げる，階段歩行で増悪する，③頭痛の時に悪心，嘔吐，前ぶれとして眼前にキラキラ光る多数の暗点が見えることがある。④器質的疾患がない。
【治療】①発作時：酒石酸エルゴタミン（Cafergot：30分待って効果がなければ1錠追加，高血圧，狭心症，静脈炎，肝，腎障害妊娠に禁忌），Relpax，アスピリン，薄暗い静かな部屋で安静に，②発作の予防：β遮断剤，Ca拮抗剤寝前1錠，抗うつ薬 Tryptanol, Tegretol 1錠寝前内服，③脳虚血・血管収縮にCa拮抗剤，血小板凝集に抗セロトニン剤，頭蓋外血管の拡張にエルゴタミン剤，過剰の拍動にβ遮断剤，血管壁の炎症に鎮痛消炎剤を投与する。

2. 群発頭痛　Cluster headache
【所見】①激痛が一側の眼の奥から始まり，同側の前頭側頭部に広がる。患側には流涙，眼球結膜充血，顔面紅潮，発汗，鼻閉，鼻水がみられる。②持続時間は15分～2時間で，連日同一時刻に起こりやすく，2～12週にわたって発作を繰り返す。一定期間の連日の群発発作が年1～2回から数年に1回起こる。夜間とくに睡眠中に発症しやすい。成人男子に多い。
【診断】①未治療では15～180分続く激しい眼窩，側頭部の頭痛，②ストレスや疲労が引金となる，③疼痛側に結膜充血，流涙，鼻汁，顔面発汗，縮瞳の1つを伴う。④脳疾患が頭CTやMRA検査により否定されたもの。
【治療】①酒石酸エルゴタミン剤や副腎皮質ステロイド。②酸素吸入。

3. 緊張性頭痛　Tension headache, Muscle Contraction Headache
【所見】①常に人一倍緊張しやすい性格者にみられる筋収縮性頭痛で，両側の肩，項部から後頭部にかけて筋の圧痛または締め付けるような鈍痛，頭痛である。同一姿勢を長く保つことの必要な職種に多く，午後から夕方に頭痛はひどくなる。眼性疲労，肩こり，戴帽感が感じる。②入浴，飲酒，娯楽などでリラックスさせると楽になる。抗不安薬や筋弛緩剤は有効である。
【診断】①頸部や頭部の筋肉が凝って頭が痛い。日常生活で増悪せず，両側性，日常生活を抑制しうるが妨げない，②頭痛は30分～7日間続く，頭痛の時に嘔吐はない，照明，音声恐怖，頭蓋骨膜筋の圧痛の増加。③器質的疾患がない。
【治療】①心理・社会的ストレスに精神説得療法，②不安・うつ状態に安定剤，抗うつ剤，③筋肉の疲労，無理な姿勢の持続に体操，運動，④頭頸部の筋収縮や乏血や痛みの増強にマッサージ，筋弛緩剤，鎮痛剤，釣藤散。

4. 慢性頭痛　Chronic headache
【原因】①身体的：寝不足，疲れ，頸椎症，②心理的：ストレス，③環境的：天気の変化，人込み，④病気的：心身症，自律神経失調症，更年期障害，うつ病。⑤原因不明（本態性）。
【診断】①病歴と診察所見，②頭CT，MRAに異常所見のないもの。
【治療】①鎮痛剤，精神安定剤，自律神経調節剤，②漢方：釣藤散（中，中），芍薬甘草湯（中，中），黄連解毒湯（陽，実），呉茱萸湯（陰，虚）。難治性。
【生活注意】①自律神経失調症（p. 219），②楽しく仕事する，楽しく家事をする。好きなこと，生がいを感じる仕事をする。気分転換を工夫する。

5. 症候性頭痛　Symptomatic Headache

Ⅰ. 急性：
【原因】くも膜下出血，脳出血，高血圧性脳症，髄膜炎，脳炎，急性緑内障，CO中毒，高CO_2血症（肺性脳症），低脳圧症候群，かぜ症候群，高熱。

【所見】一見して何となく具合の悪そうな重症感がある。突然に激しい頭痛を起こす。救急治療の必要なものもあるので，頭痛のほかに意識障害の程度，呼吸，脈拍，血圧，体温，髄膜刺激症状，その他の神経学的所見に注意する。

【診断】①病歴，身体的診察，②採血，X線，頭部CT，MRI，髄液検査。

【治療】①突発ピーク型の頭痛→くも膜下出血→脳外科。②頭痛，嘔吐，倦怠感，めまい→小脳出血，くも膜下出血→脳外科へ紹介受診。③対症療法。

Ⅱ. 亜急性：
【原因】脳腫瘍，脳膿瘍，慢性硬膜下血腫，副鼻腔炎，中耳炎，緑内障。

【所見】頭痛は経過とともに次第に増強するものが多い。頭痛のおき方，性質，症状，補助検査で診断を確定する。牽引性頭痛は頭をふると頭痛が増強する。体位変換，咳などでも増強する。脳腫瘍では全身痙攣発作や部分痙攣発作が見られることがある。段々と強くなる頭痛は要注意である。

【診断】①病歴，身体的診察，②採血，X線，頭部CT，髄液検査。

【治療】目覚めの頭痛→慢性頭蓋内圧亢進→脳腫瘍，慢性硬膜下血腫→脳外科。

6. 小児頭痛
【原因】外傷，感染，心因，副鼻腔炎，近視，遠視，乱視。

【治療】それぞれの科で処置する。

7. 頭部外傷
【所見】Ⅰ単純型：頭皮，筋，頭蓋骨の挫・裂・切創。Ⅱ脳振盪型：意識障害は2時間以内に消失する。Ⅲ脳挫傷型：意識障害が6時間以上，脳の局在神経症状がある。Ⅳ頭蓋内出血型：意識障害が軽快後に再び悪化する。

【入院基準】①意識障害，②頭痛の増強，③嘔吐，④けいれん，⑤失禁（大便，小便），⑥舌のもつれ，手足の不自由，⑦複視，視力低下。1つでも現れたらすぐに病院へ受診に行く（脳挫傷か頭蓋内出血の心配）。

【生活注意】①受傷当日にできるだけ安静，②車や電車などなるべく乗らない，③受傷当日の入浴は控える，④アルコール，タバコ，コーヒー，刺激物などは控える，⑤食事は控え目に，消化のよいものをとる。

87. 神経痛　Neuralgia

1. 三叉神経痛　Trigeminal neuralgia
【原因】①炎症：ヘルペス，インフルエンザ，②血管障害：内頸動脈の拡張，神経節内の小血管の動脈硬化，脳卒中の後遺症，③腫瘍：頭蓋内腫瘍，上顎癌，鼻咽頭癌，④外傷，中毒（鉛，アルコール），⑤機能性。
【所見】①片側の三叉神経Ⅱ枝（上顎神経）とⅢ枝（下顎神経）に起こりやすい。第Ⅰ枝（眼神経）に起こると非常に強い片側の前頭部痛となる。②急激に激痛が起こり，数秒から数分程度の疼痛発作を繰り返す。③食事，会話，洗眼，ひげ剃り，風に当たると疼痛が誘発され，過敏点（鼻翼，上下唇）に触れると疼痛が起こる。④間歇期には症状はない。自然寛解は少なく，発作は頻回になる傾向があり，数％の例は両側性に発展する。⑤知覚麻痺が起こることもある（三叉神経麻痺）。

2. 肋間神経痛　Intercostal neuralgia
【原因】①脊髄腫瘍，変形性脊椎症，骨折，骨髄腫，梅毒，帯状疱疹（Herpes），胸膜炎などにより起きる。②原因不明なものも多い。
【所見】肋骨に沿って，アリが走っているような疼痛。呼吸や咳で増強する。

3. 坐骨神経痛　Sciatic neuralgia
【原因】①神経の刺激・圧迫・浮腫・炎症によるもの：腰椎椎間板ヘルニア，変形性腰椎症（老化），外傷。②神経の二次的炎症：脊椎腫瘍，骨盤内悪性腫瘍，アルコール中毒症，糖尿病，痛風，梅毒。③関連症としての痛み：筋・骨の外傷，靭帯の緊張，不良姿勢，妊娠。④心身症。
【所見】①殿部から大腿背側にしびれと疼痛。②自発痛や圧痛点がある。③臥位で患側下肢伸長したまま挙上すると疼痛が増強する（Laseque Sign 陽性）。
【診断】①採血：血糖，尿酸，末血，赤沈，免疫グロブリン，CPK，LDH，GOT，GPT，AlP，BUN，CRE，梅毒反応（血清，髄液），②胸部X線，腰椎X線。
【治療】①内科：消炎鎮痛剤、ビタミンE，B_{12}，テグレトールやATP剤。もっとも有効なのは神経ブロック（2％Xylocaine）を注入する。消炎鎮痛温冷湿布，消炎鎮痛坐薬。②外科：腫瘍，動脈瘤なら血管減圧術。③漢方：芍薬甘草湯，八味地黄丸（陰，虚）。
【生活注意】長時間歩行，寒冷に注意。アルコール，タバコ，香辛料を避ける。

88 てんかん　Epilepsy, Seizure

【原因】大脳疾患で脳神経細胞の過度の発射によるてんかん発作である。①真性：遺伝，脳の先天性や分娩時の欠陥。②症候性：頭部外傷，脳腫瘍，脳梗塞，脳出血，脳の変性・感染，低酸素血症，代謝障害，腎不全。
【所見】1. **大発作** grand mal　突然意識を失って倒れ，全身の強直性けいれん，次いで間代性けいれんに移行，2～3分でけいれんは終わる。発作後四肢は弛緩し，昏睡からさめて，もうろう状態を示したり，深い睡眠にはいることが多い。発作中目を吊り上げ，呼吸は停止し，瞳孔は散大し，舌を咬んだり，尿失禁をみることも多い。発作直前に不快感，悪心，幻覚などが現れることもある。(20才以後に初発した痙攣発作は脳腫瘍，脳動静脈奇形を考える)。
2. **小発作** petit mal　突発する数秒の意識喪失発作で，会話や動作が瞬間に中断されるが，倒れることはない。発作中に一点を凝視することがよくある。小児に多く，年齢が長じると消退するものが多い。熱性けいれんとの鑑別。
3. **高齢者てんかん** Senile seizure　中枢神経障害(脳梗塞，脳出血，脳腫瘍)や代謝性障害。
【症状】てんかん，痙攣発作。
【診断】①症状観察(発作の時間，状態，場所)。②心電図，心 Echo, Holter 心電図，血液(薬濃度，副作用)，髄液(腰椎穿刺)，頭部 CT 検査。脳波。
【治療】①発作時：咬舌防止と気道の確保，フェノバル(100 mg)/A 筋注，またはアレビアチンやジアゼパムの静注，②外来：アレビアチン，デパケン内服(眠気，肝障害に要注意)，漢方併用なら芍薬甘草湯(中，中)。
【生活注意】薬をきちんと飲む。十分な睡眠，禁酒，過労を避ける。

子宮筋腫　Myoma Uteri

【原因】不明，Estrogen 分泌過多。
【症状】貧血，月経失血過多(正常1回50 m*l*)，下腹痛，頻尿，便秘。
【診断】腹エコー(内科なら蓄尿)。(骨盤内臓器病変との鑑別に要注意)
【治療】内科では出血に止血剤，鉄剤。疼痛に消炎鎮痛剤。漢方の当帰芍薬散。
②産婦人科へ紹介受診，手術適応(症状と大きさ)有無の確認。

89. 振戦 Tremor（ふるえ），不随意運動

1. Parkinson型ふるえ　Parkinson's tremor
【原因】中脳黒質緻密層の変性。遺伝性ではない。
【所見】①**安静時のふるえ**で，上肢，下肢，下顎の順に見られる。手，指がもっとも多い。②屈筋と伸筋，回内筋と回外筋，外転筋と内転筋が規則的に交互に収縮する。③振戦部位を動かすと，ふるえが減弱ないし消失する。④動作開始の時間がかかる。方向転換に時間がかかる。小刻歩行。⑤精神緊張によりふるえが増強する。睡眠中に振戦（ふるえ）は消失する。
【症状】【診断】【治療】参照 p. 217。

2. 本態性ふるえ　Essential tremor
【原因】①変性疾患。②錐体外路系の障害。③老人性。
【所見】①他の神経症状を伴わず，四肢・頭部に出現する**動作時のふるえ**である。②両手を前方に伸展して起こる。姿勢振戦で頭に多く，下肢にまれである。③ふるえは動作時に増強し，安静時に消失する。④飲酒により軽減する。⑤精神緊張時に著明で，リラックスに軽減し，睡眠中に消失する。
【症状】頭，両手のふるえ。字を書きにくい。
【診断】①視診（安静時，動作中，歩行中，上肢前方挙上，第2指を鼻尖に指す）。②筋電図。③静止時や動作時ともに見られる振戦は他のふるえである。
【治療】①初期に治療せず。ふるえが進行すれば $\alpha_1 \cdot \beta$ ブロッカ（Almarl），精神安定剤（Cercine, Rize）。②精神的安静を保つ，睡眠は十分にとる。

3. アルコール依存症，甲状腺機能亢進症，Myoclonus, Dystonia

癌痛治療（疼痛からの離脱，笑顔のある生活）
1. 消炎鎮痛剤の内服，効かなければ消炎鎮痛剤の坐薬使用。
2. 非麻薬性鎮痛剤（ペンタジン）筋注か点滴（4時間毎に）。
3. 麻薬鎮痛剤：MSコンチン1日20～120 mgを2回に内服。効かなければモルヒネ1回5～20 mg皮下注射，1日3回。癌痛がひどくなると，中心静脈にモルヒネ50～200 mg＋生理食塩水500 mlを20 ml/hrで点滴する。
4. 精神的苦痛（死の不安不平不満），社会的苦痛（お金，遺族の生活など）。

⑤ 腎尿路系疾患

90. 急性腎炎　Acute glomerulonephritis

【原因】①感染，免疫疾患，腫瘍，代謝，薬剤の傷害による。②抗原抗体反応で免疫複合体による糸球体障害。間質の浮腫と細胞浸潤による腎の間質・尿細管障害。③増悪因子：高血圧，糖尿病，高脂血症，痛風，ストレス，過労。
【所見】①糸球体病変では内皮細胞の増殖・腫大単核球や多形白白球の浸潤で毛細血管腔の狭小による腎血流量の減少，糸球体毛細血管透過性の低下が糸球体濾過値（GFR）の減少をきたす。②急性間質性腎炎は蛋白尿を伴わず，電解質異常・代謝性アシドーシス，尿濃縮障害をきたす。間質の浮腫が尿細管内圧の上昇その他を介して糸球体濾過値を減少させる。③炎症により腎は腫大し，腎被膜が緊張して腹痛か腰痛を訴える。④糸球体における水とナトリウムの濾過が障害されると，乏尿になり，水の貯留が起こり浮腫をきたす。細胞外液の増加によって高血圧となりうる。⑤窒素化合物の排泄が障害されると，BUNおよびCREの上昇をきたす。BUN＞50，CRE＞2.8と乏尿なら重症と考える。⑥糸球体の基底膜の透過性亢進により，蛋白尿，血尿がみられる。
【症状】血尿，蛋白尿，全身浮腫（顔面は特徴），高血圧。
【診断】尿検（蛋白，潜血），BUN，CRE値の上昇，血中β_2MG，尿中NAG，重症になればK↑，Mg↑，P↑，Ca↓，PH↓，HCO_3↓。
【治療】①急性糸球体腎炎には根本的な療法はなく，安静を保ち，腎の庇護療法。②薬物療法：ⓐ初発にpredonine投与（30 mg/日），改善したら（20 mg/日）その後15 mg/日（2ヶ月），10 mg/日（2ヶ月），5 mg/日（2ヶ月），ⓑ抗生剤，ⓒ抗凝固剤（heparin→Warfarin），トロンボテスト（15〜25％），抗血小板療法（Persantin 150 mg, Panaldine 300 mg/day），ⓓ降圧療法（ARB，ACE阻害剤，Ca拮抗剤）。③漢方：猪苓湯，柴苓湯（利尿作用と抗炎症作用）。④無尿，意識障害，痙攣発作があれば専門病院へ至急に受診させる。
【生活注意】①安静，保温，感染に注意，禁煙，ストレスを避ける。②カロリー，蛋白質は標準摂取量の1/2に制限する，浮腫に水分や食塩を制限する。③正常まできちんと治療を受ける。

91. 慢性腎炎　Chronic Glomerulonephritis

【原因】慢性に経過する腎障害。①糸球体腎炎が治癒せず遷延していた。②腎間質性障害。③腎血管性障害。

【所見】①糸球体障害性腎炎は微小変化からメサンギウム増殖性糸球体腎炎までのいろいろの組織像，腎の萎縮も見られる。間質性腎炎では細胞浸潤，線維化，尿細管の萎縮が見られる。②初期に尿所見異常のみ，腎機能がかなり低下してからBUN（血清尿素窒素）の増加，CRE（クレアチニン）の増加がみられる。Naおよび水の濾過障害により，体内にNaが蓄積し，細胞外液が増加し，浮腫や高血圧が起こる。③糸球体障害によって腎基底膜の透過性が亢進し，蛋白尿がみられる。硝子円柱や顆粒円柱などの尿円柱がみられる。尿潜血を伴うことが多い。④高齢者のBUN，CREの上昇は脱水，消化管出血が否定できれば，高齢による腎動脈硬化症（腎機能低下）と推定する。⑤蛋白尿，血尿に高血圧を伴い，緩徐に腎不全へ移行する。尿蛋白が多いほど予後が悪い。

【症状】①軽症に無症状，血尿，蛋白尿，②進行すると多尿，浮腫，高血圧。

【診断】①尿蛋白検査（軽症 $<1\,g/$日，中等度 $1\sim3.5\,g/$日，高度 $>3.5\,g/$日），尿沈渣（血尿），腎機能検査（CCr $<60\,ml/$分，CRE $>1.6\,mg/dl$），蛋白分画，アルブミン，②DIP（経静脈腎盂尿路造影），腹Echo，腹CT，③腎生検。

【治療】原因の治療法はなく，対症療法である。①食事：潜在型なら制限する必要はない，進行型なら食塩（1日5g），蛋白質を症状に応じて制限し，糖質，脂肪はカロリー源として十分与える。②薬物療法：心不全にジギタリス剤を，高血圧には降圧剤（目標 $<130/80$）を用いる。血尿，タンパク尿に抗凝固剤，抗血小板薬（ペルサンチンL）。ネフローゼ症候群を呈する慢性糸球体腎炎にステロイド剤を用いる。③漢方：柴苓湯，八味地黄丸，当帰芍薬散。

【入院基準】浮腫，高血圧，腎機能障害が進行すれば，入院安静が必要となる。

【生活注意】①感染症，糖尿病，高血圧，低血圧，過労，脱水，心不全，薬剤（抗生剤，消炎剤，利尿剤）などの腎への悪影響をできるだけ避ける。薬剤は必要最小限に服用する。②腎機能正常，尿タンパク1g/日以下なら健常者と同じ生活可。入院や安静は必ずしも必要ではない。食塩，蛋白質，カロリーを控える。③できるだけ普通の生活を過す。禁煙，疲れない，規則正しい生活。

92. ネフローゼ症候群　Nephrotic Syndrome

【原因】①腎原発性：微小変化型，膜性腎症，増殖性腎症。②続発性：糖尿病腎症，腎硬化症，悪性腫瘍，薬剤，結合織病（SLE），アレルギーや中毒。
【所見】①臨床所見は浮腫である，腎機能（Ccr）は多くの例で正常範囲内にある。②基底膜の透過性亢進により血漿中のアルブミン・グロブリンが大量に濾過され，尿中に高度の蛋白が排泄される。多量の尿蛋白の排泄で低蛋白血症をきたす。血清γグロブリン値が低下したら感染抵抗力が減弱する。③低蛋白血症が進むと，血漿膠質浸透圧が低下し，細胞外液とくに組織間液が増加する。乏尿となる。④体内に水分は貯留し，顔面・四肢の浮腫をきたす。消化管の浮腫は食欲不振をもたらす。⑤低蛋白血症が進むと，蛋白を補充するために蛋白合成の促進が起こる。同時に脂肪合成も促進され，高脂血症を起こす。⑥腎機能が悪化すると血圧も上昇する。⑦成人患者の10％は癌との合併がある。とくに発熱・貧血を伴うときに悪性腫瘍も疑うべきである。
【症状】浮腫（80％），全身倦怠感，食欲不振。
【診断】①蛋白尿：1日の尿蛋白量は3.5g以上を持続する。②低蛋白血症：血清総蛋白量6.0g/dl以下，または血清アルブミン3.0g/dl以下。③高脂血症：血清総コレステロール量250mg/dl以上。④浮腫。⑤ステロイド抵抗性に腎生検。腹Echo，腹CTで合併症や他の病変の有無を確認する。
【治療】①安静，ステロイド剤療法（量と副作用に要注意）。②食事療法：食塩制限，水分必要最小限，低蛋白質，高カロリー食。③対症療法：利尿剤（大量不可），降圧剤（ARB，ACE阻害剤，Ca拮抗剤），抗凝固剤。抗血小板療法（ペルサンチン）は腎機能を低下させず，尿蛋白減少効果を示す。寛解期での塩分制限は不要。④漢方：八味地黄丸（陰，虚），柴苓湯（中，中）。
【外来通院】月に1〜2回，長期の経過観察。頻回再発型，ステロイド抵抗性ネフローゼ症候群では薬の副作用，腎機能障害の進行によく注意する。
【生活注意】①寛解例は軽い運動は可能。高蛋白尿・浮腫が続く患者は安静時，運動制限。②肉類，卵類，漬物，醤油，お菓子，炭酸飲料酒を控える。禁煙。③腎機能正常，浮腫がなければ，健康者と同じ日常生活を暮して良い。④尿蛋白量増加または浮腫が改善されなければ腎臓専門医へ紹介受診。

〈診療雑談〉自分の病気時のパジャマ姿よりも健康時診療中の白衣姿が良い。

93. 急性腎不全　Acute Renal Failure

【原因】①腎前性：心拍出量の減少（心筋梗塞，急性肺梗塞，心タンポナーデ，心不全），循環血漿量の減少（嘔吐，下痢，出血，Na 喪失，多尿，利尿剤，火傷），細胞外液の分布異常（浮腫，腹膜炎，敗血症，降圧剤，利尿剤），②腎性：**急性糸球体腎炎**（原発性，全身性，薬剤性），**間質性腎炎**（薬剤性，高 Ca 血症），腎微小血管の障害（血管炎，悪性高血圧），腎盂腎炎，**尿細管壊死**（虚血性，腎毒性）。③腎後性：腎盂尿管閉塞（凝血塊，結石，乳頭壊死，悪性腫瘍，医原性），膀胱・尿道狭窄閉塞。臨床にほとんどない。

【所見】①急激な糸球体沪過率の低下，基本的に可逆性である。糸球体濾過率（Glomerular Filtration Rate）の低下は障害尿細管で濾液の逆拡散，尿細管閉塞，糸球体輸入細動脈の収縮，糸球体毛細血管透過性（Kf）の低下による。②窒素排泄が障害されると，BUN 値，血清クリアチニン値は上昇する。BUN ≧100，CRE≧10 になると，尿毒症を起こし，悪心，嘔吐，下痢，腹痛，頭痛，けいれん，傾眠の症状を呈する。③急性尿細管壊死が起こると，カリウム排泄障害，血尿，尿混濁がみられる。筋脱力，知覚障害が起こる。④ CRE が高値であれば，消化管出血，頻回の採血で貧血をきたすことがある。血小板機能異常（凝集能低下）が生じ，出血傾向にもなりうる。⑤高 Ca 症→転移性癌，高尿酸血尿→痛風腎，高 γ-Globulin 血症→多発性骨髄腫の可能性と推測する。⑥ 1 日尿量 500 ml 以下の乏尿，100 ml 以下の無尿では死亡率が高い。フロセミド 20 mg 5A 静注，利尿がなければ血液透析療法をすすめる。

【症状】乏尿，血尿，浮腫，尿毒症（吐気，倦怠感），高血圧。

【診断】①血液検査：BUN，CRE（＞2 mg/dl），K の上昇，PSP，CCr，β_2MG，②尿検査　腎前性：尿 Na＜20 mEq/l，尿 Na 排出率（尿 Na×血 CRE/血 Na×尿 CRE）＜1％，尿滲透圧＞500。腎性：尿 Na＞40，尿 Na 排出率＞1％，尿滲透率＜350（mOsm/kg・H$_2$O），尿沈渣（細胞円柱），③腹 Echo，腹 X 線，腹 CT（p. 90），ほかに病変の有無を確認する。④生検は病因が不明のときのみ行う，しない方がよい。⑤血管造影は血管障害を強く疑われるときのみ行う。造影剤は腎機能を悪化させる恐れがある。

【治療】①食事療法：低蛋白（1 日 0.5 g/kg 以下），高カロリー食（1 日 30〜40 kcal/Kg），低食塩，K 制限食，水分は前日の尿量＋700 ml，体重は 1 日 0.3〜0.5 kg 減少するようにする。②薬物療法：K＞6 mEq/l ならグルコン酸カルシ

ウム（10〜30 m*l*，静注），炭酸水素ナトリウム（メイロン 50 mEq，静注，50 m*l*），GI 療法（50％Glu 20 m*l*＋5％Glucose 500 m*l*＋速効型インスリン 8 単位 20％アルブミン 25 m*l*，70 m*l*/hr 点滴）。緊急性がなければケイキサレート 15〜40 g/日内服または注腸（効果小）。③腹膜透析，可能なら血液透析を行う。④感染症：抗生剤，γ-Globulin の投与。⑤消化管出血の予防治療。⑥蛋白の補充：アミユ 200 m*l*/日，20％アルブミン 50 m*l*/日。

【生活注意】①食事（蛋白質，塩分，カロリー，カリウム）制限。脱水を避ける。②水泳，サイクリング，ハイキング可。腹筋運動，マラソン，バスケットボールは不可。

透析基準 ①食欲不振，肺水腫，出血傾向，倦怠感，意識障害。②1 日 2 kg 以上の体重増加。③乏尿 3 日以上。④BUN＞100 mg/d*l*，CRE＞10 mg/d*l*。

透析管理注意 ①高血圧，② Ca, P, K, Na，③貧血。

1. 蛋白尿

①蛋白尿≦100 mg/d*l* または 1 g/日，②腎エコー正常，血圧≦140/90 mmHg，④腎疾患の既往（−），⑤腎症を合併する全身性疾患（−），⑥腎機能—正常（尿濃縮力≧1.024, BUN≦20 mg/d*l*, CRE≦1.3 mg/d*l*, CCr＞80 m*l*/分）

2. 血尿と蛋白尿

血尿：1. 尿路系血尿（赤色）：凝固系検査，画像検査（DIP, 腹 Echo, 腹 CT），尿細胞診，泌尿器科的検査→①異常あり治療，②異常なし→40才以上なら 6 ケ月または 1 年毎に再検査。2. 糸球体性血尿（褐色）：①尿蛋白 1 g/日→腎生検。②尿蛋白≦1 g/日→ⓐ腎機能正常：経過観察，ⓑ腎機能低下：腎生検。

3. IgA 腎症

特徴は血尿と蛋白尿，半数は IgA 高値，腎機能正常，尿蛋白 1 g/日以下の IgA 腎症では薬物治療（抗血小板療法）をせず，経過観察をしてもよい。Ccr＞70 m*l*/min なら，ステロイド剤投与に予後がよくなる。IgA 腎症でネフローゼを呈する頻度は約10％である。過激な運動を避ける。初期の蛋白尿（1 g/日以上），Ccr（40 m*l*/分以下）の症例は予後不良である。治療：①抗原侵入の阻止（抗生剤，食事），② IgA 抗体産生の抑制（ステロイド剤，免疫抑制剤），③糸球体の炎症性病変の改善（抗血小板剤，抗凝固薬）。

4. 泌尿器科的血尿
腎結石，腎嚢胞，腎癌，腎外傷，前立腺癌。

94. 慢性腎不全　Chronic Renal Failure

【原因】①糸球体腎障害，間質性腎障害，腎硬化症（血管障害），②免疫的異常．③血行的異常（糸球体機能異常，腎間質異常，糖尿病腎症）．④血液凝固系の異常．⑤増悪因子：高血圧，過度の降圧，高蛋白食，腎毒性薬剤，感染症，高脂血症，高尿酸血症，過度の運動．

【所見】①緩徐ながら進行性に機能ネフロンが失われ不可逆的に糸球体濾過値は低下する（＜50％）．BUN，クレアチニン値の上昇（＞2 mg/dl）が起こる．水・ナトリウムの排泄障害が起こると，細胞外液の増加により高血圧が起こる．②糸球体基底膜の透過性亢進により，蛋白尿，血尿，尿円柱が現れる．蛋白喪失により低アルブミン血症となり，浮腫が現れる．③尿細管障害によりイオン排泄障害が起こり，高カリウム血症，代謝性アシドーシスを示す．④エリスロポエチンの欠乏は造血機能を抑制し，貧血（正球性，正色素性）が現れる．

【症状】初期に無症状または浮腫，皮膚掻痒症．末期に**尿毒症**　①消化器：嘔気，嘔吐，食欲不振，②循環器：動悸，胸部圧迫感，起坐呼吸，③出血傾向：鼻出血，歯肉出血，皮下出血，消化管出血，④貧血症状：息切，倦怠感，⑤神経症状：しびれ，意識障害．

【診断】①病歴，理学的所見．②尿検査，腎機能低下（CRE＞2 mg/dl）．

【病期】Ⅰ期（腎予備力の低下）：GFR≥50％，CRE 2.0〜2.4．Ⅱ期（代償性腎不全）：GFR 30〜50％，CRE 2.5〜4.9，尿濃縮低下，夜間尿量増加，貧血．Ⅲ期(非代償性腎不全)：GFR 10〜30％，CRE 5.0〜7.9，高窒素血症，尿量減少．Ⅳ期（尿毒症期，透析要）：GFR＜10％，CRE＞8，乏尿，傾眠．

【治療】①薬物療法：ステイロイド，抗血小板凝集剤（ペルサンチン），抗凝固剤（ワルファリン），利尿剤，降圧剤（Ca拮抗剤，$\alpha \cdot \beta$遮断剤）目標＜130/80，尿毒症の症状改善にKremezin．②透析療法，腎移植．③漢方：柴苓湯，八味地黄丸，当帰芍薬散．④治療目標：治癒は難しい．尿蛋白を減少させて，腎不全の進行抑制，透析導入時期の遅延，生活の質の向上．

【生活注意】①生活，運動を制限する必要はない．尿蛋白（卌）以上，腹筋に力を入れない（マラソン，バスケット不可，水泳可）②感染，疲労，脱水を避ける．③蛋白質，カロリー，塩分，カリウム，肉類，卵類，漬物，アルコールを控える．**食事療法とくに重要**．④薬剤は必要最小限に服用する．7日間位の内服薬（カゼ，胃腸炎）は腎炎・腎不全の悪化をきたす心配は少ない．

95. 腎嚢胞　Cyst of Kidney，嚢胞腎

【原因】先天性，外傷性，尿路通過障害があるときに発生する。
【所見】①腎嚢胞の形成によって腎は腫大し，腎被膜緊張により腹痛あるいは腰背痛を起こすこともあるが，ほとんど無症状である。②嚢胞の拡大によって腎実質が圧迫されると，糸球体障害を起こし，蛋白尿，高BUN血症となり，末期には尿毒症となりうる。③腎動脈が圧迫され高度狭窄になれば，レニンの分泌過剰により高血圧を起こすこともある。④尿細管が圧迫されると，尿細管機能障害を起こし，尿濃縮力は低下し，多尿と口渇を訴える。⑤尿路感染をしばしば併発する。血尿や膿尿がみられ，尿路結石も生じやすくなる。
【症状】①腹痛，血尿，腹部腫瘤（違和感）。②大部分は無症状で経過する。
【診断】腹部超音波検査，経静脈腎盂造影法，腎血管造影法，腹部CT検査。
【治療】①症状がなければ経過観察のみ，治療は不要である。②多発嚢胞腎の腎機能障害なら慢性腎炎に準じて治療，末期（p. 230の透析基準になった時）には透析療法を行う。③感染に対しては抗生物質を投与する。

96. 腎癌　Renal Carcinoma, Grawitz tumor

【原因】腎癌は腎の曲尿細管から発生する癌，体質か不明である。p. 235
【所見】①癌が腎内で発育すると，腎は腫大し腎被膜緊張により腹痛・腰・背痛を起こす。②腎腫瘍は排泄性腎盂撮影によって腎盂，腎杯の変形あるいは腎の輪郭の異常隆起として認められる。③癌組織が崩壊すると，発熱，食欲不振を訴え，腎出血により血尿を起こす。腎出血は尿中凝血塊を形成して腹部疝痛，尿閉が現れることがある。血尿が続くと失血性貧血をきたすこともある。④転移は肺，肝，副腎，骨，リンパ節にみられる。早期から起こりうるが，重症になるのは速くない。転移例の50％生存率（無治療）は約8ヶ月間である。
【症状】①初期に無症状。②進行すると倦怠感，血尿，側腹痛，発熱，貧血。
【診断】腹部超音波検査，排泄性腎盂造影法，腹部CT検査，腎血管造影法。
【治療】①根治療法：外科的摘除。②補助療法：放射線療法と抗癌剤療法（UFT）を併用する（効果無）。成人に1日1回インタフェロンA 300万〜1000万単位を筋注（効果不明，高額薬品，発熱，脱毛の副作用）。

97. 尿路結石症　Urolithiasis

【原因】①尿の停滞・通過障害(尿管奇形・狭窄・腫瘍)，尿路感染(腎盂腎炎)，食事・薬剤の影響。結石の成分は尿酸塩，蓚酸塩，リン酸塩，シスチンがある。②内分泌異常・代謝異常：副甲状腺機能亢進症（Ca, Pの排泄），痛風。

【所見】①腹部単純X線や経静脈尿路造影法により結石を像が見られる。部位により腎結石，尿管結石，膀胱結石，尿道結石を言う。蓚酸塩，リン酸塩はX線透過性が弱く，結石像が検出されやすく，尿酸塩はX線透過性が高く検出しにくい。自然的に結石が排出されることがある。②尿管に結石が嵌頓すると，腹部激痛を訴え，内臓反射のために，悪心，嘔吐，冷汗，頻脈が現れる。③結石により腎盂や尿管が損傷されると血尿が現れる。④血尿，倦怠感，側腹痛の場合，まれに尿管腫瘍が見られる。⑤稀に腎盂腎杯壁への機械的刺激で上皮の剥離，潰瘍形成，線維化が起こる。尿の停滞で水腎症を生じ，腎実質が萎縮・破壊して腎機能が低下する。⑥結石の存在が2次感染の原因となり，腎実質の障害が進み，腎機能は低下する。結石の存在により腎盂上皮より扁平上皮癌の発生がある。

【症状】①側腹部の激痛，腰痛，血尿。②発作しない時に無症状。

【診断】①尿検査，腹部単純X線，超音波検査，経静脈腎盂尿路造影法（DIP），逆行性尿路造影法。②排石があれば，結石の成分を分析する。③腸閉塞との鑑別が必要である。

【治療】①疝痛発作時の鎮痛と結石を溶解する内科的治療，鎮痛と排石の目的で入院治療は約7～10日間でよい。疝痛発作時に鎮痛，鎮痙，消炎剤を使用する。インダミン坐薬50 mgを挿入し，ブスコパン10 mgを筋注する。30分経っても疼痛が改善されないときにペンタジンを点滴静注する。②点滴や水分を多量に摂取させ，利尿をつけ，排石の促進は疝疼発作がおさまり，尿管の浮腫が改善された後に行う。③泌尿器科による手術療法。体外衝撃波爆破療法。④漢方：五苓湯（中，中），八味地黄丸（陰，虚），芍薬甘草湯（中，中）。

【生活注意】①水分の分割的多量摂取，1日2000 ml以上にする。②アルコール摂取の制限（ビール300 ml，日本酒150 ml，ワイン150 ml，25%ウイスキー150 ml，即ち健康者の半分の量まで良い），バランスのとれた食生活を行う。③動物性蛋白質・カルシウムの過剰摂取を避ける。④野菜を充分に摂る。

98. 尿路感染症　Urinary Tract Infection

【原因】細菌は尿道から膀胱に侵入し，そこで増殖した菌は尿管への逆流より上行性に感染する。**尿道炎→膀胱炎→腎盂炎→腎盂腎炎**。①過度の尿意の我慢，残尿，②性行為，③外陰部の汚染（月経，妊娠，帯下，下痢），④濃縮尿（高熱，発汗，摂水不足），⑤尿路処置（導尿，膀胱鏡検査），⑥異物（結石，カテーテル，自慰異物），⑦尿の停滞（前立腺症，膀胱憩室，神経因性膀胱），⑧炎症，⑨薬剤（抗ガン剤，抗アレルギー剤），⑩腎臓の感染抵抗力の低下。

【所見】①男性は尿道が長く，細菌が侵入しにくい，尿路感染症は少ない。尿路結石，腫瘍，前立腺の疾患，神経因性膀胱などの尿流障害を起こす基礎疾患を伴う場合が多い。中年男性の尿路感染症で，尿路に異常がない場合，慢性細菌性前立腺炎が関与することが多い。②女性の自排尿での尿沈渣所見や培養検査が症状や治療経過と一致しない患者ではカテーテル尿での再検査が必要である。急性単純性尿路感染症（腎盂腎炎，膀胱炎）は性的活動期に多く，起炎菌はほとんど大腸菌，糞便菌である。再発可能。③慢性複雑性は高年者に多く，起炎菌は多種多様で難治性である。再発しやすい患者は症状を感じなくなる。

【症状】①**膀胱炎**：排尿痛，頻尿，残尿感，下腹違和感。
②**腎盂炎**：発熱，吐気，腰痛，倦怠感。
③**腎盂腎炎**：発熱，血尿，蛋白尿，浮腫，CRP，WBC の上昇。ときに CRE 上昇，レニンの過剰分泌により高血圧を起こす。

【診断】検尿（潜血，細菌，白血球），尿細菌培養。

【治療】①急性期には安静，十分な水分をとる。慢性で無症状・無熱なら必ずしも治療する必要はない。②腎盂腎炎：入院 4～7 日間，抗生剤の注射点滴，退院後再発防止に経口剤を 2 週間投与。③膀胱炎：経口抗生剤を外来で 5～7 日間（2～3 日で症状が消失する）投与する。④漢方：猪苓湯，柴苓湯。

【入院基準】腎盂腎炎になったら入院治療が望しい。

【退院基準】①平熱の持続，WBC，CRP 正常，②経口抗生物質への変更可能。

【生活注意】①水分を多く飲む，②尿意を我慢しない，③外陰部の清潔に努める，④性交後は10分以内に排尿，⑤便通を整える，⑥排便後，肛門を大腿の後から拭く。⑦入浴しなくても陰部にシャワや水をかけて乾いたタオルで拭く。

間質性膀胱炎（膀胱炎症状あり，細菌検出せず）にステロイドを投与する。

99. 膀胱癌　Bladder Cancer

【原因】①化学薬品（アリニン色素，染色，ゴム，プラスチック，化学工業），②食物，ビタミンA欠乏，コーヒー，お茶，タバコとの関連，③膀胱の慢性炎症，慢性刺激，④体質（遺伝子）。

【所見】①膀胱上皮に発生する扁平上皮癌である。表在性膀胱癌や浸潤性・転移性膀胱癌は膀胱鏡でみられる。②腫瘍が膀胱頸部より発生すると内尿道口を塞ぎ，排尿困難や尿閉をきたす。腫瘍の中心部が崩壊すると，癌性潰瘍を生じ，その刺激により，頻尿や排尿痛を訴える。膀胱出血をきたし，血尿が起こる。尿路感染症と思われる。③癌転移が起こると所属リンパ節は腫大する。

【症状】①初期に無症候性血尿，②進行すると頻尿，血尿，尿閉。

【診断】採血 BFP, IAR 検査，尿細胞診，腹 Echo 検査，膀胱鏡検査と生検。

【治療】泌尿器科へ紹介①限局した浅いものに内視鏡的手術。筋層以上に及ぶ，多発のものは全摘，②進行したものは放射線治療や化学療法。③漢方：新円膀胱湯（中医科の処方），補中益気湯，効果不明か無。④禁酒，禁煙。

100. 前立腺肥大症　Prostatic Hypertrophy, BPH

【原因】約20％の高齢者が老化に伴う性ホルモンの異常，腺上皮や間質細胞の増殖による肥大。（正常者は20才代で約20g，以後もそのまま）

【所見】①移行領域より増生した肥大結節で前立腺が腫大すると，直腸内指診で腺腫を触れる。②前立腺の肥大で周囲を圧迫し，尿道狭窄が起こると，遷延性排尿，尿線細小，尿放射力減退の排尿障害がみられる。③膀胱内圧は上昇し，尿管・膀胱移行部の逆流防止機構が障害され，尿が腎へ逆流で水腎症や尿路感染症が引き起こされることがある。④飲酒，長時間の坐位，薬剤（抗ヒスタミン剤，抗不整脈剤，鎮痙剤，抗うつ剤）は症状を悪くする。

【症状】①初期に無症状。②進行すると排尿困難，夜間頻尿，残尿感。

【診断】直腸内指診，超音波検査（蓄尿要），PSA（前立腺との鑑別）。

【治療】①腺腫小，排尿障害軽度：尿沈渣，腹エコーで経過観察，または漢方薬で対処する。②腺腫小，排尿障害中等度：尿道・前立収縮抑制剤（Minipress, Harnal）。③腺腫大，排尿障害中度：腺腫の縮小に抗男性ホルモン（効果小），頻尿に Bup-4，排尿障害に Harnal 内服。④腺腫大，排尿障害高度：手術をすすめる，患者が希望しない場合，排尿障害にハルナール内服，尿

路感染に抗生剤を投与する。⑤急性尿閉にバルーンカテーテル（14Fr）を留置し、抗菌剤を処方する。⑥漢方：八味地黄丸。薬の効果は確実ではない。
【手術適応】反復性尿閉、頻回肉眼的血尿、閉塞性腎不全、膀胱結石・憩室。
【生活注意】寒冷刺激、疲労、大量の飲酒、薬の副作用を避ける。水分補給。前立腺癌との合併を考えて年に1回前立腺特異的抗原（PSA）や腹エコー検査を行なう。

101. 前立腺癌　Prostatic Cancer

【原因】10％は遺伝、残る90％は生活環境による。男性ホルモンは関係している。高脂肪、高カロリー食、緑黄色野菜の摂取不足。
【所見】①前立腺外腺部に生じた悪性腫瘍で、直腸内指診により前立腺後面に硬結または小結節を触れることがある。②尿道狭窄が起こると、尿の回数が多くなる（頻尿）、排尿困難、排尿後に尿が残った感じ（残尿感）がする。尿失禁をみることもある。③成長増殖が遅く、癌細胞が発生してから触診で気付くサイズまで年月かかる。夜間頻尿、腰痛や LDH, ALP の上昇により発見される例もある。
【症状】①初期は無症状である。②進行すると排尿障害、頻尿、血尿、貧血が現れる。③骨盤骨への転移により腰痛、下肢痛、坐骨部痛。
【診断】①腫瘍マーカー：PSA（前立腺特異抗原）、γ-sm（γ-セミプロテイン）、PAP（癌の被膜外拡大、遠隔移転に上昇）、②直腸指診（硬結を触知）、X線、CT検査。③PSA（PA）の異常高値が出れば、直腸指診（前立腺の触診）と腹部超音波検査を行う。$4 < PSA < 10$ ng/ml なら4～6ケ月の間隔でPSAを再検する。PSA（PA）> 10 ng/ml なら泌尿器科へ紹介受診、前立腺生検。
【治療】1. 腫瘍マーカーPSA：20以下（75歳以下）→手術。20～100→放射線療法。100以上→内分泌療法（LH-RHアナログを3ケ月に1回注射。不十分なら抗男性ホルモンや女性ホルモンを毎日服用する）。2. 年令：75歳以下→PSA＜20→手術。75～80歳→PSA 10～100→放射線療法。80歳以上→PSA＜20治療不要。PSA＞100→内分泌療法。3. 排尿障害：ハルナール0.2 mg 1日1回内服。4. 術後後遺症：尿失禁、勃起障害。5. 再発：術後PSA＜1にならなければ効果がない（小）と見てよい。
【生活注意】55才以上の男性は年に1回PSA検査を受ける。老化（加齢）と共に前立腺癌の発癌リスクが高まる。高脂肪食を避け、野菜を多く取る。

102. 前立腺炎　Prostatitis

【原因】細菌感染に起因する。①性路性感染，②血行性感染。
【症状】排尿痛，頻尿，残尿感，排尿困難，排膿，不定愁訴。
【診断】前立腺マッサージ後の尿道分泌物，尿の細菌検査，前立腺触診所見。
【治療】①発熱，排尿痛，会陰痛のときに抗菌剤を注射する。その後抗菌剤を経口投与する。②慢性細菌性に抗菌剤を2週間投与して，効果がなければ抗生剤系を変更する。細菌が検出されなければテトラサイクリン系を投与してみる。2ケ月間の投与。③消炎剤と安定剤の併用。④漢方：五淋散，八味地黄丸。

103. 神経因性膀胱　Neurogenic bladder，神経性頻尿

【原因】①脳疾患：脳梗塞，脳出血，外傷，腫瘍，多発性硬化症，パーキンソン症候群，②脊髄疾患：損傷，腫瘍，③末梢性疾患：損傷，糖尿病，神経炎。
【所見】①排尿中枢は脊髄 S_{2-4} にあり，上部の脊髄視床路，脳幹，大脳は抑制系として働く。②膀胱に尿がたまると尿意が生じるが直ちに排尿は起こらない。③脊髄・脳の疾患では反射的に排尿が起こる，または排尿できない。
【症状】尿意異常，排尿困難，①失禁（排尿は反射的に不随意的に行なわれ，排尿を中断できない），②尿閉（膀胱知覚障害のため，尿意がない）。
【診断】①膀胱造影，②残尿率（残尿量/自排尿量＋残尿量）は20％以上。
【合併症】腎盂腎炎，腎機能低下，尿路結石，膀胱尿管逆流，尿道瘻。
【治療】①低活動性膀胱に膀胱収縮力増強剤（Besacolin, Ubretid）。②過活動性膀胱に膀胱収縮力抑制剤（Pollakisu, Bup-4）。③尿路管理，陰部の清拭。
神経性頻尿　器質的疾患を否定する，①昼間だけの頻尿，②心因性頻尿。

104. 急性副睾丸炎　Acute Epididymitis

【原因】感染尿や尿道・前立腺の感染巣より精管腔を経て副睾丸に入る。
【所見】①通常一側性，膿瘍を形成することがある。炎症は精索・精管に波及する。②睾丸に自発痛，圧痛がある。鼠径・下腹にも鈍痛。③腫脹のため睾丸との境界不明，陰嚢は発赤腫脹。
【症状】発熱，疼痛，腫脹。
【診断】発熱を伴う副睾丸の腫脹，圧痛。白血球↑，CRP↑，尿細菌検査。
【治療】安静，冷湿布，抗菌剤，消炎鎮痛剤。7〜14日間で治癒する。

⑥ 血液系疾患

105. 貧血症　Anemia

Ⅰ. 鉄欠乏性貧血　Iron Deficiency Anemia，小球性低色素性貧血

【原因】①偏食，栄養失調（鉄，蛋白質，ビタミンC，B_6，B_{12}，葉酸の不足），②失血（消化管出血，子宮筋腫，大量の月経血，悪性腫瘍），③老化（無酸症，消化吸収機能低下）。④鉄需要の増大（発育，成長，妊娠，分娩）。

【所見】①鉄が欠乏すると，血清鉄値が低下し，総鉄結合能が増加する。血清フェリチン（貯蔵鉄）は減少する。②血色素が高度に低下（Hb＜7.0 g/dl）した状態になると，酸素供給不足を代償するため，動悸，息切，呼吸促進，めまい，倦怠感や肩こりを訴える。口唇顔面や眼瞼結膜は黄白になる。③血液所見は，血色素量，ヘマトクリットの低下，赤血球の体積が小さくなる。骨髄像では増殖性，小赤芽球が多くみられる。④組織鉄が欠乏すると，消化管の粘膜が萎縮性変化を示す。舌萎縮により舌の疼痛を訴える。食道粘膜萎縮により，嚥下障害が起こる。胃粘膜萎縮により食欲不振，異食症が現れることがある。

【症状】たちくらみ，動悸，息切，倦怠感，月経不順の1つか複数の症状。

【診断】家族歴，服薬歴，リンパ節腫，肝脾腫，黄疸，骨痛，食欲・排便異常（血便）の有無を確認する。①低色素性（Hb＜11 g/dl，MCH↓）小球性（MCV↓）貧血，血清鉄低下，血清フェリチン（貯蔵鉄）低値，総鉄結合能上昇，鉄剤に反応（網状赤血球増加）。②腹 Echo（子宮，卵巣，膀胱，肝，腎の異常有無の確認）。③骨髄穿刺：鉄芽球の減少。④胃腸内視鏡（癌との鑑別）

【治療】①貧血原因の究明と除去，経口的鉄剤投与。正常後もさらに3ケ月内服。腎性貧血にエリスロポエチン投与（週に1回300単位皮下注射）。② Hb≧6.0 g/dl，自覚症状の乏しい人なら輸血は不要，注射（Blutal）または経口的鉄剤を投与する。③ Hb＜6.0 g/dl，Ht＜20％，衰弱な患者なら濃厚赤血球を輸血する。成分輸血は副作用は少なく，効率的である。全血輸血は避けるべきである。輸血の速度を80 ml/hr とし，血色素 Hb を8 g/dl，Ht 20～25％前後まで上昇させる。④漢方：当帰芍薬散，補中益気湯。

【生活注意】①食事をバランスよく，偏食せず，②造血の栄養素である鉄（1日摂取量12 mg，吸収量1.5 mg），それにタンパク質，ビタミン B_6，葉酸，ビタミン B_{12}，ビタミンC，肉，魚，卵の黄身を多くする，③酢と香辛料（胃壁

膜を刺激，分泌を亢進し，鉄の吸収をよくする）や少量のワインをすすめる，④砂糖，菓子類を少なくし，肝，貝を食べる，⑤コーヒー，紅茶，緑茶を控える（タンニンが鉄と結合し，吸収が悪くなる）。⑥めまい，転倒に要注意。

II．その他の貧血

1. **悪性貧血**（Pernicious anemia）①原因：ビタミン B_{12}，葉酸，胃液内因子の欠乏で起こる巨赤芽球貧血。②症状：舌炎，白髪，胃腸症状，下肢神経障害。③診断：赤血球数著しく低下，赤血球容積増大，血色素量は正常以上，骨髄は過形成で赤芽球が多い。鉄↑，フェリチン↑，UIBC↓，壁細胞抗体陽性，内因子抗体陽性。④治療：Vit-B_{12} 投与。

2. **溶血性貧血**（Hemolytic anemia）①原因：脾臓で赤血球の破壊が亢進する。②症状：貧血，黄疸，コーヒー色尿。③診断：間接ビリルビン↑，クームス（＋），葉酸↑，TIBC～。④治療：ステロイド。

3. **再生不良性貧血**（Aplastic anemia）①原因：黄色い脂肪髄が異常に増えて，赤血球が十分につくられなくなって起こる。②症状：赤血球減少→貧血。白血球減少→易感染。血小板減少→易出血。③診断：血清鉄↑，フェリチン↑，正球性貧血，エリスロポエチン高値。④治療：骨髄移植，輸血，免疫抑制療法。

4. **続発性貧血**（Seoondary anemia）①原因：出血（消化管，痔，月経）。肝，腎，脾疾患，リウマチ，慢性感染症，薬剤の副作用，悪性腫瘍，子宮筋腫。②症状：貧血。③診断：Hb↓，原因検索。④治療：原疾患の治療。

III．貧血の鑑別

1. **小球性貧血**（MCV≦80）：①フェリチン低下：鉄欠乏性貧血。②フェリチン正常：ⓐFe↓, TIBC↓：慢性疾患に伴う貧血，ⓑFe↑, TIBC～：鉄芽球貧血，サラセミア。

2. **正球性貧血**（MCV＝81～100）：①網状赤血球数増加：ⓐクームス試験（＋）：自己免疫性貧血。ⓑクームス試験（－）：微小血管性溶血性貧血，発作性夜間色素尿症，出血性貧血。②網状赤血球数正常～低下：（骨髄穿刺）白血病，悪性リンパ腫，多発性骨髄腫，癌の骨髄移転，老人性貧血。

3. **大球性貧血**（MCV＞101）：（骨髄穿刺）①巨芽球性：悪性貧血。胃全摘後，②非巨赤芽球性：肝障害，甲状腺機能低下，骨髄異形成症候群。

106. 真性赤血球増加症　Polycythemia vera, 多血症

【原因】①真性赤血球増加症：原因不明，骨髄中に顆粒球，マクロファージ，赤芽球や巨核球へ分化する血液幹細胞が存在する。骨髄増殖性疾患で，赤血球・白血球・血小板の増加をきたす。②相対的赤血球増加：下痢や熱傷などにより脱水状態となり，血漿量が減少すると見かけの赤血球増加をきたす。ストレス，喫煙，飲酒との関連もある。③二次性赤血球増加：エリスロポイエチンの増加により赤血球増加が起こる。先天性心疾患，慢性肺疾患，腎動脈狭窄，異所性ホルモン産生腫瘍など。多血症は①を指すものである。

【所見】①骨髄では細胞が多く，脂肪が少ない。赤芽球ばかりでなく，幼若顆粒球や巨核球の増生が見られる。②赤血球が増加すると，ヘマトクリット値は上昇し，血液粘稠度の増加と血小板増加により塞栓を起こしやすくなる。脳梗塞により頭痛，めまい，耳鳴り，視力障害，片麻痺をきたすことがある。腸間膜塞栓が起こると，腹痛，腹部膨満を起こす。③白血球産生過多，好塩基球の増加により，血清ヒスタミン値は上昇し，皮膚掻痒を訴える。血球破壊によって脾腫をきたすことがある。骨髄細胞の異常な増殖により血中・尿中の尿酸値が上昇する。④死因の多くは脳血管障害と消化管出血で，治療を受けないか，治療を中断した例に多い。

【症状】頭痛，めまい，皮膚掻痒感，脳梗塞症状。

【診断】①赤血球（RBC＞600万，Hb＞18，Ht＞54），白血球数（WBC≧12000），血小板（Plt≧40万）がともに増加していれば，本症の疑いが濃厚である。二次性赤血球増加症および見かけの赤血球増加が除外されれば，本症と診断される。②血沈（ESR）↓，尿酸↑，好中球アルカリホスファターゼ（NAP）↑，エリスロポイエチン〜・↓，ビタミンB_{12}↑，血清鉄↑，ヒスタミン↑，③骨髄穿刺（診断価値少），骨髄生検（全血球の増加）。

【治療】①骨髄増殖を抑制するためにアルキル化剤を使用する。②梗塞予防に瀉血を行う（1回200 ml）。抗血小板凝集薬の内服。③高尿酸血症，痛風に尿酸排泄剤（Urinorm）や尿酸生成抑制剤（Zyloric）を投与する。

【生活注意】脳血管障害，痛風，貧血，白血病の合併症に注意し，それらの合併症も治療する。

107. 血小板減少性紫斑病　Thrombocytopenic Purpura

【原因】①血小板の崩壊亢進，産生減少。②脾腫，遺伝性。p. 53参照。
【所見】①粘膜の出血に鼻出血，歯齦出血，口腔粘膜出血がある。皮下出血に出血斑，点状出血。消化管に吐血，下血。腎出血に血尿。子宮出血に不正出血，月経過多。中枢神経系出血に網膜出血（眼底出血），頭蓋内出血がある。②紫斑が見られるが，血小板数は正常であれば，血小板機能異常症を考える。老人の手背側部紫斑は血管の脆弱による。③血小板凝集と血管内皮細胞障害によって血栓形成をきたす。部位によって頭痛，腹痛，胸痛，関節痛がある。
【症状】無症状または紫斑，出血傾向（鼻出血，歯肉出血，下血，血尿）。
【診断】①血小板減少（8万/μl以下），赤血球と白血球は数，形態とも正常，②末血塗抹標本：小さい血小板→血小板産生障害（急性白血病，再生不良性貧血，抗癌剤投与後）。大きい血小板→破壊亢進（特発性血小板減少性紫斑病）。破壊された赤血球→血管内凝固症候群，血栓性血小板減少症。異型細胞→急性白血病。③骨髄穿刺：巨核球数が正常または増加→破壊亢進（ITP, DIC, TTP）。減少→産生障害（白血病，再生不良性貧生）。④抗血小板抗体の検出。
【治療】①安静，止血剤（Adona, Transamin）やステロイドの投与。血小板産生障害：出血傾向，血小板数が2万以下なら血小板輸血（10単位）を行う。血小板数を5万位を目標とする。②第一選択は副腎ステロイド療法。急性型は3週間〜3ヶ月の経過で治癒する。③難治例では免疫グロブリン静注（5日間），摘脾を検討する。④慢性血小板減少性紫斑病では血小板数5万以上であれば無治療でもよい。2万前後に維持する最低量のプレドニン（5 mg）を経口投与する。（プレドニン10 mg以上の長期投与に副作用の心配がある　p. 171）。

出血疾患の検査と鑑別
1. 血小板減少症：血小板数減少，出血時間正常〜延長，（APTT, PT）正常。
2. 血小板機能異常症：出血時間延長，（血小板数，APTT, PT）正常。
3. 内因系凝固障害：APTT延長，（血小板数，出血時間，PT）正常。
4. 外因系凝固障害：PT延長，（血小板数，出血時間，APTT）正常。
5. 共通経路凝固障害：（APTT, PT）延長，（血小板数，出血時間）正常。
6. DIC（播腫性血管内凝固）：血小板数↓，出血時間↑，PT↑，APTT↑，Fibrinogen↓，Plasminogen↓，ATⅢ↓，FDP↑。

108. 白血病　Leukemia，血癌

【原因】ウイルス，放射線，化学薬品（ベンゼン），ホルモン，遺伝子，環境条件，喫煙，老化が複雑にからみあっている。（血液の癌）

【所見】①急性と慢性の区別は出現細胞の分化による。骨髄性とリンパ性との区別は発生臓器による。②造血細胞の癌性増殖により異常な幼若細胞が全身に広範囲に浸潤，蓄積する。末血では白血球が増加し，骨髄は白血病細胞により占拠されて，赤血球や血小板の減少が起こる。四肢出血斑や眼底出血が見られることがある。③白血病細胞は肝脾，リンパ節，脳髄膜にも浸潤する。④白血病細胞は盛んに増殖し崩壊していくので，発熱や倦怠感を訴え，血中には白血病細胞の崩壊産物が増加する。血清尿酸，ビタミン B_{12}，LDH は上昇する。

【症状】①急性型：骨髄障害により貧血（動悸，全身倦怠），感染（発熱），血小板減少（出血傾向→紫斑，鼻出血，歯肉出血）。②慢性型：臓器浸潤により肝腫大，脾腫，リンパ節腫脹，骨扣打痛，関節痛，倦怠感。

【診断】①末梢血液中に未分化な白血病細胞が出現し，白血球増加，赤血球，血小板減少。②骨髄穿刺で異型性のある芽球が30％以上存在する。成熟顆粒球の減少，赤芽球，巨核球の減少。③**骨髄性**（ペルオキシダーゼ反応，Auer 小核，Ph'染色体陽性），**リンパ球性**（PAS 染色）。

【治療】貧血に発熱，出血傾向の患者は入院させ，血液内科へ紹介受診させることが望しい。①抗癌剤，インタフェロン，ホルモン剤が用いられる。②補助療法：貧血に輸血。感染に抗生物質，全身を清潔に保つ。出血傾向に止血剤の投与や血小板輸血。③栄養療法。④骨髄移植：急性骨髄性白血病は 3 年以上の生存率は約60％で，慢性骨髄性の予後はもう少し良い。⑤臍帯血移植：リンパ球性白血病に有効。⑥漢方：安露散（効果不明か無）。

【軽快所見】①骨髄所見：白血病細胞がほぼ消失，赤芽球，正常顆粒球，骨髄巨核球の増加。②血液所見：白血病細胞がほぼ消失，貧血が回復する。正常白血球，血小板もほぼ正常。③他覚所見：脾腫，リンパ腫，肝腫などほぼ消失。④自覚所見：発熱，疼痛，食欲不振，倦怠感の改善。〈一般予後不良〉

【生活注意】①予防：発癌性物質（人工着色の食物，薬剤，化学工場の汚染）や放射線を避ける。②感染，発熱，体重減少，出血傾向に注意して，早目に受診する。③生活質の向上。明るく規則正しい生活。

109. 播種性血管内凝固症候群　Disseminated Intrav. Coagulation

【原因】癌，白血病，敗血症，広汎な外傷・産科・術後大出血，不適合な輸血，薬物アレルギー，ショック，循環不全，呼吸不全に続発することがある。
【所見】①組織トロンボプラスチンの血管内への侵入→外因性凝固系の活性化。血管内皮細胞の傷害→内因性凝固系の活性化。抗原抗体結合物→血小板の活性化。細網内皮機能低下→凝固活性化を阻止する働きの破綻。②これらの成因で血管内で血液の凝固を起す。全身血管内に微細血栓が多発し，各種の臓器障害と出血症状をきたす。凝固亢進と出血傾向が同時に存在する病態である。
【症状】血痰，血尿，胃腸出血，紫斑，皮下出血。
【診断】①臨床症状。②血小板系：血小板減少（$<8\times10^4/\mu l$）。③血管系：出血時間延長（>5分）。④凝固系：APTT, TT, PT 延長（>20秒），Fibrinogen 減少（<150 mg/dl），ATⅢ減少（<70％, <15 mg/dl）。⑤線溶系：FDP 増加（>20 μg/dl）。〔余談：DIC の受持が多い→医師の能力が疑われる〕
【治療】①原疾患の治療，②凝固系の対策：FOY（1,000 mg/日）を別ルートで投与。ヘパリン（10,000単位/日，血小板2万以下の症例に投与。胃腸出血なら不可）。ヘパリン＋ATⅢ（Neuart 1500単位/日，ATⅢ<60％，<12 mg/dl の症例に投与）。③臓器障害への対策：肺（O_2 吸入または人工呼吸），心臓（心拍出量や血圧の維持），腎（利尿剤または人工透析，肝（肝庇護剤），胃腸（胃内減圧，制酸剤，H_2 拮抗剤 Gaster, PPI 剤 Pariet）。

110. 悪性リンパ腫　Malignant Lymphoma

【原因】リンパ組織に原発する腫瘍（Hodgkin's disease と non-Hodgkin's）。
【所見】①リンパ節腫大→頸部，扁桃（咽頭痛，嚥下困難），縦隔（気管支圧迫→呼吸困難，反回神経圧迫→嗄声，上大静脈圧迫→顔面浮腫，頸部静脈怒張），後腹膜（下肢浮腫）。②腫瘍細胞浸潤→細網内皮系（脾腫，肝腫），胃腸（食欲不振，血便，下痢，悪心，腹痛），骨（骨打ち抜きX線像，骨粗鬆症，貧血），皮膚（皮下結節，掻痒）。③免疫不全（発熱）。Sarcoidosis と鑑別。
【症状】発熱，貧血，頸部・鼠径リンパ節腫大，夜汗，倦怠感，体重減少，痒。
【診断】①腫大リンパ節の生検。②末梢血（リンパ球減少，赤血球，血小板減少），赤沈，CRP, LDH 上昇。③骨髄穿刺。④胸部X線，CT（胸，腹）。
【治療】抗癌剤（補助的にステロイド），放射線療法。5年生存率は約60％。

⑦ 内分泌系疾患

111. 下垂体前葉機能低下症 Hypopituitarism

【原因】①腫瘍：下垂体腺腫，②血管病変：分娩後壊死，動脈瘤，静脈洞血栓，③下垂体の外傷，膿瘍，④先天性：低形成，ホルモン合成障害，⑤視床下部機能低下症（腫瘍，肉芽腫，外傷）。⑥放射線照射，下垂体摘出術。

【所見】①下垂体およびその周辺の腫瘍により頭蓋内圧亢進を起こし，頭痛を訴えることがある。②副腎皮質刺激ホルモン（ACTH）の分泌低下はコルチゾール分泌低下をきたし，低 Na 血症，低血糖，低血圧，倦怠感，食欲不振を示す。アンドロジェンの分泌も低下し，女性では腋窩および恥毛が脱落する。③甲状腺刺激ホルモン（TSH）の分泌低下は，甲状腺ホルモン（T_3, T_4）の分泌低下をきたし，基礎代謝率の低下，粘液水腫，脱毛，皮膚乾燥，精神機能低下を示す。④性腺刺激ホルモン（Gonadotropin）の分泌低下は，無月経，乳房萎縮，性毛脱落，性欲低下になる。⑤成長ホルモン（GH）の分泌低下は，低血糖，成長低下が起こる。⑥乳汁分泌促進ホルモン（Prolactin）の低下で，産褥期女子の乳汁分泌が欠落する。⑦ Sheehan 症候群は，分娩時大出血の後に発症し，急速に乳房退縮，乳汁分泌停止が起こり，慢性の衰弱状態が続く。⑧メラニン細胞刺激ホルモン（MSH）の分泌低下，皮膚は白くなる。

【症状】易疲労性，低血糖，低血圧，寒冷過敏，性器萎縮。

【診断】① ACTH, TSH, LH, FSH, GH, PRL の測定を行う。それらのホルモンの分泌低下が認められる。②頭部 X 線，CT, MRI の画像診断により病因，障害部位の広がりを確かめる。③血中尿中エストロゲン，プロゲステロン，テストステロン，FT_3, FT_4，血中コルチゾールの日内変動，24時間の尿中17-OHCS, 17-KS の測定も行う。④髄液細胞診。

【治療】①原因療法：下垂体腫瘍の摘出（Hardy の手術），放射線療法を行う。②補充療法：欠落した前葉ホルモンを投与する。GH 系，ACTH 系（Prednisolone），TSH 系（チラジン S），PRL 系，性腺ホルモン系（男エナルモン・デボー注，女 Estriel 内服）。③評価は臨床症状，Cortisol, FT_4 をみる。

【生活注意】①禁煙，少量のホルモン剤を忘れなく毎日朝内服する。②外傷，カゼ，下痢など，発熱や倦怠感があるときに早目に医院へ受診する。

112. 抗利尿ホルモン分泌異常症　SIADH
Syndrome of Inappropriate secretion of ADH

【原因】①異所性 ADH 産生腫瘍（肺癌，胸腺腫，膵癌），②中枢神経系障害（頭部損傷，脳腫瘍，髄膜炎），③肺疾患（肺炎，肺癌，肺結核），④薬物，⑤特発性（原因不明，重症病変後）。

【所見】①腎機能，副腎皮質機能は正常で，脱水状態もない。下垂体後葉からの ADH（抗利尿ホルモン）の分泌異常によるものである。②低 Na 血症は水分貯留にもとづく希釈性低 Na 血症と，腎からの Na 排泄増加による体内 Na の減少（Negative balance）による。③細胞外液量の増加により，近位尿細管の Na 再吸収の低下が起こり，Na の排泄増加をきたす。④ Renin-Angiotensin 系が抑制されているにもかかわらず，血中 Aldosterone が正常である。⑤多尿（1日3000 ml 以上），血清 Na が125 mEq/l 以上では自覚症状はない。120 mEq/l 以下なら食欲不振，脱力感，嘔吐，傾眠が起こる。110 mEq/l 以下なら腱反射の減弱，病的反射の出現，痙攣，意識障害をきたす。

【症状】多尿（1日3000 ml 以上），傾眠，意識障害。

【診断】①低 Na 血症，低浸透圧血症（<275 mOsm/l），尿中への持続的な Na 排泄（尿 Na>20 mEq/l），高張尿（尿浸透圧>血漿浸透圧），脱水，浮腫なし，腎機能，副腎機能正常，②レニン活性↓，アルドステロン↓〜，ADH 正常〜上昇。③頭部 CT，胸 X 線。④鑑別：下垂体後葉障害（ADH），下垂体前葉障害（GH, TSH, ACTH, Gonadotropin, Prolactin），視床下部障害（肥満）。腎性尿崩症（口喝，多飲，多尿，Vasopressin test, Fishburg test）。

【治療】①血清 Na>120 mEq/l なら飲水制限（1日1000 ml まで），食塩1日15 g 以上摂取。Na<120 mEq/l なら利尿剤ラシックス（20）2A＋高張食塩水10% NaCl の投与を行う。②尿浸透圧が400 mOsm 位なら飲水制限。尿浸透圧>600 mOsm ならラシックス，Na, K を投与する。

末端肥大症 Acomegaly

【原因】下垂体腫瘍で成長ホルモンの過剰分泌。

【症状】末端肥大，下顎突出，頭痛，嗄声。

【診断】X 線（トルコ鞍の拡大），手足（骨端の花キャベツ様肥大），GH 上昇。

【治療】腫瘍の摘出。

113. クッシング症候群　Cushing's Syndrome

【原因】コルチゾルの過剰分泌，①副腎皮質腺腫，癌，②副腎過形成（下垂体腺腫，ACTH 過剰分泌→クッシング病），③異所性 ACTH 産生腫瘍。

【所見】①副腎皮質機能亢進で血中コルチゾル上昇，尿中17OHCS 上昇をきたす。細網内皮系の抑制により抗炎症，抗肉芽作用が強まり，消化性潰瘍などを生ずる。②糖新生亢進は高血糖を起こし，糖負荷試験の異常をきたす。③糖脂肪化が起こり，高脂血症となり，脂肪沈着で満月様顔貌（moon face），水牛肩（buffalo hump），中心性肥満（cenytal obesity）を示す。④蛋白異化亢進が起こると骨粗鬆症，病的骨折がみられる。筋萎縮により筋力が低下する。皮膚菲薄化，紫紅色の皮膚線条，皮下出血がみられる。⑤アルドステロン分泌過剰はナトリウムの再吸収が増加し，浮腫や高血圧をきたす。カリウムの排泄が増加し低 K 血症となる。⑤アンドロゲンの過剰分泌は無月経，多毛が起こる。

【症状】中心性肥満，満月様顔貌，高血圧，赤褐色の皮膚線条，痤瘡(にきび)，多毛，水牛肩，精神異常，糖尿。

【診断】①高血圧，白血球，耐糖尿異常，K 低下，コレステロール上昇，24時間の尿中17-OHCS, 17-KS の増加，②血漿 ACTH，コルチゾル高値，日内変動の消失，デキメサゾン抑制試験（デキメタゾン 8 mg 投与により，コルチゾル分泌反応は Cushing 病では抑制される，副腎腫瘍では抑制されない），③副腎エコー，CT，トルコ鞍 X 線，下垂体 CT，④副腎静脈造影。

【治療】①外科的に下垂体性では下垂体腺腫の摘除術，副腎腫瘍では副腎摘出術，コルチゾル補充療法。②副腎癌，手術適応とならないクッシング症候群では内科的に Opeprim 3 g/日を投与する。③明るく規則正しい生活を過す。

褐色細胞腫　Pheochromocytoma

【原因】副腎のカテコラミンの過剰分泌。

【症状】動揺性高血圧，頻脈，動悸，頭痛，発汗。

【診断】発作時血中カテコラミン高値，24時間尿カテコラミン，VMA 測定，腹エコー（直径 2 cm 以上なら症状が出る，腫瘍も変性・壊死・出血を起こしやすい），CT 検査。血管造影や負荷試験を行わない。

【治療】腫瘍摘除，α・β 遮断剤の投与。

114. 原発性アルドステロン症　Primary Aldosteronism, 副腎癌

【原因】①副腎腺腫（Aldosteronoma），過形成（Hyperplasia）により，アルドステロンが過剰に産生される。血漿アルドステロン（PAC）↑，血漿レニン活性（PRA）↓。長く続くと尿細管に変性をきたし，尿濃縮力が低下する。② 75％は副腎皮質腺腫，20％は副腎皮質野過形成，副腎癌。

【所見】①アルドステロンの分泌過多で腎遠位尿細管に作用し，NaとKの交換をきたす。ナトリウム・水が貯留し，カリウムの喪失が起こり，低K血症代謝性アルカローシスが起こる。長く続くと尿細管に変性をきたし尿濃縮力が低下する。②テタニー，しびれ，知覚異常が現れる。ナトリウム・水の貯留により，細胞外液量が増し，高血圧が起こり，頭痛や心肥大をきたすことがある。浮腫はない。③腫瘍よりアルドステロンが自律的に分泌されているために，レニン・アンジオテンシン系は刺激しても増加しない。④副腎腺腫は径2cm以上，大きければ悪性の可能性は大である。高血圧や糖尿病の精査で発見されることがある。

【症状】高血圧，筋力低下，しびれ，テタニー。

【診断】①低カリウム血症，レニン活性低下，血漿アルドステロン上昇，コルチゾル正常，24時間尿中17-OHCS, 17 KS正常。24時間尿中K＞30 mEq。AM 8：00 の 18-hydroxycorticosteron（アルドステロンの前駆物質）＞50 ng/dl なら副腎腺腫。50 ng/dl 以下なら過形成による。②腹部超音波，副腎CT検査（直径1 cm以上検出）。③立位負荷：朝7：30より臥床，8：00にPRA，PAC (p. 77), ACTH, Cortisolを採血測定する。その後2時間立位してから採血する。正常ならPRA↑, PAC↑。副腎腺腫，過形成ならPRA～, PAC～。

【治療】①内科的には降圧剤（Ca$^+$拮抗剤，ACE阻害剤），抗アルドステロン性利尿降圧剤（Spironolactone）とK剤の内服や点滴。②外来観察：血圧，血清電解質（Na, K, Cl），Aldosterone，レニン活性，腎機能，眼底，薬の副作用（女性化乳房，顔面紅潮，歯肉肥厚）。

【外科治療】腫瘍径＞2 cmなら内分泌センターか泌尿器科で病側副腎の全摘。摘出後アルトステロン低下や軽度の腎障害（一過性）をきたすことがある。

【生活注意】定期通院治療。毎日きちんと薬を飲み，脳梗塞，狭心症，動脈硬化症への発症予防。明るく規則正しい生活。アルコールとタバコを控える。

115. 甲状腺機能亢進症　Hyperthyroidism, Basedow 病

【原因】①甲状腺組織に対する自己抗体（Thyroid Stimulating Immunoglobulin）の存在で，甲状腺刺激作用を発揮するという自己免疫疾患。②誘因：思春期，妊娠，閉経，感染，精神的ストレスなど。

【所見】①全身の代謝が亢進すると，心悸亢進，息切れ，頻脈，発熱をきたし，心房細動が現れることがある。②血圧は拡張期に低下し，収縮期には正常かむしろ上昇し，脈圧が増大する。③腸蠕動が亢進し，食欲は亢進するが，体重は減少する。④蛋白異化亢進により脱力，疲労感を覚える。⑤糖代謝異常は耐糖能異常による一過性高血糖がある。⑥神経過敏になり，いらいらや振戦がみられる。糖尿病，不安神経症，自律神経失調症，不明熱と間違えられることがある。⑦皮膚は湿潤で暖かく，眼球突出，甲状腺腫大を認める。

【症状】やせ，倦怠感，動悸，頻脈，いらいら，手指振戦，発汗。

【診断】①甲状腺ホルモン FT_3，FT_4 高値，TSH（p. 74）低値を示す。TSH 受容体抗体（TRAb），サイログロブリン（Tg）高値，Tg は甲状腺のみで作られている，甲状腺の異常がなければ高値となることはない。FT_3，FT_4 が正常範囲にあっても，TSH が低値で，臨床症状があれば機能亢進と診断する。②甲状腺癌との鑑別に甲状腺 Echo，甲状腺 CT（MRI），甲状腺 X 線検査。

【治療】①抗甲状腺剤療法（Mercazole, 5～30 mg）。②対症療法：β遮断剤，抗不安薬，総合ビタミン剤（A, B_6, C, E）。③漢方：柴胡加竜骨牡蠣湯（陽，実），柴胡桂枝乾姜湯（陰，虚），④放射線療法。⑤ Tg または TRAb が消失したときに甲状腺亢進の寛解と考え，抗甲状腺剤の投与を中止してみる。その後 2～3 ケ月毎に TSH, TRAb, FT_3, FT_4, Tg を測定し，経過を観察する。

【外科】①副作用で薬物療法が継続できない。②治療中に甲状腺結節が発生した。③ 6 年以上の内科治療で寛解ができない（大きな甲状腺腫，治療中も時々再発する，薬剤を規則的に内服しない）。④放射線療法の効果は不十分。

【生活注意】①機能亢進の時期に安静，食事や睡眠を十分にとる。②機能が正常になれば，健康人と変りはない生活は可能である。③抗甲状腺剤は催奇性がない（説明書では要注意），服薬しながらの妊娠は可能である。代謝を正常にして亢進や低下のないように注意する。④ウイルス感染，花粉症，ストレス（家庭，仕事）で増悪する。⑤定期的なチェックが必要である。

116. 甲状腺機能低下症　Hypothyroidism

【原因】①橋本病（自己免疫性），甲状腺摘除，抗甲状腺剤の過剰投与，放射線療法のしすぎ，下垂体前葉機能低下症，ヨード不足による甲状腺ホルモン分泌の低下。②末梢性：甲状腺ホルモンは十分に分泌されるが，末梢組織での甲状腺ホルモンの受入に異常があり，ホルモンの働きがない。

【所見】①甲状腺ホルモンの量的または作用の不足によって発生してくる全身の代謝低下状態である。②顔は腫ぼい，外側眉毛は消失する。皮膚は乾燥し，体温は低くて，浮腫状で圧痕をきたさない。②骨格筋に変性が起きると筋力低下で脱力を訴え，心筋に病変が起こると，貯留液で心拡大を示し，心収縮は緩慢となる。③舌は肥厚し，声帯が腫脹して嗄声となる。④消化器では食欲不振，便秘がみられる。⑤脳は浮腫状となり，記銘力障害，言語緩徐，無気力，傾眠を示す。⑥血清コレステロールは増加し，動脈硬化をきたす。甲状腺刺激ホルモン TSH 分泌過剰により甲状腺腫を認めることもある。

【症状】寒冷過敏，皮膚乾燥，不活発，浮腫，脱毛，嗄声，倦怠感。

【診断】① Free T_3 と Free T_4 の低下（大部分は正常），TSH の上昇，サイロイドテストと抗サイログロブリン抗体陽性。FT_3, FT_4 が正常でも，TSH が高ければ，甲状腺機能低下症（潜在性）と診断してもよい。②病理所見：リンパ球浸潤，濾胞上皮細胞の変性，線維化。

【治療】①甲状腺ホルモン補充療法を行う。T_4, Thyradin S (0.05 mg) 1～2 錠，T_3（サイロニン）の投与。②自律神経調節剤。③甲状腺の腫大を気にする患者に低下症がなくても甲状腺ホルモンを投与する。

【生活注意】①機能低下が正常になれば健康者と同じ生活可。スポーツも可。② 1 日 1 回朝の薬をきちんと内服する。③禁煙。正常化する前に眠剤不可。

117. 亜急性甲状腺炎　Subacute Thyroiditis

【原因】ウイルスか原因不明。

【症状】カゼ様の前駆症状，頸部痛，発熱。甲状腺腫，圧痛。

【診断】触診，血沈著明上昇，CRP 上昇，白血球数正常，FT_3, FT_4 正常～上昇，TSH 正常～低下，サイログロブリン上昇，甲状腺エコー，CT 検査。

【治療】消炎鎮痛剤，ステロイド剤（少量）。1～2 ケ月位で治癒。血沈，CRP，Tg（サイログロブリン）の正常化時期に投与中止の目安となる。

118. 甲状腺癌　Thyroid Cancer

【原因】放射線被曝，遺伝，自己免疫機序。
【所見】①甲状腺癌には乳頭腺癌，沪胞腺癌，未分化癌，髄様癌がある。癌が硬い凹凸不整の結節を形成する。頸部疼痛，頸部圧迫感を訴える。②癌組織が崩壊すると，甲状腺ホルモンが血中へ流出し，発熱，多汗，心悸亢進の症状（代謝亢進）を示す。③癌が大きくなると圧迫，浸潤は起こる。気管支を侵せば咳と呼吸困難，食道を侵せば胸つかえと嚥下困難，反回神経を侵せば嗄声をきたす。④頸部腫瘤で嗄声，喉の疼痛なら食道癌を疑う必要もある。
【症状】甲状腺腫，頸部圧迫感，嗄声，体重減少。
【診断】①触診（表面凹凸，可動性ではない）。結節が単発，表面に凹凸，固く，急に増大，気管が圧迫される。②超音波検査（腫瘍の内部構造，辺縁の整・不整，砂粒小体の存在までわかる），CT検査（浸潤状況をみる），頸部X線（石灰沈着）。③ FT_3, FT_4, TSH，サイロイドテスト，マイクロゾームテスト，サイログロブリン（$Tg\uparrow$，甲状腺分化癌の診断補助や経過観察。術後は低下，転移なら高値のまま）。④穿刺吸引細胞診（22Gの注射針と10 ml の注射器）。髄様癌ならカルトニン，CEAが上昇する。
【治療】①早期に外科的に切除する。その後甲状腺剤を投与する。②未分化癌と悪性リンパ腫に放射線療法，抗癌剤療法を行う。③漢方：黄白湯。

甲状腺腫　Goiter

【定義】中毒症状や低下症状はなく，炎症や腫瘍もなく，甲状腺のみが腫大。
【原因】甲状腺におけるホルモンの合成や分泌の不足。ヨード摂取量の不足，薬剤の影響，食物，甲状腺ホルモン需要の増加。
【症状】甲状腺腫大。
【診断】触診・甲状腺X線・CT，超音波，FT_3, FT_4, TSH。癌との鑑別。
【治療】甲状腺ホルモン剤の投与。悪性へ変化有無の経過観察。

乳汁分泌症候群　Galactorrhea Syndrome

【原因】Prolactin上昇：脳下垂体腺腫，薬剤（抗精神薬），特発性。
【症状】無月経，乳汁分泌，性欲低下。
【治療】Parlodel, Teluron, 芍薬甘草湯の内服。効果がなければ外科手術。

⑧ 代謝系疾患

119. 糖尿病　Diabetes Mellitus

【原因】①膵臓から分泌されるインスリン（Insulin）の量不足か働きが弱いかまたは肝・筋のインスリン抵抗性によって糖尿病が発症する。②病型：Ⅰ型糖尿病（膵β細胞の破壊，GAD抗体陽性，若年者に多い）はウイルス感染または自己免疫的機序により，膵のランゲルハンス島B細胞が障害されて起こる。Ⅱ型糖尿病（中高年者に多い）は遺伝に過食，肥満，運動不足，老化，妊娠，感染症，ストレス（肉体的，精神的）。③インスリン分泌は基礎分泌（24時間）と追加分泌（食後，血糖上昇時）によって血糖値を70～160 mg/dlに保持される。食事・栄養吸収→血糖上昇→インスリン追加分泌亢進→門脈インスリンレベル上昇→肝糖放出低下・全身糖取込上昇→血糖を前値へ回復する。④ a. インスリンの基礎分泌低下，肝・筋のインスリン抵抗性→食前高血糖。b. インスリンの追加分泌の低下，肝・筋のインスリン抵抗性→食後高血糖。

【所見】①インスリン分泌や働きが低下すると，ブドウ糖の細胞膜透過性が低下し，糖利用障害が起こり高血糖となる。②高血糖（BS＞180 mg/dl）になると糖尿が現れる。浸透圧利尿によって多尿や口渇がみられる。水晶体に代謝障害をきたし，糖尿病性白内障を生ずる。③糖利用障害により，脂肪代謝が亢進し中性脂肪や血清コレステロール値が増加する。脂肪分解亢進により生成されたケトン体は肝では利用されないので，ケトアシドーシスとなり，糖尿病性昏睡を起こすことがある。蛋白分解が亢進し体重減少や高窒素血症を起こすこともある。④膵癌，脳腫瘍，内分泌異常（副腎腫瘍，甲状腺，機能亢進症，ステロイド大量投与）による高血糖は要注意である。

【合併症】①糖尿病性網膜症：網膜の表面を走る血管が詰まったり出血したりして，網膜の機能が低下し，視力障害をきたす。（眼科受診）網膜症なし→単純型網膜症→前増殖型網膜症→増殖型網膜症。②糖尿病性腎症：沪過されていけないアルブミンも尿に漏れ出し，血液中の蛋白が不足する。1日尿タンパク量，CCr (p. 90)，血β_2MG，尿中NAG，β_2MG測定，正常尿→微量アルブミン尿，尿トランスフェリン→蛋白尿→腎不全。③糖尿病性神経症（アキレス腱反射，振動覚検査）：自律神経・末梢神経障害（手足のしびれ，陰萎）。④動脈硬化促進→脳卒中，心筋梗塞，足の壊疽，感染症になりやすい。

【症状】初期は無症状。進行すると口渇，多飲多尿，体重減少，創傷の難治。
【診断】①検尿，空腹時血糖，ブドウ糖負荷試験。②二次性糖尿病との鑑別に腹エコー，腹CT（膵），頭CT（脳），肝機能検査。③要治療値　尿糖：空腹時＞300 mg/dl，1日1500 mg以上。血糖：空腹時（FBS, FPG）＞140(126) mg/dl，食後2時間（2°BS, 2°PG）＞200 mg/dl。HbA$_1$c＞6.5(6.1)％。
【治療】1．目標：血糖食前140 mg/dl以下，食後2時間200 mg/dl以下，HbA$_{1C}$ 6.5％以下（糖尿病学会では6.1％以下），食前尿糖（−）。HbA$_{1C}$は7％以下なら合併症の心配が少ない。コントロール：HbA$_{1C}$＜6(5.8)％→優，6.1％〜7％→良，7.1〜8％→可，HbA$_{1C}$＞8.1％，空腹時血糖FBS＞180→不可。
2．食事療法：「糖尿病食事療法のための食品交換表」の使用をすすめる。ⓐ「糖尿病食」は存在せず，適切なエネルギー量と栄養のバランスを考えればよい。野菜（食後血糖の上昇を抑制），牛乳をすすめる。ⓑ標準体重を維持する。カロリー量＝25〜30 cal/kg×標準体重〔（男23，女22）×（身長 m）^{2}〕kg。三大栄養素の配分：糖質50％，蛋白質20％，脂肪30％。1日カロリー配分：朝1，昼1，晩1，ⓒアルコール：コントロール不良状態では禁酒（←食事の乱れ），ⓓ血糖コントロールの失敗：外食，間食，不規則の食事時間，アルコール。（お菓子・間食不可，コーヒーは少量可，砂糖を控える，夕食は控え目に）
3．運動療法：インスリン感性を高めて，血糖降下，中性脂肪低下をきたす。中等度の運動：脈拍110/分の程度，1回10〜30分，毎日2〜3回食後に行う。食後30分に歩行30分（100 cal），ラジオ体操20分（100 cal），ⓓ禁忌：FPG（空腹時血糖）300 mg/dl以上の人，HbA$_{1C}$ 11％以上の人→血糖が改善されてから運動する。激しい長時間運動は逆効果である。網膜症，腎症の人は散歩程度。
4．薬物療法：食事，運動療法でも空腹時血糖140 mg/dl以上，HbA$_{1C}$ 6.5％以上→経口剤（SU薬：膵β細胞に作用してインスリン分泌を刺激する）かインスリン注射。ダオニール（オイグルコン）の投与例：1錠（朝1-昼0-夕0），2錠（2-0-0），朝血糖高い人，食直後血糖高い人（1-0-1），3錠（2-0-1），1日10 mgは限界。食後血糖吸収抑制薬（Glucoby, Basen）は効果小。不十分ならBG剤（ブドウ糖を筋肉内に取込み，運動でその利用を促進する）との併用が良い。インスリン10単位以下でコントロール良好の人は経口剤に変更可能の場合がある。オイグルコン2.5 mg 4錠を2週間使用しても無効，またはGOT，GPT＞200，CRE＞2.5 mg/mlなら，経口投与を中止しインスリン治療に変更する。効果不十分なら，（食事〜運動↑薬〜），（食事〜運動〜薬↑），（食事↓

運動～薬～）のいずれかをとる．それでも無理なら（食事～運動↑薬↑）．

5. インスリン療法：①適応：Ⅰ型糖尿病，糖尿病性昏睡，Ⅱ型糖尿病で経口剤無効の人（最大量を内服しても空腹時血糖180 mg/dl以上，HbA$_{IC}$ 8％以上），併発症（感染症，外傷，手術，妊娠），合併症（肝炎 GPT＞200，肝硬変，腎不全 CRE＞2.5 mg/dl），ステイロド大量使用時，20才以下の女性で症状のある人．②インスリンの使用法（開始時に原則として入院）：開始は中間型を原則とする（0.3単位/kg）．食前血糖300 mg/dl→ペンフィル，ヒュマリンインスリン12単位，FPG（空腹時血糖）100～140を目安に3日毎に2単位増減．200～300 mg/dl→10単位，140～200 mg/dl以下→8単位．低血糖症状（＋）→翌日より10％減，外来なら10単位より調節する．30単位以上なら朝，夕に分けて投与．③2分割蓄尿：ⓐ AM 8：00～PM 8：00昼間尿糖量，ⓑ PM 8：00～AM 8：00夜間尿糖量．昼も夜も尿糖多量→インスリン量不足．夜間尿糖≒0，食前血糖高値→夜間インスリンが効いており，増量は危険で不可．

6. ケトアシドーシス昏睡：血糖は600 mg/dl以上になれば昏睡になりうる．静脈確保，膀胱内留置カテーテル挿入（時間尿量），インスリン少量持続点滴，最初は2×0.1単位/kg×体重（50 kgの人→10単位）側注，次いで0.04単位/kg×体重/時間（50 kg→2単位/時間）点滴する．脳浮腫予防のため，初期の12時間は血糖200～250以下にしない．

【漢方】血糖低下に無効，合併症の進展予防に使う．網膜症に桂枝茯苓丸，黄連解毒湯．腎症に柴苓湯．神経症に八味地黄丸，桂枝加朮附湯．

【生活注意】①食事の量と質のバランス．禁煙，禁酒，腹7～8分目に，炭酸飲料不可．食事は美味しくてもまずくても同じ量（男性1600，女性1500カロリー）を食べる．②運動の強さと時間をチェック（週に5日，1回15～45分間に，1日2回朝夕食後，疲れない程度）．③体重を週に1回以上はかる．標準体重に近づける．食事療法が適当か否かの目安にする．理想標準体重〔（男22.5，女21.5）×（身長 m）^{2}〕kg．④尿糖，血糖を測定する．低血糖や高血糖の処置を理解し覚える．⑤薬物療法の必要な人は経口血糖降下剤またはインスリンの注射を毎日きちんと行う．⑥治療の成功は患者の病気への理解と実行（食欲抑制と運動），それに家族と周りの協力が必要である．糖尿病や肥満の人は自分が食べてないというが，毎日食べたものの種類や量をノートにつけたら結構食べている．⑦百説の話より1錠の薬．ただし薬剤や運動よりも食事（カロリー）制限は一番効果的である．

120. 低血糖症　Hypoglycemia

【原因】血糖値が50 mg/d*l* 以下。　　1. 器質的低血糖，① Insulinoma：絶食または運動によって発作が誘発される。ブドウ糖の投与によって回復する。②膵ランゲルハンス島の肥大増生，③抗インスリンホルモン欠乏。カテコラミン，ACTH，グルココルチコイド，成長ホルモン，グルカゴンのホルモン分泌不足。副腎皮質機能不全（Addison病），下垂体前葉機能低下症，甲状腺機能低下症，④膵外性腫瘍：膵ランゲルハンス島以外の悪性腫瘍，⑤肝性低血糖。
2. 機能的低血糖，①食事性低血糖：胃切除患者では高インスリン血を招き，食後1.5〜3時間で低血糖症状がみられる例がある。②反応性低血糖：食後2〜4時間後に軽度の低血糖症状を示すもので，自発性低血糖症の70%がこれにあたる。自律神経失調症状を示すことが多い。
3. 医原性低血糖症，①インスリン：インスリン治療中の糖尿病患者，②経口糖尿病剤：オイグルコンやベイスンの投与中，食事しないときの血糖降下作用が持続し，遷延性低血糖による昏睡例がある。③アルコール：急性アルコール中毒では低血糖を起こしやすい。
【症状】①自律神経症状：脱力，蒼白，ふるえ，不安，いらいら，空腹感，頻脈，冷汗，②中枢神経症状：倦怠感，集中力低下，異常行動，意識障害。
【診断】血糖≤50 mg/d*l*，①空腹時血糖とインスリン濃度の測定，絶食試験，経口ブドウ糖負荷試験，②インスリン抗体測定，インスリンレセプター抗体測定，③肝機能検査，内分泌機能検査，④血管造影，腹部 CT。
【治療】①器質的低血糖は原疾患の治療が必要である。②機能的低血糖は食事の工夫を，医原性低血糖は処方を変更する。③緊急時：意識障害がなければ，まず砂糖20〜40gを水に溶かして飲用させる。オレンジジュースも可。意識障害があれば，50% Glu 20 m*l* を静注する。経口糖尿病剤やインスリン投与による低血糖なら，50% Glu 20 m*l* 静注で血糖が正常化させた後，5% Glu 500 m*l* を点滴。血糖値を100 mg/d*l* 以上に保つ。無理なら各点滴びんに hydrocortisone を入れる。1日入院させ経過観察をする。
【生活注意】①低血糖発作の症状を感じたらすぐに砂糖か果汁を飲む。②食事内容を再検討し，工夫する。③ほぼ一定時刻に起こる場合，インスリン減量か経口血糖降下剤の処方や食事時間を再検討する。

121. 高脂血症　Hyperlipidemia

【原因】①本態性：体質的，遺伝的。②食事性：脂質・糖質・カロリーの過剰摂取。③続発性：糖尿病，甲状腺機能低下症，Cushing症候群，褐色細胞腫，性ホルモン（女性閉経後），脂肪肝，ネフローゼ症候群，慢性腎不全，肥満，利尿剤，ホルモン剤，向精神薬。アルコール，喫煙（ニコチン）。

【所見】①高コレステロールは粥状動脈硬化の最大の危険因子であり，十年～数十年にかけて徐々に動脈硬化により血管が狭くなったり，詰まったりすると，狭心症，心筋梗塞，脳卒中が突然に発症し，死亡率が高い。症状が出たときすでに手遅れである。②高中性脂肪は400 mg/dl以上に増えすぎると，血液が凝固しやすくなり，血栓や動脈硬化を起こしやすい。膵炎を起こしうる。③眼瞼や胃粘膜に米粒大の黄色腫が見られることがある。

【診断】①総コレステロール TC＞220 mg/dl，LDL（悪玉）＞140 mg/dl，または中性脂肪 TG＞150 mg/dl，HDL＜40 mg/dl。②〈重症度〉軽度：総コレステロール220～259 mg/dl，中性脂肪150～299 mg/dl。中等度：T-Chol 260～299，TG 300～749。重症：T-Chol 300以上，TG 750以上。③分類：typeⅡ高コレステロール，typeⅢ高コレステロール＋高中性脂肪，typeⅣ高中性脂肪。

【治療】まず4週間食事療法に運動療法（p. 256）を行って再検，効果不十分（コレステロール230以上，または中性脂肪250以上）なら薬物投与を行う。

【食事療法】1.　1日摂取エネルギー（Kcal）：標準体重〔（男22.5，女21.5）×（身長 m）^{2}〕×（25～30 Kcal/kg），バランスのとれた食事は1日3食（例：朝食6：30，昼食12：30，夕食6：30），間食，夜食は不可，肥満者なら飴玉1つでも不可。牛乳は血清コレステロール値にほとんど影響しない。

2.　コレステロールが高い場合：①コレステロールをたくさん含む食品（卵黄，エビ，バター，レバー，タラコ，マヨネーズ，ウナギ，イカ，チョコレート，チーズ，生クリム）の取りすぎを避ける。②食品中の脂肪の量を減らす。③動物油を植物油（オリーブ，ピーナツ）に切り替える。④食物繊維の多い食品（海草類：ワカメ，コンブ。豆腐：アズキ，エンドウマメ。きのこ類：キクラゲ，シイタケ。野菜果物：ゴボウ，トウモロコシ，サツマイモ）を食べる。植物性・魚蛋白はコレステロールの低下に効果がある。

3.　中性脂肪が高い場合：①食べる量（カロリー）を減らして，お菓子，食べすぎ，間食を止める。②アルコールを飲みすぎない。（適量：ビール300 mlま

で，日本酒・ワイン150 mlまで，25%ウィスキー150 mlまで)。③甘い物（ジュース，チョコレート，あんパン）を食べすぎない。夕食を控え目に。

【運動療法】脂肪1 kgは約7500 Kcalに相当する。駅まで歩く，エレベーターを使わない。歩行（速度1分間100 m，脈拍120を超えない）1時間（10000歩）は約300 Kcalを消費する。毎日2時間歩行したら2週間で1 kgを減量できる。ラジオ体操20分で100 Kcal，ジョキング10分間で200 Kcalを消耗する。テニス1時間400 Kcal，水泳1時間450 Kcal，自転車30分130 Kcal，食事15分20 Kcal，乗物（すわる）1時間80 Kcal，入浴20分50 Kcal，睡眠7時間350 Kcal。週に1～2回のテニスやゴルフの運動はほとんど効果がない。1日2回，1回15～45分間，週に5日間の運動は必要である。肥満改善は単独の運動または食事制限よりも食事制限（腹7分目）と毎日の運動がより効果的である。

【薬物療法】総コレステロール＞230(220～240)，LDL＞140，または中性脂肪＞250(150, 200)，1日1回の薬を投与する。①高コレステロール：HMG-CoA還元酵素阻害剤（Livalo, Lipitor)，②高中性脂肪：ベザフィブラート系（Bezatol)，③薬を止めるとコレステロールまたは中性脂肪の値は再び上がる。正常値に下げて長期間保つことが大事である。LDLコレステロールが低下すれば，心臓冠動脈疾患は減少する。④漢方：防風通聖散（効果小）。

【生活注意】①食事療法（食べすぎ禁物，お菓子・間食不可）を続ける，夕食は控え目に，②薬をきちんと飲む，③タバコを止める，コーヒー，炭酸飲料を控える，④アルコールの適量を守る，⑤標準体重〔（男性22.5，女性21.5）×（身長 m)^2〕kgを維持する，⑥毎日適当な運動（1時間または1万歩，または朝・夕30分ずつ体操か軽いジョキング)，⑦定期的に検査を受ける。

〈診療雑談〉食事カロリーと運動消費量

1. **食事カロリー**：御飯（140 g)200カロリー，牛乳（200 ml)130カロリー，食パン（50 g)130カロリー，ハンバーガ280カロリー，三角チーズケーキ200カロリー，蜜柑（70 g)30カロリー，リンゴ（200 g)100カロリー，生卵（50 g)80カロリー，スパゲティミートソース620カロリー，みそラーメン550カロリー，豚肉細切そば700カロリー，ハンバーグセット700カロリー，ビーフステーキセット850カロリー，あんまん（100 g)270カロリー。

2. **100カロリー（Kcal）を消費するのに要する時間**：歩行（80 m/分)30分，ジョギング（140 m/分)15分，卓球20分，テニス15分，ラジオ体操25分。

122. 痛風　Gout（高尿酸血症）

【原因】高尿酸血症は遺伝に基づくプリン体生合成の促進や尿酸排泄低下によるものである。**痛風**は高尿酸血症が長期間に持続し，飽和し沈着した尿酸塩が原因となって関節炎，尿路結石，腎障害を起す。①原発性：排泄低下型，産生増加型，混合型，②続発性　排泄低下型：腎不全（慢性腎炎），尿酸クリアランスの低下（多発性嚢胞腎），高尿酸血症（アルコール摂取，妊娠中毒症），ケトン体増加（糖尿病，飢餓時，利尿剤），産生増加型：血液疾患（真性赤血球増加症，白血病，骨髄腫，溶血性貧血），運動，薬剤（利尿剤，アスピリンなど），副腎不全，③原因不明：サルコイドーシス，甲状腺機能低下症。

【所見】①尿酸（＞7.0）の組織内沈着は関節，関節周囲，皮下組織，腎に尿酸塩の結晶としてみられることがある。②関節に尿酸塩が沈着すると急性痛風性関節炎を起こす。発作（尿酸＞9.0）は足趾，足首，膝，肘，指の関節を侵し，関節腫脹，関節発赤，激痛を伴う。発作は反復して起こり，関節の変化は次第に非可逆性になり，関節癒着，関節破壊の関節障害をきたす。③皮下軟部組織に尿酸塩が沈着すると痛風結節をつくる。痛風結節は丸い小さな結節であり，好発部位は耳介，足趾，肘部，手指にある。④腎髄質に尿酸塩が沈着すると腎障害をきたし，尿蛋白，尿円柱，尿路結石が認められることがある。尿素窒素，クレアチニンの増加，PSP排泄試験異常を示すことがある。腹痛を訴えることもある。⑤腎機能障害，腎尿路結石症，尿毒症，高血圧症，虚血性心疾患，脳血管障害，高脂血症，肥満，脂肪肝，糖尿病を合併しやすい。

【症状】発赤・腫脹・疼痛を伴う関節炎，痛風結節。

【診断】①血清尿酸値の上昇（UA≧8 mg/d*l*），②痛風結節，母趾の疼痛発作，発作時にコルヒチンの有効，③X線（手足の関節），骨の萎縮，打ち抜き像。④症状がなければ**高尿酸血症**（通風の予備軍）という。

【治療】①治療開始の基準：血清尿酸値8.0 mg/d*l* 以上。目標は4〜6 mg/d*l* に維持する。痛風発作がなければ，血清尿酸値が8 mg/d*l* 以下なら経過観察，関節痛があれば治療要。②高尿酸血症（UA＞8）に尿酸生成抑制剤（Zylolic）や尿酸排泄剤（Urinorm）を使用する。③痛風発作時にコルヒチンまたは非ステロイド性消炎鎮痛剤を投与する。激痛にステロイド剤。④漢方：八味地黄丸（希望者のみ投与）。⑤目標：血清尿酸値の正常域（4〜6 mg/d*l*）に維持。関節炎発作の消失。痛風結節の消失。尿路結石発作消失。潜在的に進行する腎障

害，尿酸腎症，腎結石の進行阻止。肥満，高血圧症・高脂血症の改善。
【生活注意】①運動は過激なものでなければ良い。②心身を安らかに保ち，規則の正しい生活を心掛ける。タバコ，コーヒー，過労，ストレスを避ける。③食事：プリン体を多量に含む食品，内臓，脂肪，肉，イワシ，サンマ，エビを控える。プリン体の少ないもの（米，麦，そば，とうもろこし，じゃがいも，野菜，豆，こんぶ，牛乳，サラダ油，しょうゆ）をすすめる。果物の食べ過ぎは不可。心腎障害がなければ水分を十分に摂取する。一日尿量は2 l ぐらいにする。アルコールをワイン・日本酒100 ml，ビール200 ml（牛肉200 gと同じ量のプリン体を持つ）まで，25％ウィスキー100 mlまでのいずれかにする。肥満にならない適正なカロリー（25〜30 Kcal×標準体重 kg）を摂取する。

〈診療雑談〉採血と貧血

　貧血になってしまうから採血検査を嫌がる患者はたまにいる。1回の採血量は約10 ml，50 kgの人の血液量は約5000 ml，採血量はその0.2％に過ぎない。正常の造血では骨髄内でもっとも未熟な前赤芽球から網状赤血球となるのに約5日間。網状赤血球が骨髄を出て血流に入り，1〜2日で赤血球となる。赤血球の寿命は約120日間である。すなわち赤血球は新陳代謝により毎日約1％死滅する。約1％の新赤血球が出てくる。大学病院や教育病院で研修医による毎日採血検査なら，採血性貧血を起しうる。普通の人なら毎週採血検査しても貧血にならないはずである。

〈診療雑談〉各種検査の時期・間隔

①血液（生化，末血）：急性疾患は初診時，治癒時に行う。食前食後の影響が少ない。慢性疾患なら経過観察のため3〜6ケ月に1回，糖尿病患者なら通院する度に行う。②心電図：愁訴時。慢性心疾患なら4〜6ケ月に1回。③X線：愁訴時。慢性疾患なら年に1回。④心エコー，腹エコー：愁訴時。慢性疾患なら年に1〜2回。⑤胃腸内視鏡：愁訴時または内服薬で改善しない時。慢性疾患（ポリプ，潰瘍，萎縮性胃炎，腸上皮化生，GroupⅢ）なら年に1回。⑥便検査：愁訴時。検診年に1回。⑦尿検査：愁訴時。治癒時。検診年に1回。腎慢性疾患なら2〜3ケ月に1回。糖尿病患者なら通院する度に行う。

⑨ 膠原病（結合組織病）疾患

123. 慢性関節リウマチ　Rheumatoid Arthritis, **RA**

【原因】関節滑膜の炎症で始まり全身性炎性疾患である。悪化と軽快をくりかえし，軟骨や骨が破壊される結合織の炎症性疾患。遺伝的要因，感染による異常免疫反応。

【所見】①関節炎は手・指の関節，肘関節，膝関節に多発・対称的に起こる。関節炎を起こすと，関節は発赤，腫脹，朝のこわばり，関節痛を訴える。②生検の組織診では，慢性肉芽腫性炎症の像を示す。③肘，手首，指，足背，脛骨前面に直径5～20 mm，無痛性・可動性の硬い結節が見られる。④X線所見では初期に骨変化がない，中期に軽度の軟骨下骨の破壊，進行期に関節変形，末期に線維性あるいは骨性強直が見られる。⑤心，胃，肺症状も見られる。徐々に発病し慢性に経過し，骨の変化，関節の変形および機能障害により，日常生活は不自由となるが，生命的予後は悪くない。

【症状】関節の腫脹，疼痛，朝のこわばり。

【診断】①朝のこわばり，1時間（6週間）以上，②3つ以上の関節の腫張，③2つ以上の手関節，指関節の腫脹（≧6週），④手・足のX線変化（骨びらん，変形，強查），⑤対称性関節腫脹（6週間以上），⑥リウマトイド因子RF（RA），抗核抗体陽性，⑦リウマトイド結節。①～⑦のうち4項目以上。

【治療】治療の目標は自己免疫異常の是正と炎症の鎮情化にある。①坑リウマチ薬（リウマトレックス），抗炎症薬（ロキソニン，プレトニゾロン）。②温浴療法やマッサージなどの物理療法。③関節の機能障害あるいは強い変形に対しては整形外科的手術が行われる。④ステロイド療法は発熱，関節痛，腫脹，紅斑の症状を投与後半日から3日で通常改善できる。半減期の比較的短いプレドニンがよい。朝1回投与。10 mg（5 mg 2錠）以上の長期連用を避けて副作用（消化管潰瘍，高血糖，骨粗鬆症，感染症併発）に注意しながら投与する。寛解時に減薬してから中止する。⑤妊婦にアスピリン，プレドニン投与。⑥漢方：越婢加朮湯，桂枝加朮附湯（希望者のみ投与する）。⑦効果判定：14日後→朝のこわばりが15分以上持続しない，関節痛がない，関節，腱鞘に腫脹がない，CRP，貧血の改善。

【生活注意】生活的質（QOL）の向上，適当な運動と栄養，関節拘縮の回避。

【重症度】①ClassⅠ：日常生活の動作がすべて行える。②ClassⅡ：多少の運動制限はあるが，日常生活の動作が行える。③ClassⅢ：日常生活の動作が高度に障害される。④ClassⅣ：生活の動作が機能せず，ほとんど他人の介助を受け，寝たきり，車椅子の生活である。
【生活注意】①禁煙，アルコールは少量可，果物過量不可。食事は高蛋白，高ビタミン食がよい。②入浴は浴室が暖く，お湯はぬるめ（39～40℃）がよい。性生活の制限は不要である。③薬は必要最小限に飲む。副作用に要注意。

124．全身性エリテマトーデス　Systemic Lupus Erythematosus

【原因】①全身的免疫異常により抗原抗体複合体による病変。遺伝，環境因子（紫外線，細菌，ウイルス感染，薬剤），内分泌（エストロゲン），補体成分の欠損（とくにC_2）。②増悪因子：紫外線（海水浴，登山，スキー），感染症，手術，妊娠出産，精神的ストレス，肉体的ストレス，薬剤。
【所見】①両頬部から鼻背にかけて，形成される蝶形紅斑 Butterfly rash は特徴である。②初期の異常は急性血管炎で，炎症が持続するとフィブリノイド物質が局所に沈着する。広範な結合組織の変性・壊死で発熱をきたす。③心臓は心内膜炎，心膜炎，心筋炎が起こり，心電図に異常がある。④肺は肺繊維症，肺炎，胸膜炎が起こり，異常陰影が出現する。⑤腎は糸球体基底膜の変性，腎機能低下，蛋白尿をきたす。⑥肝は腫大し，リンパ節腫脹も認められる。⑦皮膚は手足の紅斑，指趾冷白現象，薬物過敏症，脱毛，爪周囲の発赤を認める。痛みを伴わない口腔，鼻咽頭潰瘍が見られる。⑧筋が侵されると筋痛，関節が侵されると関節痛を訴える。⑨脳神経系が侵されると精神障害（意識障害，不安，興奮），てんかんが起こり，脳波異常，視力障害が認められる。
【症状】顔面蝶形紅斑，指趾冷白現象，日光過敏症，関節痛，発熱，倦怠感。
【診断】①皮膚生検（表皮真皮結合部に免疫グロブリンや補体の沈着）。②内科的精査：発熱，関節痛，紅斑，口腔潰瘍または大量脱毛。血沈＞30 mm/hr，CRP 弱上昇，RA テスト（40％陽性），血清補体価 CH_{50} 低下，γ-グロブリン増加，抗核抗体，抗 sm 抗体，抗 DNA 抗体高値。トロンボモジュリン高値（血管内皮細胞の障害，膠原病の活動期）。③多関節痛のため，ほか混合性結合組織病，乾癬性関節炎も慢性関節リウマチと誤診されることがある。

【重症度】①軽度：皮疹，粘膜症状，関節炎，筋痛，Raynaud 現象，間歇蛋白尿，②中程度：持続性蛋白尿，溶血性貧血，血小板減少紫斑病，中枢神経症状，多量貯留液，③重症：腎不全，意識障害，間質性肺炎，血栓症。
【治療】①消炎鎮痛剤（アスピリン，ボルタレン），ステロイド（プレドニソロン 5〜40 mg/日，高血糖の副作用にインスリン療法）薬物療法を行う。無効例には免疫抑制剤が使用される。②ステロイドの服用を規則正しく守らなければならない。副作用にも留意し，定期的な通院を勧める。
【外来通院，入院基準】Ⅰ期（全身状態良好，平熱，抗核抗体陽性，発疹）→自宅療養，普通の生活を過す。禁煙。Ⅱ期（37℃台の発熱，血沈，炎症反応亢進，関節痛，筋肉痛を伴う）→入院しても，自宅療養でもよい。安静，洗面，用便は自分で行う。Ⅲ期（38℃以上の発熱，炎症反応，全身症状は強い）→入院，絶対安静，臥床，日常生活は介護に任せる。
【生活注意】①日光を避ける，帽子や傘の使用，着衣の工夫。肥満を避ける。②全身の栄養状態をよくする，蛋白質（魚介，牛乳，大豆），植物油，野菜，果物をすすめる，アルコールを控える。

強皮症（進行性全身性硬化症）PSS：【症状】寒冷→指端蒼白，皮膚の浮腫→硬化→萎縮。多発関節炎（痛）。肺の線維化→呼吸困難，乾性咳。食道・腸の蠕動低下→嚥下障害，下痢，便秘。不定の発熱。【診断】γ-Globulin↑，抗核抗体，抗 Scl-70 抗体，RF 陽性，抗 ssDNA 抗体。腎障害，肺線維症，感染症，心不全なら予後不良。【治療】ステロイド，抗凝固薬，抗血小板薬。
皮膚筋炎 DM：【症状】筋力低下，筋肉痛。対称的浮腫性皮膚紅斑。発熱。【診断】筋電図，筋生検。抗 J_0-1 抗体，CPK, LDH, Aldolase, Myoglobin 検査。CRP↑，血沈亢進，γ-Globulin 増加。【治療】ステロイド経口投与。
混合性結合組織病 MCTD：【症状】指端冷白，手指の腫脹。【診断】抗 RNP 抗体（＋），抗 Sm 抗体（－）。
Sjögren 症候群：【症状】眼球・口腔乾燥。【診断】抗 SSB 抗体，抗 RNP 抗体，RF 高値，抗核抗体陽性。【治療】対症療法。
ベチェット Behçet 病：【原因】膠原病類縁疾患。【症状】口内炎，陰部潰瘍，虹彩炎。【治療】ステロイド剤の内服。

⑩ アレルギー疾患

125. アレルギー性鼻炎　Allergic Rhinitis

【原因】①季節性は，季節に飛散する花粉抗原。②通年性は，ハウスダスト（家塵）・真菌・動物のふけ・食品，通年に身辺にあるアレルゲンで起こる。気温差（朝夕，天気変化がはげしいとき）で発症することも多い。
【症状】鼻水・くしゃみ・鼻閉，後鼻孔鼻漏。（かぜと思われる）
【診断】①IgE上昇，ファディアトープ（アトピー）陽性。②鼻水好酸球増。
【治療】①抗原曝露回避，体質改善，減感作療法，いずれも効果小。②抗ヒスタミン剤（ダンリッチ，セレスタミン），化学伝達物質遊離抑制剤，ステロイド剤。③鼻水・くしゃみに抗ヒスタミン剤，鼻閉にステロイド剤の投与。④漢方：小青竜湯（中，中），抗アレルギー剤同様，軽症・中等症を対象とする，他剤との併用，予防薬であり，希望者のみ投与する。⑤ヒスタグロビン（通年性，初め週に1回皮下注，5回目から1〜2ヶ月に1回）ケナコルトA（季節性，3週間に1回筋注）。⑥慢性感染で副鼻腔炎（蓄膿症：前頭洞，篩骨洞，上顎洞，蝶形骨洞の感染炎症）の患者に耳鼻咽喉科へ受診をすすめる。
【生活注意】こまめに室内掃除，ハウスダストを避ける。ストレスを避け，十分な睡眠をとる。タバコをやめる。気温差に気をつける。発作中・発作予防に抗ヒスタミン剤（やむをえないときステロイド剤）を内服する。禁煙，減酒。

126. 皮膚掻痒症　Pruritis Cutaneus

【原因】①外因：異物（衣服，虫，植物），温度，湿度の変化，②内因：糖尿病，肝炎・黄疸，腎不全，悪性リンパ腫，多血症，心身症，薬剤，老人性。
【所見】初期に痒みだけ。掻破で掻痕，点状出血，皮疹，時に湿疹化。
【症状】全身または局所の痒み，掻痕。
【診断】問診（病歴，現症），視診（皮疹の特徴）。
【治療】①原因の除去。②抗ヒスタミン剤，安定剤の内服，外用剤（抗ヒスタミン，ステロイド）の塗布。③皮膚を清潔に，刺激物（食料，衣服）を避ける。
【生活注意】①痒みをきたす食べ物や衣服を覚える。②寒冷，高温，タバコ，アルコール，コーヒー，炭酸飲料，化粧品を控える。③皮膚掻破を避ける。

127. 蕁麻疹　Urticaria　じんましん

【原因】抗原侵入などにより真皮上層の肥満細胞に刺激すると，ヒスタミンが放出され血漿の組織内への漏出が生じて蕁麻疹が発生する。①食物性：魚・貝類・肉類・卵・牛乳など。②薬剤性（薬疹）：抗生物質，消炎鎮痛剤。③吸入性：真菌，花粉。④感染症：ウイルス。⑤接觸性：家庭用品（接触性皮膚炎，衣類，金属，手袋，化粧品）。⑥寒冷性：寒冷に曝露された部分に出現する。⑦コリン性：温熱・運動・入浴・緊張・不安で起こる。⑧機械的性：圧迫部分に出現する。⑨日光性：日光照射部位に発生する。⑩水性：激しい発汗，水をつけると発生する。⑪心因性：精神的ストレス，暗示などで発生する。⑫本態性：じんま疹の原因が発見できないものである。他のアトピー疾患の合併がなく，血清 IgE 正常，アトピーテスト陰性。

【所見】①局所の発赤・かゆみを伴う膨疹で，数分から数時間に痕跡なしに消失する，一過性・表在性・局所性の皮膚の浮腫である。②皮膚の真皮乳頭層および乳頭下層の血管拡張とその透過性亢進による血漿蛋白漏出で起こる限局性の浮腫である。真皮下層および皮下組織で起これば血管浮腫である。③じんましんは皮膚の発赤・かゆみが先行し，その部分に丘疹状膨疹を生じ，線状・円形・地図状に拡大し，数時間のうちに消失する。④急性じんま疹では原因がなくなれば消失する。原因不明の本態性じんま疹は長期に残ることが少なくない。4 週間以上続くものを慢性じんま疹という。

【症状】膨疹（全身または部分），瘙痒。

【診断】①膨疹の特徴。発疹性状，出現状況。②非特異的 IgE 上昇，ファディアトープ（アトピー）陽性。アレルゲン検査（特異的 IgE：抗原同定）。

【治療】①原因の明らかなものはそれを回避する。②対症的に抗ヒスタミン剤，抗アレルギー剤，解毒剤を用いる。症状が高度のとき，ステロイドを短期間用いる。③漢方：十味敗毒湯，温清飲。④慢性蕁麻疹に Histaglobin を週に 1 回，数回後に月に 1 回。急性じんましんにケナコルト A を 1 回筋注。

【生活注意】①禁煙，食事に要注意，原因食品を除去する，アルコールを控える。②熱い入浴を避ける。洗剤を選んで使用，③医院，薬局からもらった薬に注意する。1 度でも発疹したら，薬名を覚えてそれを避ける。④化粧品，イアピース，ネックレスをつけない方がよい。

128. 花粉症　Pollinosis

【原因】①植物の花粉をアレルゲンとして起こる季節性鼻炎である。しばしば結膜炎，喘息を合併する。吸入した花粉抗原によるIgE依存性I型アレルギー反応である。②スギ，ヒノキ，ハンノキ，コナラの花粉は2月～4月に多く，イネ科草木は春と秋に多い。室内塵と花粉と重複して春先に増悪するが通年性である。③花粉は降雨・高湿度で減少し，乾燥・高温で飛散は増加する。

【所見】①患者はアトピー素因をもち，一般の人が反応しない微量な花粉抗原でもIgE抗体を産生し，その産生が持続する。②外気に接して花粉が付着しやすい粘膜から，吸入された抗原分子は粘膜の肥満細胞上のIgE抗体と結合し，ヒスタミンなどの化学伝達物質を遊離し，分泌亢進・粘膜腫脹が起こる。鼻粘膜では杯細胞の増生，上皮下の血管拡張，浮腫，好酸球増がみられる。③花粉症の発生は患者のアトピー素因と花粉環境によって決定される。

【症状】①鼻：くしゃみ，鼻水，鼻閉→アレルギー性鼻炎。②眼：結膜のかゆみ，流涙，結膜の充血→アレルギー性結膜炎。③咽頭：違和感，痛み，かゆみ。④気道：咳，時に喘鳴→気管支喘息。

【診断】①IgE正常か高値，ファディアトープ（Atopy test）陽性。②特定の風媒花の開花期に一致して，鼻炎・結膜炎症状があり，その季節以外に症状がない。③アレルゲン検査（特異的IgE，春にスギ…，秋にブタクサ…）。

【治療】①花粉抗原を避ける生活，体質改善・減感作療法（効果小），②対症療法（抗ヒスタミン剤，抗アレルギー剤，さらに点眼液の併用，効かなければステロイド剤）起床時・夕食後内服で，症状を軽減し，消失させていく。③HistaglobinまたはKenacort A皮下筋注，月に1～2回。注射と内服で発作はおさえられる（大量・長期ではないから副作用の心配はない）。

【生活注意】①吸入防止にマスク，眼鏡，帽子の着用。②乾燥，冷気を避ける。部屋に洗濯物を干す。いずれも効果小。

〈医療雑談〉**廃用症候群**（運動しない，させないために生じた障害）
1. 局所性：関節拘縮，筋力低下，骨粗鬆症，皮膚萎縮，褥創。
2. 全身性：心肺機能低下（心拍出量↓，呼吸量↓），消化機能低下（食欲不振，便秘）。
3. 知的機能低下，自律神経不安定，姿勢・運動調節機能低下。

⑪　感染性疾患

129.　麻疹　Rubeola Measles

【原因】麻疹ウイルスによる感染。ウイルスは急性期に鼻咽腔に存在する。
【所見】①発熱，倦怠感をもって発病し，頬粘膜や眼に発赤，Koplik's spot という小白斑が口腔粘膜に出現し，鑑別診断に非常に有用である。②3～4日目に一時に下熱するが，再び発熱し，この頃から麻疹特有の発疹が出現してくる。最初耳の後，顔面に出現し，体幹，四肢の順序で進行する。最初は小紅斑であるが，それが互いに融合して不規則な形となる。数日位で出現してきた順序で消退していく。③合併症：肺炎，中耳炎。
【症状】発熱，咳，鼻水，めやに，発疹。
【診断】①発疹の特徴，② Koplik 斑，③麻疹ウイルス抗体検査。
【治療】①対症療法，②予防は麻疹ワクチンを接種する。

130.　風疹　Rubella, german measles

【原因】気道を介して風疹ウィルスによる感染。口沫で感染。
【所見】①風疹ウイルスに感染すると，2～3週間の潜伏期の後に軽いカゼ症状，咳，咽頭痛を伴って発熱する。後頸部・耳の後のリンパ節腫脹がみられる。②発熱後24時間以内に斑丘状の紅斑が，顔面，頸部に出現し始め，体幹，四肢に広がる。発疹の性状は麻疹に類似しているが，麻疹よりもやや小さく。発疹は3日位で消退する（三日ばしか）。③成人となって風疹に罹患すると，関節炎を合併することが多い。まれに感染後脳炎が起こる。④妊娠3ケ月以内に妊婦が風疹に感染すると，奇形児（目，耳，心）が生れる頻度が高い。⑤抗体価は発病後3日目に急上昇，7～10日目で最高，1～2ケ月そのままそれ以後徐々に下がり，終生維持される。
【症状】発疹，発熱，頸部リンパ節腫脹。
【診断】風疹ウィルス抗体検査。咽頭よりのウイルス分離。① IgM 抗体（＋）→風疹感染，② IgM 抗体（－），HI 抗体≦16→風疹否定，2～3週間後に再検が望しい，③ HI 抗体≧32→風疹感染，HI 抗体≦8→風疹感染なし。
【治療】対症療法。予防に風疹ワクチン。
【生活注意】他人に感染しないため，発疹が消えるまで自宅療養する。

131. 水痘　Varicella

【原因】水痘・帯状ヘルペスウィルス（Varicella Zonster Virus）の初感染によって発症する。水痘患者との直接接触，至近距離での飛沫感染，ウイルスは眼結膜，咽頭気管粘膜より侵入して局部リンパ腺にウイルスの増殖，数日後肝脾にウイルス増殖，約14日目に皮膚や気道にウイルス増殖とアレルギー反応で水痘が出現する。

【所見】①最初は体幹に少数の小さな丘紅斑が生じ，その中心部に小水痘が生じる。さらに四肢・顔面・頭部に散発する。丘疹は数日内に吸収され，乾燥し黒褐色の痂皮となり，ついで脱落し淡い色素沈著を残す。②数日にわたり，新疹が続発するので新旧の発疹が混在している。2週間で痂皮は脱落し，瘢痕を残さず治癒する。③小児は軽症であるが，成人は重症化になることがある。

【症状】発熱，全身倦怠感，発疹。

【診断】①皮膚発疹の特徴，②検査：ウィルスの同定，水痘ウイルス抗体価。

【治療】①安静で経過観察，対症療法（止痒剤を投与する。サリチル酸の鎮痛，解熱剤は不可）。外用療法は不要である。②重症化なら，Zovirax 750〜1500 mg，または Arasena A 300 mg を静脈点滴で1日3回行う。腎障害者への投与は控える。不十分な抗ウィルス剤の投与は行わない。③予防に水痘ワクチン。

132. 流行性耳下腺炎　Epidemic Parotitis, Mumps, おたふくカゼ

【原因】飛沫や接触によるムンプスウィルスの急性感染。

【所見】①耳下腺の腫脹，圧痛，発熱。顎下腺腫脹，発熱のないものもある。②合併症は髄膜，睾丸，膵に感染徴候が見られることがある（稀）。

【症状】耳下腺腫脹・疼痛，発熱。

【診断】①血液は白血球正常または減少，リンパ球増加。②ウィルス分離，Mumps 抗体（CF 現在の感染，HI 過去の感染）。

【治療】①対症療法：耳下腺腫脹，有熱期は臥床安静，解熱消炎鎮痛剤投与。高脂肪食を避け軟食とする。髄膜炎は腰椎穿刺による髄液排除が検査をかねて，治療にも有効である。②予防：おたふくかぜワクチン注射（効果薄）。

【耳下腺腫脹が2回以上みられたとき】反復性化膿性耳下腺炎，急性リンパ節炎，まれに腫瘍，Sarcoidosis（無痛性）が考えられる。

133. 敗血症　Septicemia, Bacteremia

【原因】①感染巣から菌が血中に入り（菌血症），血中で増殖し重篤な全身症状を起す（敗血症）。②菌は抜歯，消化管，泌尿器の手術や検査，あるいは静脈カテーテル，尿管カテーテル，人工透析の操作が原因になって侵入することもある。③感染に対する抵抗力の減弱している時に続発性に起こりやすい。
【所見】①悪寒を伴って高熱を呈し，意識障害，血圧低下。筋肉痛，関節痛もあり，感染の原発巣や，随伴した化膿性の髄膜炎，膿胸，腹膜炎，関節炎，深部臓器内の膿瘍による種々の症状。②グラム陰性桿菌による敗血症の時に，菌の産生した菌毒素（Endotoxin）が原因となってショックを起こすことがある。③菌毒素によって血液凝固因子が活性化されて，血管内で血液凝固が起こることがある。全身の出血傾向が出てくることもある。
【症状】発熱（弛張熱，稽留熱），関節痛，血圧低下，意識障害，出血傾向。
【診断】①血中からの菌の検出。血液培養は発熱時に動脈，静脈から数回行われる。②血中菌（＋），症状（－）なら**菌血症**という。
【治療】①抗生剤は起因菌によって異なる。常用量より多く投与する。解熱後も4週間投与する。②エンドトキシン・ショックに対しては循環血液量の不足を補うために早急に補液をし，大量の副腎皮質ステロイド剤を投与する。③DIC に FOY を投与して多臓器障害（MOF）へ進行しないよう治療する。

134. 帯状疱疹　Herpes Zonster, ヘルペス

【原因】免疫力低下時に水痘・帯状疱疹ウイルス（VZV）による感染。
【所見】①胸部（肋間神経），顔面（三叉神経），頸，腰，性器の順に多い。②米粒～大豆大の紅斑，小水疱が身体の片側に一定の神経分布に沿って発病する。③3～4週間で治癒するが，瘢痕や神経痛をしばらく残すこともある。
【症状】片側の皮膚に小水疱，びらん，神経痛様疼痛，知覚過敏，蟻走感。
【診断】①特徴的紅斑・小水疱の皮膚所見，神経痛筋肉痛。② VZV-IgM。
【治療】①軽症なら局所に抗ウイルス剤，抗生剤，ステロイド剤塗布。②増悪する場合，鎮痛剤，ビタミンB_1, B_{12}, C，抗ウイルス剤の点滴や内服。
【生活注意】心身の安定を保ち，腹8分目，過労を避けて十分な睡眠をとる。

135. 梅毒　Syphilis

【原因】①主に性交により病原体が皮膚や粘膜のわずかな傷口から侵入し，さらにリンパ行，血行性に全身諸臓器に拡大する。②血液（輸血）を介しても伝染するがまれである。入浴だけは感染しない。③母体からの経胎盤性感染。

【所見】①第一期梅毒は感染機会より3ケ月以内で，病原体は皮膚感染局所に局在する。通常感染より3週間，初期硬結→硬性下疳→無痛性横痃（いずれも病原体陽性）→自然に消退。②第二期梅毒は感染3ケ月から3年まで，病原体は血行性に全身に播種する。梅毒疹が感染後3ケ月から皮膚や粘膜に出る。かゆみのない丘疹，膿疱，乾癬型，結節状疹，扁平コンジローマ（陰部にいぼ）や粘膜疹が出現する。③第三期梅毒は感染より3年以降，梅毒疹（ゴム腫，結節性梅毒疹，粘膜疹）が見られることがある。

【症状】感染局所に傷，乾燥せず，腫脹のまま硬性下疳になる。

【診断】①菌検査：初期硬結，下疳，リンパ節炎，扁平コンジローマ，粘膜疹の病巣内より得た漿液を検査し，病原体（Treponema Pallidum）を観察する。②血清学検査：感染してから陽性となるのは約1ケ月かかる。①STS（ガラス法，梅毒凝集法）陰性，TPHA（梅毒抗原体抗体法）陰性，身の覚えのない人は非梅毒と診断する。②STS（＋）TPHA（－）のとき，FTA-ABS（蛍光抗体間接法）を検査し，FTA（＋）なら梅毒，FTA（－）ならBFP（生物的偽陽性）である。③治癒の判定：STS（－），TPHA（＋）なら，定量で検査する。TPHA≦640なら治癒，TPHA≧1280なら継続感染。

【治療】①抗生剤ペニシリン系，マクロライド系，テトラサイクリン系が有効である。初期に2〜4週，2期以後に4〜8週間投与する。吸収が良ければ注射も経口も効果に差はない。②治療開始後2週間くらいで病原菌はほぼ死滅するので，長くても8週間の投与でよい。③抗生物質は抗原を死滅させるもので，抗体を消滅させるのではない。TPHA≦640，FTA-ABS≦80なら治癒。

【生活注意】①買売春（男は一時的に性欲を満せるがお金と誇りを失う，女は一時的に効率よくお金を稼げるが人格と気品を失う），行きずりの性交は感染率が高い。②性交は特定のパートナーと，そしてコンドームを装着する。早期検査，早期治療。③ほか淋病，クラミジア，AIDS（後天性免疫不全症候群→全身リンパ節腫脹，慢性下痢，衰弱，易感染，p. 87）の感染もありうる。

⑫ 中毒症

136. 薬物中毒　Drugs Poisoning (Intoxications)

【原因】①小児，痴呆老人の誤飲誤食，②薬剤乱用や自殺者の過量服用。
【所見】①分類：腐蝕毒，実質毒，酵素毒，神経毒，血液毒。②軽症は傾眠，重くなると昏迷ないし昏睡となる。皮膚は冷湿，呼吸は浅く，緩徐または頻数，血圧は低下し，表在反射はしばしば消失し，瞳孔は縮小し，対光反射は鈍化，末期には散大する。③回復時に運動不安・精神症状・小脳性運動失調・筋緊張低下を示すことがある。④死亡率は2％程度，死亡の70％は呼吸・循環不全のため，2日以内に起こる。それ以後は肝障害，腎障害，肺炎の合併症で死亡する。農薬中毒（Ex. パラコート）の場合は口腔・食道のびらんがひどく，多臓器障害をきたし，重症で死亡する。青酸化合物（NaCN, KCN）0.2g以上の飲用や青酸ガスの吸入によって呼吸障害で数分以内に死亡する。眠剤・安定剤の中毒はよほど大量でなければ，健康人は昏睡になっても死亡しない。
【症状】意識障害（傾眠〜昏睡），縮瞳，嘔吐。
【診断】①他の原因による昏睡を鑑別し，周囲の状況から判断する。②化学的に嘔吐物や尿に薬物が証明できれば尚宜しい，無理の場合が多い。採血保存。
【治療】①胃洗浄，下剤投与，②吸著剤投与，③強制利尿（1日3000 ml 輸液と利尿剤静注），④ビタミンB, Eとステロイド大量投与。⑤服用後数時間以内かつ意識があるとき，嘔吐させたのち胃洗浄をする。⑥意識がなければ気管内に挿管したあとで胃洗浄をし，消化管内に残っている薬物の排除を図る。
【生活注意】精神的に問題のある患者が多い。回復後に精神科医・ケースワーカー・家族との連携をとり，再発予防を考える。精神科へ受診をすすめる。

137. 虫刺症　Bite Sting Injury

【原因】吸血性の蚊，ダニ，毒針で刺す蜂，毒蛇。
【所見】刺咬2分後に紅斑，中心に膨疹，30分後最大，2時間で消退する。
【症状】疼痛，掻痒。
【治療】①痒み，膨疹に抗ヒスタミン軟膏。②痒みや赤みが強い場合はステロイド外用剤が有効で，症状がさらに強い場合は抗アレルギー剤，ステロイドの内服が必要になる。③気分不快，意識障害（毒蜂，毒蛇）→入院，治療，観察。

⑬ 内科外来によく診る他科疾患

138. 整形外科のプライマリ・ケア

Ⅰ. 肩関節周囲炎　Periarthritis Scapulohumeralis, 五十肩
【原因】肩関節内外の原因によって，関節包に慢性炎症が起こり，上腕骨頭への癒着し，関節の拘縮をきたす，肩関節は一定の肢位以上に挙上できず，痛みを感じる。腱板断裂，石灰沈著腱板炎，肩峰下滑液包炎，腱鞘炎も含まれる。
【症状】肩甲部の疼痛と運動制限。痛みが寒冷時，夜間に強く，前腕，手，頸部へ放散する。肩関節の運動は制限される。数週間〜数ケ月で治癒する。
【治療】①消炎鎮痛剤の内服，冷温湿布消炎鎮痛剤の貼付，②理学療法(温熱)，③関節腔へステロイド，局麻剤，関節機能改善剤を注入。④漢方：葛根湯(陽，実)，芍薬甘草湯(中，中)，八味地黄丸(陰，虚〜中)。

Ⅱ. 変形性頸椎症　Cervical spondylosis
【原因】生理的老化現象で，頸部椎骨・椎間板の退化変性(変形，狭窄)。
【症状】①頸部のこわばりや運動痛，頸・肩の漠然とした鈍痛やこり感，②上下肢のしびれや運動障害。③一時的に良くなることも慢性に続くこともある。
【診断】年令不相応に早く，不相応の症状を呈するときに病的とみなす。①症状の推移，神経学的診察，②Ｘ線検査(頸椎前後，側面，斜位像)で，椎間腔の狭小，椎体辺縁部に骨棘形成，前方・後方へのずれ。
【治療】①頸部の安静，消炎鎮痛剤投与，理学的療法(温熱，牽引)，②症状(疼痛，しびれ)が激しく，はし・スプーンを握れない，歩行障害，日常生活に差支えれば手術を必要とする。頸椎(髄)の専門医へ紹介受診。
【生活注意】①異常な姿勢を続けない。就寝時に硬いマット・低い枕を用いる。②頸部の過伸長や激しい運動を避ける(神経症状の悪化をきたす)。

Ⅲ. 変形性腰椎症　Lumbar Spondylosis
【原因】①体質，悪い姿勢，運動不足，肥満，老化現象。②椎間関節変形(硬化，骨棘形成)，椎間孔周辺の骨棘形成，狭小化。③腰椎滑り症は椎体が前後方にずれ，馬尾や神経根に障害が生じる。④脊柱管狭窄症(間歇跛行)。
【症状】①腰痛，臀部痛，大腿の痛み。時に下肢のしびれ，坐骨神経痛の下肢痛。②徐々に発症し，体動により増強し，安静により軽快する。
【診断】①椎体隅角部より骨棘形成。椎間腔狭小。②Ｘ線による重症度分類

Ⅰ度：椎体線よりわずかな骨棘形成。Ⅱ度：水平に骨棘が飛び出す。Ⅲ度：くしばし状に椎間板の方に曲るもの。Ⅳ度：上下の骨棘が架橋状に癒合。
【治療】①消炎鎮痛剤の服用，②温熱療法，湿布貼付。③腰部固定帯の着用。④激痛のとき，（2％キシロカイン4ml＋ノイロトロピン3ml）局注，キシロカインで神経ブロック。⑤鎮痛剤，ビタミン剤，抗けいれん剤，⑥腰椎椎間板ヘルニア，腰椎圧迫骨折の所見があれば，整形外科へ受診をすすめる。
【生活注意】①長時間の座位，立位はしない，②食べすぎ，肥満を避ける，③腹部を突き出して歩かない，腰を捻った状態で動作しない，寝そべって本を読まない，洗顔時に膝，股を屈曲させる，④便秘を避ける，⑤靴（くつ）に注意する（ハイヒールをさける），⑥腰筋の強化（体操），⑦寝具，ベット，椅子は硬めのものを用いる，⑧下肢と腰部を冷やさない，⑨カルシウム（milk，小魚）を多くとる，検診によるチェック。⑩無理にするとまた痛くなる（再発易）。

Ⅳ. 変形性膝関節症　Osteoarthritis of the Knee
【原因】老化現象により大腿骨，脛骨，膝蓋骨の骨や軟骨に老化変性，靱帯，半月板，関節包，筋の老化による。肥満，糖尿病，運動外傷者は変形を早める。
【症状】①正坐ができない，②階段を降りる時に膝が痛い，③歩き始め，立ち上がる時に膝が痛い。
【診断】①起立歩行時の疼痛，膝の変形，内側関節裂隙の圧痛，関節水腫。②X線：内側関節裂隙の狭小化，軟骨下骨層に反応性の骨硬化や骨棘の形成。
【治療】①消炎鎮痛剤の内服や貼付剤，理学療法，②関節内注射，③人工関節。
【生活注意】関節にかかる負担を軽減させる，①肥満の防止，減量の努力，③生活様式を和式（たたみ，こたつ）から洋式（ベッド，腰かけ椅子）に変更する，④大腿筋力の増強，歩行時にサポーターをつける，杖の使用。

Ⅴ. 骨粗鬆症　Osteoporosis
【原因】骨量の減少，①老化（女性は55才頃から，男性は70才頃から），②運動不足，アルコール・タバコ・コーヒーの過剰摂取，③続発性：Cushing症候群，慢性関節リウマチ，糖尿病，胃切除後，性ホルモン分泌の低下（閉経）。
【所見】骨の形態に変化はないが，骨組織の石灰が減少する。骨緻密質がうすくなり。大根に鬆がはいったような状態，脆弱になる。
【症状】初期に無症状。進行すると段々背腰が縮曲がる。
【診断】①X線検査で骨陰影は薄くなる。②骨量検査（p.74）。

【治療】①カルシトニンの筋注，活性型ビタミンD, K, エストロジェン，消炎鎮痛剤の内服。②漢方：八味地黄丸，牛車腎気丸。③コルセット。
【生活注意】①生活：重い物を持たない。足元をよく注意して転倒しない。日光に当たるようにする。②食事：Ca, ビタミンD, Kを多く含んだ食品（牛乳，小魚，野菜，海藻類，大豆製品）適正なカロリー，蛋白質を摂取する。③運動：骨量減少や筋力低下の防止に，散歩，水泳，体操，軽度のジョキングを朝夕30分，体力レベルに合った適度な運動を週に5日以上行う。

VI. 頸椎捻挫　Whiplash injury, むちうち症
【原因】追突事故で慣性や遠心力によって，急激な前後屈による頸椎周囲の損傷，心理的・社会的因素も加わる。筋，椎間板，自律神経障害もありうる。
【診断】頸椎X線。【治療】頸部の安静，消炎鎮痛手技，牽引療法。

VII. 腰痛症　Lumbago
【原因】腰椎に異常所見のない腰痛。過労，過運動，異常姿勢のため，筋・筋膜・靱帯の力学的刺激によって発生する。【診断】腰椎X線（正常）。【治療】腰部の安静，消炎鎮痛手技，圧痛点（誘発部位）注射，消炎鎮痛剤投与。

VIII. 足関節捻挫　Ankle sprain
【原因】足内転によって外側靱帯・前距腓靱帯損傷。足外転によって三角靱帯・脛腓靱帯損傷。【診断】足関節痛，腫脹。足関節X線（正常）。【治療】足関節の安静，足関節固定帯やテーピング（絆創膏固定），消炎鎮痛剤投与。

IX. 上腕骨上顆炎　Epicondylitis humeri
【原因】テニス肘，野球肘，長短撓側手根伸筋，外側回外筋の起始部に牽引によって腱や骨膜刺激，外傷性骨膜炎。【診断】握手時上顆部痛，上顆部圧痛，肘関節X線。【治療】肘の安静，消炎鎮痛剤貼付。ステロイド圧痛点注射。

X. 腱鞘炎　Tendovagitis
【原因】腱鞘の滑膜に過度な摩擦が反復して起った炎症，手関節背側，撓骨茎状突起，指関節に多い。【診断】病歴，所見，関節X線。【治療】関節の安静，ステロイドの圧痛点注射，消炎鎮痛剤内服，冷湿布の貼付。

XI. 足底筋膜炎　Pantal fascitis
【原因】足底筋膜の過度運動，踵骨起始部での外傷性疲労性炎症。【診断】圧痛，足X線。【治療】足の安静，ステロイド局注，消炎鎮痛剤貼付・内服。

XII. 骨折（肋骨，鎖骨，手骨，足骨，転位のない上肢骨折） Fracture
【原因】瞬間的に直達力または介達力によって付着する腱や筋の牽引による骨折ほかに病的骨折（大腿骨頸部骨折，椎体圧迫骨折），疲労骨折（脛・腓骨・中足骨）。局所の変形，腫脹，皮下出血，圧痛。【診断】病歴，所見，X線。
【治療】非観血的骨折整復術，副木，ギブス固定，消炎鎮痛剤，合併症に注意。

XIII. 頸肩腕症候群 Neck-Shoulder-Arm Syndrome
【原因】①頸部痛：頸椎症，頸椎捻挫（むちうち症），リウマチ頸椎病変，頸部筋膜炎，斜頸，胸鎖乳突筋炎，後頭神経痛，②頸肩痛：姿勢異常，肩結合織炎（肩こり），頸椎症，③肩痛：五十肩，腱板断裂，石灰沈著症，④頸肩腕痛：頸椎椎間板ヘルニア，頸椎症，後縦靱帯骨化症，胸部出口症候群，疲労性筋肉痛。【症状】頸肩痛，または頸肩腕痛，知覚・運動・循環障害。【治療】①生活注意：姿勢矯正，枕や椅子高さの調整，②理学療法：温熱療法，マッサージ，牽引。③圧痛点注射。④薬物療法：消炎鎮痛剤，筋弛緩剤，安定剤，貼付剤。

XIV. ガングリオン Ganglion
【原因】腱鞘炎や捻挫の放置で腱鞘や関節嚢から発生し，交通するゼリー状透明な粘液性物質を含む嚢腫。【症状】小さいガングリオンは気付かないことがある。2cm以上になれば不快感，運動障害が生じることがある。【治療】①穿刺吸引：吸引後腫瘤を圧迫し，できるだけ内容物をしぼり出す。②切除：圧迫による痛みやしびれが出れば外科的切除を行う（慎重に），再発もありうる。

XV. 化膿性関節炎 Purulent Arthritis
【原因】①化膿性疾患から菌が血行性に骨・関節に運ばれる。②近隣化膿巣から骨髄炎，瘻孔。③開放創傷から直接感染。【症状】関節の腫脹，発熱，発赤，疼痛。【診断】①排液から細菌の検出，②白血球増加，CRP上昇，③骨X線。
【治療】①関節の安静固定，②関節の穿刺排液，抗生剤の注入，③膿性液に細菌検出の場合，専門施設へ紹介し，関節切開排膿，関節内の洗浄を行う。

XVI. 変形性股関節症 Osteoarthritis of Hip
【原因】①先天性，化膿性股関節炎，大腿骨頭壊死，外傷，②特発生。【症状】運動時に疼痛増強，安静時に軽快。立脚期の短い逃避跛行。【診断】①患側の足を健側の足の上に置き，膝を押すと股関節痛増強。②X線は骨頭変形，関節裂狭小，臼蓋軟骨硬化。【治療】①杖，消炎鎮痛剤の使用，②手術療法。

139. 皮膚科のプライマリ・ケア

I. 皮膚炎 Dermatitis, 湿疹 Eczema

【原因】①アトピー体質：多くは吸入，食事，接触性アレルゲンで，皮膚に炎症を起こす。②皮膚の過敏：血管の収縮傾向と乾燥傾向にみられる。③各種ストレス（温度，湿度，外傷，感染，薬剤，金属）にアレルギー反応。④増悪因子：発汗，ほこり，動物，化粧品，掻破。

【所見】①頸，肘，股，膝，手，足関節部に慢性湿疹。②湿疹は種々の外的刺激に対する皮膚の反応，原因がはっきりしない。皮膚炎はアトピー性，接触性など原因がはっきりしているもの。④喘息，鼻炎，蕁麻疹の発作もありうる。

【症状】特有な湿疹，病変部痒み。

【診断】①病歴，家族歴，皮膚症状。② IgE 上昇，アトピーテスト陽性。

【治療】①抗ヒスタミン剤・抗アレルギー剤の内服，ステロイドの局所塗布。②食事，衣服が原因のとき，それを食べない。着ないようにする。③顔：非ステロイド抗炎症剤軟膏，ひどいときに，軽いステロイド剤軟膏外用。④体四肢：軽いステロイド軟膏，ひどいときは強いステロイド軟膏外用。副作用の心配はない。⑤ Histaglobin, Kenarcot A 月に1回筋注。⑥漢方：十味敗毒湯。

【生活注意】①過労，睡眠不足，ストレス，タバコ，アルコール，コーヒー，チョコレート，油っこい・辛い食物，皮膚掻破，羊毛，化粧品，紫外線を避ける。②環境・皮膚を清潔につ保つ。③ステロイド外用薬塗布の副作用は心配ない。湿疹悪化よりも使う方が良い。④ちらし，広告に惑わされないこと。

II. 足白癬 Tinea, Trichophytia, 水虫

【原因】白癬は皮膚糸状菌の感染による。病巣から剥がれ落ちた鱗屑内の菌，長期間菌が付着することと多汗，不潔の局所要因による。

【所見】頭部，体部，股部，足，手に発生する。顔，体，股部の白癬は円形紅斑状で，湿疹と誤診され易い。足白癬は俗に水虫という。趾間型（趾間の皮膚が浸軟，発疹，びらんする。一番多い型），汗疱型（足底に小水疱を生ずる）と角質増殖型（足底全体に角化する）がある。

【症状】初期に自覚症状が乏しい。進行すると痒み，違和感を感じる。

【診断】臨床所見，KOH 液を滴下後直接鏡検法による菌の検出。

【治療】趾間型，水泡型は抗真菌剤の外用ラミシール液か軟膏で約1カ月治癒しうる。雨季か夏に再発しやすい。角質増殖型や爪白癬は内服要，難治。

143. 外来小外科（外科のプライマリ・ケア）

Ⅰ．切創 Incised wound，創傷
【所見】事故によって，皮膚・筋肉の裂開，出血。
【処置】①創傷処理（必要ならデブリードマン）：消毒液は周囲の皮膚だけに使用し，創傷は生理食塩水で洗浄する。静脈出血を圧迫に，動脈出血を結紮し止血する。1～2％キシロカインで浸潤麻酔，創の縫合を行う。②術後創傷処置：1日おきに消毒とガゼ交換。創傷を清潔乾燥に保てば6日目に半抜糸，8日目に全抜糸で治癒。

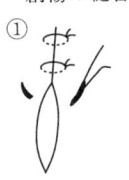

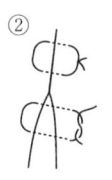

創傷の縫合
①
②

Ⅱ．熱傷 Burns
【所見】Ⅰ度（表面）：発赤，紅斑。疼痛，熱感。数日で治癒。Ⅱ度（真皮）：発赤，水泡。疼痛，灼熱。7～14日瘢痕を残さずに治癒。Ⅲ度（全層）：皮紙様。痛覚なし。21～28日瘢痕を残して治癒する。
【処置】熱傷処置 ①局所の冷却：疼痛を軽減し熱傷の進行を止める。②局所の清浄：感染を防止し熱傷の重症化を防止する。③Ⅱ・Ⅲ度なら軟膏処置。

Ⅲ．鼻出血 Epistaxis
【所見】鼻の外傷，鼻中隔の炎症。潰瘍，高血圧，紫斑病，血管腫などの原因で，前後鼻孔より流血する。
【処置】鼻処置 ①鼻鏡検査，②圧迫止血，鼻腔内にガーゼタンポンを行う。ガーゼにボスミンを浸せる。③原因疾患の治療。

Ⅳ．瘭疽 Panaritium，爪周炎，陥入爪。膿瘍，蜂巣炎
【所見】爪が筋皮に陥入指や趾の末端に外傷感染，爪下炎症瘭疽，皮下瘭疽。
【処置】①早期に局所の温湿布または冷湿布の処置。局所の安静，抗生剤の投与。②疼痛が強い，化膿したら瘭疽手術：伝達麻酔で切開排膿，爪の切除。抗生剤，鎮痛剤の投与。1日おきに消毒，ガーゼ交換，7～10日間で治癒する。

Ⅴ．皮下腫瘍（粉瘤，線維神経腫，脂肪腫），雞眼・胼胝，皮角いぼ
【所見】視診，触診，針穿刺で確認，摘出物の病理検査。
【処置】①皮下腫瘍摘出術：周囲に浸潤麻酔，神経血管の走行に平行して皮膚切開，創線を鈎かピンセットで引開し腫瘍を剥離する。死腔をつくらないように縫合する。術後創傷処置約7～10日間。②雞眼・胼胝処置（スピル膏）。

VI 緊急時の対応

（内科病棟の看護婦，研修医，当直医へ）

1. 血圧の低下について

　通常血圧≧120 mmHg，急に血圧≦80，①再測定しても血圧≦80のとき，意識清明ならエホチール（またはゾンデル，メトリジン）1錠を経口投与し，様子をみる。②チアノーゼ，意識低下なら，輸液ポンプがあればドパミン（Dopamine）100 mg 3A＋生理食塩水（または5％Glucose）85 m*l*，（**体重50 kg**の患者に3〜20 m*l*/hr）で少量より点滴する。肺動脈圧上昇（肺性心），頻脈の場合に，ドブタミン（Dobutrex）100 mg 3A＋生理食塩水85 m*l* を投与する方がよい。速度3〜20 m*l*/hrで点滴し，血圧をみながら速度を調節する。最大は20 m*l*/hrまでにする。輸液ポンプがなければイノバン2Aまたはドブトレックス2Aを輸液190 m*l* に混入，点滴速度は20 m*l*〜60 m*l*/hrにする。DOA（イノバン），DOB（ドブトレックス）はなるべく中心静脈の径路を使う。末梢静脈でもよいが，血管外にもれたら皮膚のびらんをきたすので，注意する。③昇圧点滴の目安はBP≦80から始める。目標は90〜130 mmHgとする。BP≧140ならイノバンまたはドブトレックスを（1〜2 m*l*/hr）ずつ下げてゆく。BP≦80なら（2 m*l*/hr）ずつ上げてゆく。InovanまたはDobutrexは単独で時間20 m*l* を使用してもBP＜80なら，生理食塩水（または5％Glucose）90 m*l*＋イノバン3A（300 mg）＋ドブトレックス3A（300 mg）にして，点滴速度は20 m*l*/hrのままでよい。それ以上に上げないように経過観察。④CVP（中心静脈圧）を測定する。CVP≦3 cmH$_2$Oなら，輸液500 m*l* を250 m*l*/hrで点滴する。CVPは正常で，大量のInovan＋Dobutrexを（20 μg/kg/hr）投与しても，BP（血圧）≦70 mmHg，一時的でもよい，家族からの延命希望なら，さらに別ルートでノルアドレナリン1 mg 3A＋ボスミン1 mg 3A＋5％Glucose（または生食水）100 m*l* を追加し，速度3〜20 m*l*/hrで点滴する。⑤徐脈（HR≦50）ならプロタノールL（Isoproternol）を使用する。プロタノールL 0.2 mg 3A＋5％Glucose（または生食水）100 m*l*，速度3〜20 m*l*/hrで点滴する。⑥血圧モニターの最大血圧の設定は上限140，下限80 mmHgにする。

2. 血圧の上昇について

BPは180台で訴えや症状がなければ，常用降圧剤を内服させて，そのまま様子をみる。高血圧の症状（頭痛，肩こり，めまい）が認められて，または①BP＞190/110（最大血圧190以上，または最小血圧110以上）ならアダラート（Adalat 10 mg）1錠を舌下（中止勧告有），②舌下15分後，血圧＜180/110ならそのまま様子をみる。血圧≧180/110なら，アポプロン（Apoplon 0.5 mg）1 ml 筋注，30分間後再検，BP≧180/110なら Inderal 2 mg または Peldipine 2 mg を静注する。③30分後に症状あり，高血圧持続の場合にミリスロール（Millisrol）100 ml 点滴する，まず 3 ml/hr から20 ml/hr まで調節してゆく。Millisrol 原液を20 ml/hr で点滴しても，BP≧180/110 mmHg なら Millisrol を中止して，Perdipine（10 mg）3A＋生食水85 ml を 3～20 ml/hr で点滴する。1～2 ml/hr を増やしたり，減らしたりして，最大血圧を130～160に維持する。血管拡張と頭蓋内圧を上昇させてしまうことがある，脳出血直後の患者に慎重に使用する。④内服可能な患者にまず常用降圧剤を増量するか，他剤を併用する。注射点滴するのは意識障害あり，飲めない人，内服で効かない人に限る。⑤血圧モニターの最大血圧の設定は上限を180，下限を120 mmHg とする。

3. 乏尿について

12時間尿量＜250 ml なら，CVP（中心静脈圧，P. 108）をみる。CVP 正常，浮腫（−）なら様子をみる。① CVP＞10 cmH$_2$O，または12時間尿量＜250 ml，浮腫（＋）なら，ラシックス（20 mg）1A 静注する。1時間後尿量＜50 ml なら，さらに Lasix（20）5A 静注する。さらに1時間後尿量＜50 ml なら Mannitol 100 ml＋Lasix 2 ml 2A を全開で点滴する。点滴終了1時間後尿量＜50 ml なら，ステロイド剤 Decadron（2 mg）4A 静注する。それでも1時間尿量＜50 ml なら，これ以上何もしなくてよい，5時間様子をみる。Digitalis, Inovan, Neophyllin, Miraclid で利尿することもある。②利尿効果がなければ8時間毎に，血圧を見ながらイノバンはそのまま，Lasix 100 mg→Soldactone 200 mg＋生食水10 ml（Soldactone は心不全に良いが腎不全に要注意）→Decadron 8 mg（高血糖に要注意）を1日3回くりかえして，2～3日目に利尿することがある。ループ利尿剤 Lasix 1日の最大使用量は400 mg（20A）まで，浸透圧利尿剤 Mannitol 100 ml を1回使って効果がなければ，それ以上投与しない。③ CVP≦3 cmH$_2$O なら電解質輸液 500 ml で補液する。K が低ければ KCl 20 ml

を混入して（200 ml/hr）で点滴する。血清電解質（Na, K, Cl）の値が高ければ 5% Glucose 500 ml を，Na の値が低ければ高張生理食塩水 500 ml を投与する（250 ml/hr）。④利尿反応がなければ，BUN, CRE の値（BUN＞100, CRE＞10）をみて透析の適応を考える。重症患者は 3 日目に利尿反応がなければ死期が近いとみて家族に知らせてよい。

4. 呼吸不全について

呼吸困難の患者にまずチアノーゼの有無をみる。過換気症候群による呼吸困難に酸素を投与すべきではない。意識低下，チアノーゼの患者に酸素療法を行う。まずマスクまたは鼻カニュレを使って，いきなり高濃度酸素ではなく，2 l→3 l/分と血ガスをみながら段階的に O_2 を吸入させる。最大は O_2 8 l/分（FiO_2 40%）にしても，血ガスは PaO_2＜50 mmHg（Tor），かつ pH＜7.3，下顎呼吸，意識障害のある場合に気管内に挿管（Canula 口径：経口 8 mm, 経鼻 7.5 mm），人工呼吸器を使用する。血ガスを測定できなければ，酸素飽和度を 85%以上に維持する。O_2Sat＜85%なら Dr. call，血ガス測定。

【呼吸器設定】とりあえず O_2 濃度 50%，換気量 500 ml，回数 12 回/分，PEEP 5 cmH$_2$O，換気パターン吸気：呼気＝1：1.5 と設定し，血ガスを調べながら調節する。血ガスをみるには PH, $PaCO_2$, PaO_2, HCO_3^-（BE）の 4 つが重要である（参考 p. 98）。患者の呼吸がレスピレターとうまく同調しないとき，安定剤または筋弛緩剤を筋（静）注する。SpO_2＜91%なら Dr. call。

【酸素療法】100% O_2 を 24 時間以上吸入すると，肺毛細管の内皮細胞の障害が起きる。50%以上の長時間吸入も何かの危険がある。50%以上の O_2 濃度をできるだけ 48 時間以上続けないようにする。PaO_2＞120 mmHg は一般に不可（有害無益）である。目標は急性呼吸不全：80〜110 mmHg，慢性呼吸不全：60〜70 mmHg とする（参考 p. 180）。意識が回復したら，O_2 濃度を少しずつ下げ，SIMV 換気回数を減らしていく。良ければ人工呼吸器を中止してみる。気管内吸引で痰が少なく，自発呼吸が安定し，意識障害がなければ，抜管して経過観察にした方が良い。14 日間以上抜管できない，末期ではない患者なら気管切開を行う方がよい（参考 p. 109）。気管切開後に水もお茶も飲ませてよい。安静を強制する必要はない。

5. 高度な頻脈, 高度な徐脈について

Ⅰ. 高度な頻脈

ECG monitor で①心室頻脈（VT）をみたら，すぐに胸骨上からこぶしで2～3回強く扣打する。4～5回扣打して，洞調律に戻ならなければ，すぐキシロカイン$\frac{1}{2}$A（Xylocaine 50 mg）を静注する。3分戻らなかったら残りの50 mgを静注する。3分戻らなかったらアミサリン300 mgを静注する。無理なら，DC counter shock（150～300 wsec）を使用する。その後 Xylocaine 600 mg＋輸液200 ml＋生理食塩水10 mlを時間20 mlで点滴する。点滴中止時から Mexitil 150 mg, Pronon 450 mg/日を投与する。②上室性頻脈（HR≧160）を見たら，Inderal, Vasolan（5）か Amisalin（300）を静注する（血圧に注意）。

Ⅱ. 高度な徐脈

Monitor ECG を見ると心拍数≦40/分，もう一度脈診で確認する。なかなかもとの調律に戻らない場合，①一度心停止した患者で，心肺蘇生後も低血圧と徐脈が持続している場合に，とりあえず硫酸アトロピン0.5 mg＋5％Glu 20 mlを静注する。その後 HR（心拍数）≦40なら，ポンプがなければプロタノールL（Proternol）0.2 mg 3A＋5％Glu 500 mlを20～40 ml/hrで点滴する。輸液ポンプがあれば，プロタノールL 0.2 mg 3A＋生食100 mlを3～20 ml/hrで，心拍数50～60/分を目標にして点滴する。②意識清明なら Alotec 10～20 mgを6時間おきに投与する。点滴しても心拍数が40/分以下ならペース・メーカーを入れる。末期患者の徐脈出現と血圧低下は死期が近いことを意味する。

6. 高熱について

①38℃までの発熱なら経過観察，日中ならまず採血（WBC, CRP, 白血球像）と検尿（細菌，白血球数）を行う。白血球数1万以上なら抗生剤を投与する。咳と痰が続けば，または意識低下の患者について，さらに喀痰検査（細菌培養と感受性）と胸部X線をとる。②夜間・休日急に発熱＞38℃，持続していれば，とりあえず消炎剤ボルタレン（Voltaren 25 mg）坐薬を使う。2時間後 BT（体温）＞38℃なら，メチロン（Metilon 250 mg）を筋注する。1時間後 BT＜38℃なら，そのまま様子をみる。BT＞38℃なら，デカドロン2 mg筋注，1時間後 BT＞38℃とりあえず，採血と検尿をして，冷蔵庫に入れて，翌朝に検査へ提出する。採血と採尿後に抗生剤と下熱剤を使用する。採血前になるべく抗生剤と下熱剤を使用しない。（持続の発熱，参考 p. 34）。

7. 循環器患者の胸痛, 動悸について

　胸痛を訴えたら（表情をみると確かに痛みありそう），すぐに十二誘導心電図をとる。とってからすぐに Nitropen 1 錠を舌下させる。それから心電図を確認する。虚血性変化と不整脈がなければ，Rize (5) 1 錠を投与する。いつも（または前回心電図）と変らなければ，湿布（鎮痛剤）1 枚を貼付けてそのまま様子をみる。心電図では①ST 低下 1 mm 以上なら狭心症発作と考えて，狭心症発作時の治療に従う。②ST 上昇 2 mm 以上なら心筋梗塞発作と考えて，心筋梗塞の治療に従う。③心室不整脈の多源性，頻発，連発の所見なら，Xylocaine 100 mg＋生食100 ml (50 ml/hr) を点滴する。④心拍数160以上の頻脈（130以上でも動悸，胸苦があれば）なら β-blocker (Inderal 10 mg) 1 錠，Rize (5 mg) 1 錠を投与する。緊急性なら Vasolan 5 mg 1A＋5％Glu 20 ml を静注する。心不全の頻脈なら Digoxin 0.25 mg＋5％Glu 20 ml を静注する。

8. 尿閉, 便秘, 不眠について

Ⅰ. 尿閉

　尿閉の愁訴について，まず患者の下腹部を視診，触診する。①膨張が認められれば，尿道カテーテルによる導尿を行う。男性老人は細目のカテーテル (14Fr.) を使う。どうしても挿入できないときは膀胱を穿刺する（穿刺用トロカ　カテーテル，18G 注射針または Malecot catheter）。抜去後に尿閉が起これば，カテーテルを留置する。翌日に回復する。これをくりかえしたら泌尿器科へ紹介する（前立腺摘除術か尿瘻処置を検討する）。②下腹膨脹なし，顔面に汗なし，苦悶状がなければ安定剤（Rize 5 mg）1 錠を内服させ，様子をみる。

Ⅱ. 便秘

　便秘の愁訴について，何日目の便秘か，苦痛を感じるかについて問診する。苦痛がなく 3 日間程度なら，下剤プルゼニド 3 錠寝前 1 回内服を与えて，翌朝食後まで様子をみる。苦痛があれば，肛門指診で摘便，便の有無を確認する。硬い便が認められれば，Glycerin 液60〜120 ml で浣腸する，1 分毎にベッド上体位変換，5 分後排便する。糞便を触知せず→腸閉塞か大腸癌疑で検査する。

Ⅲ. 不眠 (不穏)

　とりあえず Rize (5 mg) 1 錠を内服させる。1 時間後効かなければ Atarax P 50 mg 1A 筋注。翌日でも不眠が見られれば，Halcion (0.25) 1 錠を内服させてみる。30分〜1 時間まで効かなければ 1 錠追加または Atarax P 50 mg 筋注。

9. 末期症状について

1. 末梢循環不全：①脈拍微弱→脈が触れにくい。手足がチアノーゼになり、冷くなる。乏尿、無尿。②血圧下降→測定困難、心電図の波形平低。
2. 呼吸困難：鼻翼呼吸、下顎呼吸→呼吸停止。
3. 意識レベルの低下：反応が徐々に鈍くなる→瞳孔散大。

以上の徴候が見られたら、ただちに Dr. call。①急性期患者なら、心停止に心マッサージ、呼吸停止に Ambubag を使用し、救急に当る。他の Nr. は挿管器具、気管内吸引装置、人工呼吸器、昇圧剤、血圧、心拍数、心電図のモニターなど救命処置をできるように用意する。②慢性期患者なら、患者とその家族の希望に従う。何もせず、家族と一緒にベッドサイドで自然のままに見守ることもある。苦痛を与えてまでわずかな生命の延長を計るよりも、患者の最後の短い期間を**質の高い生命**にしてあげたい。ただし家族の1人か2人の申出だけで、生命維持装置をはずしてはいけない。（安楽死は遺族の一部分とトラブルになりうる）

10. 臨終について

「心停止、呼吸停止、瞳孔散大、対光反応消失」なら臨終（その人生の中で一番荘厳な時刻）であるが、家族に告げる前にもう一度、①医師は最善（心ある診療、適正な治療）を尽したのであろうか。②看護婦の処置はよかったのであろうか。③患者とその家族はどんな気持ちであったのであろうかを考えてから、家族同様の痛惜な気持で、臨終時刻（必要なら死因）を告げる。5分間位ベットサイドで家族に哀悼させてから、一旦退室してもらう。それから看護婦さんは点滴の抜去、機器のはずしなど死者とその周りを整理し、家族の意向に沿って葬儀屋さんに出迎の車を手配する。なるべく早く死亡（死因）診断書を家族に交付する。できれば死者を看護婦さんと共に病院の出口まで見送る。

〈診療雑談〉 **健康な楽しい90歳を目指して**

1. 仕事・運動・趣味・栄養のとれた、早寝早起、規則の正しい生活。
2. 禁煙、減酒、減塩、食事は腹8分、標準体重を保ち、楽しく仕事をする。
3. 生活環境をよくし清潔に、毎日1時間の運動、7時間の睡眠をとる。
4. 40才過ぎたら定期検診、早期治療、薬剤は必要最小限に服用する。
5. 老いる者は老いる。死ぬものは死ぬ。80歳以後は天命を待つ。

Ⅶ 誤診

Ⅰ. 初診時に気付かなかった，再診時に気付いた症例

1. **心筋梗塞**：X線は肺水腫所見，愁訴は呼吸困難，心電図はQ, ST, T波の変化無，採血検査の結果は翌日に解った（GOT，LDH，CPK，CRP，WBC高値）。原因は心筋梗塞で，その結果は心不全であった。
2. **補充調律**：心室性期外収縮として誤診。Xylokaineの点滴よりもペースメーカー（Pacemaker）を考えるべきであった。
3. **腸閉塞（イレウス）**：症状は腹痛と吐き気，偶然にも血尿があった。尿管結石症と診断した。BuscopanやPentaginが効かない腹痛は他の病気を考えるべきである。X線所見は腸閉塞（Ileus）であった。初診時腹部X線を撮影しなかった。
4. **急性虫垂炎**：初診時上腹痛，微熱，急性胃炎と診断した。翌日来院時に腹痛は右下腹に変わった。疼痛部位が変わったら再来院するよう一語と付け加えた方がよい。
5. **腎癌**：血尿と腹痛の愁訴に先入観で尿路結石症と診断した。持続的血尿のため，念のため腹CTを撮影してみた。結果は腎癌であった。
6. **C型肝炎，肝癌**：数年来AST, ALTは100以下，γGTPは200以下，毎日お酒を飲む患者でアルコール肝炎と診断し，高血圧症と糖尿病と併せて治療した。症状なしで6年間を経過した。ある日倦怠感を訴え，GOT, GPT, rGTPは急に倍増した。念のため他の検査をしてみた。HCV抗体陽性，AFP, PIVKA高値，CEA正常。腹エコー，腹CTで直径6cmの肝癌が見られた。AST（GOT），ALT（GPT）だけは不十分である。
7. **心外膜炎**：胸痛と呼吸困難で来院，胸X線正常，心電図STは上昇，GOT, LDH, CPK, WBC高値で心筋梗塞かと思った。2日後腹痛を訴えた。
8. **肺炎**：食欲不振と意識低下で来院。初診時発熱無，咳無，痰無，胸部X線を撮影せず，80歳代男性で老衰と診断した。翌日胸部X線所見は肺炎であった。肺炎と思って胸CTで肺癌を検出する場合がある。
9. **胃十二指腸潰瘍**：大量飲酒後に激しい腹痛，腰痛，**急性膵炎**と診断した。s-amy正常，重症の貧血，胃十二指腸内視鏡検査で胃潰瘍と診断した。逆に胃が痛いと訴えて胃潰瘍と思い，膵癌，肝癌であった症例もある。

10. **心筋炎**：かぜ（発熱，咳）症状で来院，**かぜ症候群**と診断した。翌日に採血結果を見て GOT, LDH, CPK, WBC, CRP 高値。再来院してもらい心電図で ST 波の上昇が見られた。

Ⅱ．親切のつもりで不幸になった症例

1. **胸部大動脈瘤**：で胸痛のため入院加療させた。初めはベッド上安静，ベッドサイドトイレ，数日後他院の心臓外科へ転科の予定であった。入院 2 日目に胸痛が消失した。3 日目の土曜日に患者本人と家族の希望で安静度をトイレ歩行可に変更した。翌日の日曜日に**動脈瘤破裂**で急死した。
2. **糖尿病と狭心症**：しばらく胸痛，動悸の発作はほとんどない。安静時心電図正常，24時間心電図では不整脈が少し（PVC 一日300以下，狭心症所見無），患者さんの希望で狭心症の薬を中止して見た。12日目に患者が**急死**した。

Ⅲ．触診しなかったために見過した症例

1. **乳癌**：高血圧症と高脂血症の65才女性患者，5年間14～28日間毎に通院，血圧測定，心音調律，気管支肺音を聴診するが，乳房を一度も触診しなかったため，φ3 cm 大腫瘤の左乳癌を見過した。（その後の採血は生化すべて正常，CA15-3 のみ上昇）。
2. **糖尿病**：70才女性患者，陥凸した 2×3 cm 陥凸した左**乳癌**を見過した。血糖，HbA_{IC} 以外の生化・末血は正常，CA15-3 正常。

Ⅳ．予知できたはずなのに治療をしなかった，できなかった症例

1. **高血圧症**：胃潰瘍の67才男性患者，心電図の検査で偶然に下壁の陳旧性心筋梗塞が見られた。胸痛の既往がない。そのまま降圧剤のみ投与し，梗塞予防剤を投与しなかった。患者は 4 年後に12月31日救急外来で尿管結石と言われて点滴を受けていた。翌日に**心筋梗塞**で急死した。
2. **慢性肝炎**：男性45歳のとき B 型肝炎発症（AST, ALT＞900），入院約 1 ケ月。その後 HBsAg(＋)，HBsAb(－)，HBeAg(－)，HBeAg(＋)，DNA-polymerase(－)，肝機能はほぼ正常。11年後腹 CT で肝硬変所見，翌年腹部造影 CT は肝癌所見，AFP 17，肝機能ほぼ正常。7 mm→12 mm 1 個→RFA 療法 1 回。翌年肝機能正常に近い，HBV-DNA(－)，AFP 16～28，多発性肝細胞癌 5 mm 2 個→8 mm 4 個→TACE 療法 2 回。→肝移植。

＜診断雑談＞他人の死は自分の死を考えさせる。死に直面して初めて幸福と家族友人とは何かがわかる。人は本能的に死は怖い，死にたくないのである。

索　引

アトピー(鑑別)テスト　73
アトピー性皮膚炎　277
アミラーゼ(P型, S型)　73
アルコール性肝障害　198
アルツハイマー病　36, 217
アルドステロン　77, 247
アルブミン　61
アレルギー抗原検査　73
アレルギー性疾患　73, 81, 262
アレルギー性鼻炎　262, 264
汗　33　　足がつる　8
亜急性甲状腺炎　249
悪性貧血　239
悪性リンパ腫　243
按摩科　177
イレウス　192
インスリン療法　253
インスリン　76
インフルエンザ　166
インタフェロン　197, 232
いびき　26
息切　26, 147, 170, 180
胃食道逆流症　182
胃炎(急性, 慢性)　184, 185
胃腸神経症　190
胃下垂　185　　胃癌　188
胃十二指腸潰瘍　186
胃十二指腸内視鏡(カメラ)　103, 171
胃透視(バリウム造影)　102
胃ポリプ　187
胃切除後症候群　189
一過性脳虚血発作　209
医師の仕事・心構え　1
医師と患者　41, 96

医師になるための費用　164
意識障害　16, 209, 211, 212, 215
意識障害の重症度分類　17
異常呼吸　27
移動性ペース・メーカー　117
陰唇痛　6
陰茎痛　6　　陰嚢痛　6
咽喉頭異常感症　182
咽頭痛　3, 166, 181
咽頭炎　166
ウィルス性髄膜炎　215
うつ病　171
右脚ブロック　123, 138
運動障害　19, 211, 212, 217
運動療法　131, 150, 252, 256
運命　152
エイズ　87, 268
A型肝炎　84, 195
笑顔　152
会陰痛　6
炎症反応　56
嚥下困難　28, 182, 183
オウム病　173
おたふくかぜ　266
おりもの　14　　悪寒　34
黄疸　31, 195, 200, 203, 207
悪心(はきけ)　30, 184, 185
嘔吐　30, 184, 186
カリウム　65, 247
ガストリン　78
カテコラミン　77, 248
カロリーと食事・運動　256
ガングリオン　273
かぜ症候群　166

介護基準の判定　299
解離性大動脈瘤　158
潰瘍性大腸炎　184
下肢しびれ　18
下肢痛　8, 156, 271
下肢閉塞性動脈硬化症　156
下肢静脈瘤　160
下垂体前葉機能低下症　244
下腹痛　6　外来小外科　275
喀痰　42, 169, 170, 178
喀血　12, 170, 175, 178
活性化部分トロンボプラスチン時間　54
家族友人　113
片麻痺　20, 211, 212
片頭痛　220
可逆性虚血性神経障害　209
肩こり　4
肩関節周囲炎　270
痒(かゆみ)　32, 195, 262
花粉症　264
過換気症候群　180
過敏性腸症候群　190
過敏性(アレルギー)鼻炎　262
拡張型心筋症　165
褐色細胞腫　246
画像診断の適応・優・劣　91
漢方医学　177
間歇性跛行　20, 156
間質性肺炎　174
患者の受診・心構え　96
眼痛　2
眼球突出　11, 250
眼球拍動　11
眼瞼けいれん　22
眼底検査　100, 128, 251
顔面けいれん　22
顔面しびれ　18
顔面痛　2

顔面浮腫　9
顔面神経麻痺　21, 276
顔面紅潮　23
顔貌の変化　40
肝炎(急性)　195　(慢性)　197
肝炎(アルコール)　198
肝癌　200　肝移植　200
肝嚢胞　201
肝血管腫　201
肝硬変　199
肝障害の診断　84
肝不全(肝性昏睡)　201
肝機能検査(ICG)　89
関節痛　7, 271　関節液　46
関節水腫　271
関節リウマチ　262
感染性心内膜炎　162
感冒　166
冠動脈硬化症　156
癌の告知　80
癌痛治療　225
血液型(ABO)　51
血栓性静脈炎　159
気管支喘息　170
気管支炎(急性，慢性)　168, 169
気管切開　109
気胸　177
脚ブロック(右脚，左脚)　123, 138
急性心膜炎　160
急性気管支炎　168
急性肺炎　173
急性胃炎　184
急性胃粘膜病変　184
急性腸炎　189
急性胃腸炎　189
急性虫垂炎　191
急性肝炎　195
急性胆嚢炎　203

急性副睾丸炎　237
急性腹膜炎　208
急性腎炎　226
急性腎不全　229
胸痛　5, 142, 144, 160, 280
胸水　42, 148, 173, 178
胸部大動脈硬化症　156
胸部大動脈瘤　158
胸膜炎　175
強皮症　261
狭心症　125, 142
局所出血　33
筋肉痛　8
グルカゴン　76
クレアチニン　58
クームス試験　84
クッシング症候群　246
くしゃみ　166, 262
くも膜下出血　214
薬の効果・価格　41
薬の飲み方　79
けいれん　23　　げっぷ　30
頸部腫瘤　10
頸部痛　3, 273
頸肩腕症候群　4, 273
頸椎捻挫　272
経静脈腎盂尿路造影　101
経静脈胆嚢造影　202
経皮的動脈血酸素測定　172, 180
下血　13　　雞眼　275
下痢　13, 189, 190
月経異常　14, 224, 238
月経困難症　14
言語障害　19, 209, 211, 212
倦怠感　29, 195, 199, 219, 277
血痰　12, 170, 175, 178
血便　13, 46
血尿　15, 226, 232, 233, 235

血尿と蛋白尿　230
血液型　51　　血液像　52
血沈　57
血ガス　98, 170, 173, 180, 281
血色素　51
血小板　53, 240
血糖　59, 251
血清鉄（結合能）　63
血清カルシウム　64
血清カリウム　65, 247
血清ナトリウム　66　　クロール　66
血清亜鉛　67
血清補体価　83
血ガス　98, 180, 281
血管造影　106, 107
血栓性静脈炎　159
血小板減少性紫斑病　241
血圧の上昇　128, 277
血圧の低下　132, 276
結膜炎　278
原発性アルドステロン症　247
健康な楽しい90才　284
腱鞘炎　275
検査時期　258
検査値と治療値　127
コリンエステラーゼ　70
誤診　282
構音障害　19
高血圧症　128
高カロリー輸液　108
高血圧性脳症　210
高脂血症　255
高度な徐脈　282
高尿酸血症　257
高熱　34, 279
口臭　35　　口喝　35, 219, 251
口内炎　181　　口腔癌　181
好酸球　53

拘束型肺疾患　97
拘束型心筋症　165
甲状腺ホルモン　74
甲状腺機能亢進症　248
甲状腺機能低下症　249
甲状腺癌　250　　　甲状腺腫　250
甲状腺痛　249
黒色爪　40　　　紅皮症　37, 82
後天性免疫不全症候群（エイズ）　87
抗癌剤の効果　79
抗核抗体　83, 259, 261
抗利尿ホルモン分泌異常症　245
呼吸困難　26, 170, 171
呼吸性アシドーシス　98
呼吸性アルカローシス　98
呼吸機能検査　97, 168, 169, 170
呼吸不全　180, 278
降圧剤選択　131
硬膜下血腫　212
五十肩　271
骨折　273
骨量測定　74, 272
骨髄検査　50
骨粗鬆症　271
混合性結合織病　261
サイロイドテスト　75, 248
サイログロブリン　75, 248
サルコイドーシス　12
さむがり　219, 249
さむけ　34, 166
採血と貧血　258
再生不良性貧血　239
在宅酸素療法　172
寒気（さむけ）　34
三叉神経痛　223
坐骨神経痛　223
三尖弁閉鎖不全症　153
三段脈　118　　　三連脈　118

細胞診　88
細菌性髄膜炎　215
左脚ブロック　123, 138
左心不全　147
酸素療法　98, 109, 180, 281
シャント手術　216
しびれ　18
しゃっくり　30
じんましん　265
Ｃ型肝炎　85, 195, 196
死に直面して　283
子宮筋腫　224
四肢麻痺　20
脂肪肝　197
歯槽膿瘍，歯周病　65
歯痛　3　　　痔　192
耳痛　3　　　耳漏　12
耳下腺炎　266
射精痛　6
嗅覚異常　21
手術について　157
出血疾患の鑑別　241
上顎癌　11
上気道炎（かぜ）　166
上肢しびれ　18　　　上肢痛　7
上室性期外収縮（不整脈）　114
上腹痛　6
上腕骨上顆炎（テニス肘）　272
女性化乳房　10
失神発作　17
視力障害　20　　　視野障害　20
失語症　19
小球性貧血　239
小脳梗塞　24, 211
小脳出血　212, 24
嗅覚障害　21
消化不良　189
食事カロリーと運動　256

食欲不振　29, 185, 186, 188, 195
食道炎　182　　食道癌　183
食道静脈瘤　183
食道潰瘍　182
正体不明な治療・薬　157
徐脈　26, 112, 139, 279
褥創　274
出血傾向　33　　出血時間　54
出血疾患の検査　241
自然気胸　177
自律神経失調症　219
指趾冷白　38, 162
紫斑　39
脂肪肝　196
十二指腸潰瘍　186
腫瘍マーカー　79
縮瞳　214, 269
女性ホルモン　75
女性化乳房　10
静脈血栓症　159　　静脈瘤　160
診療原則　150
針灸科　177
神経障害症状　22
神経性胃炎　185
神経症　277
神経性頻尿　239
神経因性膀胱　239
神経痛　225
深在性静脈血栓症　159
振せん　227
真性赤血球増加症　240
心身症　160, 180, 182, 190, 219
心電図(十二誘導)検査　92
心電図(モニター)　92
心電図(ホルター，24時間)　93
心電図(負荷，マスターダブル)　93
心臓カテーテル検査　95
心臓超音波(エコー)検査　97

心電図症例(30種類)　111
心音，心雑音　94
心房性頻脈　115　　心房粗動　115
心房細動　116, 134
心房肥大　124
心房中隔欠損症　163
心室性期外収縮(不整脈)　118, 133
心室性二連脈　118
心室性三連脈　118
心室性二段脈　118
心室性三段脈　118
心室性頻脈　119, 136, 282
心室粗動　120
心室細動　120
心室中隔欠損症　164
心筋症　165
心筋梗塞　126, 144, 282
心筋炎　161　　心外膜炎　161
心内膜炎　162
心臓神経症　160
心臓喘息　147
心不全(急性，慢性，左心，右心)　147
心停止　141
心(房・室)肥大　124, 125
人工ペース・メーカー　122, 140
人工呼吸　109, 180, 281
人生能活多少年　26
腎機能検査　90
腎盂炎(腎盂腎炎)　234
腎盂尿路造影検査　101
腎炎(急性，慢性)　226, 227
腎性尿崩症　244
腎透析の適応　230
腎不全(急性，慢性)　229, 230
腎嚢胞　232
腎癌　232, 282
腎動脈硬化症　157
水頭症　214

睡眠障害　35
膵炎(急性，慢性)　205, 206
膵癌　207
膵囊胞性病変　207
髄液検査　45
髄膜刺激症状　22
髄膜炎(細菌性，ウィルス性)　215
脊椎管狭窄症　156
椎骨脳底動脈循環不全　218
頭痛　2, 222
セクレチン　78
赤血球　51
性ホルモン　75
性器出血　14　　性病　269
性欲減退　33
舌癌　181　　舌痛　3, 181
舌の異常　38
背部痛　4, 206
咳　28, 166, 168, 170, 173, 178
切創・裂創　275
疝痛　202, 233
喘鳴　28, 148
喘息　170
せん妄　36
全身血管循環図　106
全身浮腫　9
全身性エリテマトーデス　260
前立腺炎　237
前立腺肥大症　235
前立腺癌　236
接合部頻脈　116
そけいヘルニア　78
総蛋白質　61
総コレステロール　62, 255
組織診(病理検査)　88
僧帽弁狭窄症　151
僧帽弁閉鎖不全症　152
足底筋膜炎　272

足関節捻挫　272
側腹痛　5
多血症　240
多尿　15, 245, 251
多源性心室性頻脈　119
多毛　41
脱毛　41
脱水　35
代謝性アシドーシス　98
代謝性アルカローシス　99
体重減少　32
体調と検査　14
体外衝撃波爆破　202, 232
太鼓バチ指　38
帯状疱疹(ヘルペス)　267
帯下　14
打撲症後注意　222
大球性貧血　239
大動脈弁狭窄症　153
大動脈弁閉鎖不全症　154
大動脈瘤　158
大腸癌　194
大腸ポリプ　192
大腸憩室症　193
大腸内視鏡　104, 183
男性ホルモン　75
男性更年期症状　87
単麻痺　19
蛋白尿　47, 226, 228, 230
蛋白分画　61
胆石症　202　　胆囊炎　203
胆囊ポリプ　204　　胆囊癌　204
胆囊切除後症候群　204
胆道ジスキネジー　6, 202
チアノーゼ　37, 148, 180, 281, 284
痴呆　36, 209, 217
蓄膿症　11, 262
腟痛　6

中性脂肪　62, 255
中心静脈圧測定　108
中医科　177
虫垂炎　191, 282
虫卵検査　46
注腸検査　104
腸閉塞　192, 282
長寿十ケ条　150
ツベルクリン皮下試験　54, 175
爪の異常　40
爪周(囲)炎　275
痛風　258
てんかん　224, 23
手掌紅斑　199
手足口病　76
手足のしびれ　18　　手足の冷え　19
低血糖症　254
低換気症候群　27
鉄欠乏性貧血　238
伝染性単核症　167
伝統医学(漢方)　177
トロポニンT(TnT)　72
トロンボテスト(TT)　55
吐血　12
動悸　25, 133, 134, 136, 280
動脈硬化症　156
頭部外傷　222
頭痛　2, 220
洞頻脈　112　　洞徐脈　112
洞不整脈　113　　洞停止　114
洞房ブロック　113
洞不全症候群　139
糖尿病　251
透析基準　230
内視鏡　99, 103, 104
難聴　24, 276
24時間心電図　93
二段脈　118　　二連脈　118

乳癌　64
乳汁分泌症候群　250
尿検査　47
尿量　47
尿潜血　48, 226
尿蛋白　47
尿酸　59, 257
尿素窒素　57, 226, 230, 231
尿閉　8, 235, 237, 280
尿失禁　15, 237
尿毒症　229, 231
尿崩症　15, 245
尿路感染症　234
尿路結石症　233
妊娠へ薬剤の影響　39
妊娠反応　50
ネフローゼ症候群　228
熱傷　275
捻挫(頸椎, 足)　278
ノイローゼ　277
囊胞腎　232
脳の老化　209
脳動脈硬化症　156
脳波　102
脳死の判定　17
脳梗塞　211
脳出血　212
脳腫瘍　216　　脳膿瘍　216
脳梗塞の危険信号　215
パーキンソン病　219
パジャマ姿　228
バセドウ病　248
はきけ　30
廃用症候群　264
白血球と分画　52
白血病　242
白癬　274
排尿困難(障害)　8, 235, 236, 237

排尿痛　8, 234
発汗　32　　発熱　34, 282
梅毒　83, 268
敗血症　267
肺炎　173
肺気腫　172　　肺水腫　146
肺機能検査　97
肺線維症(間質性肺炎)　174
肺結核　175
肺塞栓症(肺梗塞症)　176
肺癌　178
橋本病　248
針灸科　177
播種性血管内凝固症候群　230
蜂巣肺　174
ヒアルロン酸　70
ビリルビン　68
ビタミン ABCDEK　86
B 型肝炎　85, 195, 197
冷え症　19, 219
鼻アレルギー　262, 264
鼻水，鼻汁　11, 166, 262, 264
鼻出血　12, 275
鼻炎　262, 264　　鼻痛　3
鼻閉　23, 166, 262
皮膚瘙痒症　262
皮膚筋炎　261
皮膚色調変化　37
皮膚痛　8
皮膚反応テスト　55
肥大型心筋症　165
肥満　32
瘭疽　275
病院紹介基準　117
病理検査　88
頻尿　15, 234, 236
頻脈　26, 112, 136, 279
貧血症　31, 238

貧血と採血　258
ファディアトープ　73
フィブリノゲン　54
フェリチン　81, 238
ブドウ糖負荷試験　61
フルクトサミン　60
プロトロビン時間　55
ふるえ　23, 225
浮腫　9
不随意運動　227
不整脈　26, 113, 133, 134
不眠　35, 280
不眠症　219
副甲状腺機能亢進症　65, 233
副腎皮質刺激ホルモン　75
糞便，検便　46
風疹　72, 265　　粉瘤　275
複視　21
腹水　13, 44
腹痛(上，下，側)　5, 6
腹部腫瘤　10
腹部膨満　11
腹部超音波(腹エコー)　105
腹部血管造影　106
腹部大動脈硬化症　156
腹部大動脈瘤　158
腹膜炎　208
ペース・メーカー移動　117
ペース・メーカー調律　122
ペース・メーカー植込の適応　122, 140
ペプシノゲン検査　87
ヘルペス　72, 266
ベチェット病　261
閉塞性動脈硬化症　156
片頭痛　220　　胼胝　275
扁桃腺炎　166
変形性頸椎症　270
変形性腰椎症　270

変形性股関節症 273
変形性膝関節症 271
便秘 31, 280　　便秘症 190
便潜血 46
弁膜症 151, 153
ポリプ 187, 192, 204
ホルター心電図 93
ぼけ 36, 156, 209
乏尿 16, 229, 277
発疹 37, 263
発作性頻脈症(心房, 心室) 136
補充調律 117, 282
補体価 83
房室伝導障害 120, 135
房室ブロック 135, 120
膀胱炎 234
膀胱癌 235
歩行障害 20
末梢血(末血) 51
末期症状 281
末端肥大症 40, 245
麻疹 265
慢性気管支炎 169
慢性胃炎 185
慢性肝炎 197
慢性膵炎 206
慢性腎炎 227
慢性腎不全 231
慢性関節リウマチ 259
慢性頭痛 221
味覚異常 21
脈拍(心拍) 112
水痘(みずぼそ) 266
水虫 274
耳の痛み 3, 276
ムンプス(おたふくかぜ) 266
虫刺症 269
胸やけ 5, 182, 185, 186

無月経 14
無尿 16
メニエール病 24, 218, 276
めまい 24, 218, 224
免疫グロブリン 81
網状赤血球 52
網膜病変 100, 130, 251
やせ 32
夜尿 15
夜間多尿 15
夜間頻尿 15
夜間尿糖 255
薬剤濃度 88
薬物中毒 269
薬剤採用の基準 59
有核赤血球 52
腰痛 4　　腰痛症 275
腰椎穿刺 45
溶血性貧血 241
溶連菌感染症 82
卵巣嚢腫茎捻転 6
リウマチ性関節炎 259
リウマチ因子 82, 259
リパーゼ 73, 205, 206
リンパ節腫脹 11, 242
リンパ球増加・減少 53
リンパ浮腫 160
りゅう内科(整形外科)医院 179
緑内障 275
流行性耳下腺炎 266
臨終 281
淋病 6, 268
レニン活性 77, 130, 247
老視(老眼) 275
老人性痴呆症 36, 156
老化現象 90
労作性狭心症 142
肋間神経痛 223

INDEX

Abdominal angiography 106
Abdominal distension 11
Abdominal pain 5
Abdominal paracentesis 44
Abdominal masses 10
Abdominal ultrasound 105
Abnormal respriration 27
ABO blood type 51
ACE 78   Acidosis 98
Acromegaly 245
ACTH 75
Acute appendicitis 191
Acute bronchitis 169
Acute Cholecystitis 203
Acute entertis 189
Acute epididmitis 237
Acute gastritis 184
Acute glomerulonephritis 226
Acute hepatitis 195
Acute Leukemia 242
Acute Pancreatitis 205
Acute pericarditis 161
Acute peritonitis 208
Acute renal failure 229
Adams-Stokes Symdrome 140
ADH (SIADH) 245
Af 116, 134   AF 115
AFP 80, 200   AIDS 87
Albumin 61
Alcoholic hepatitis 198
Aldosterone 77, 247
Alkalosis 98   Alopecia 41
Allergic rhinitis 262
ALT, AST 67

ALP 68   ALP Isozyme 68
Alzheimer disease 217
AMI 144, 126
Amylase 73, 206, 207
ANA 83
Anemia 238
Aneurysm of aorta 158
Angina pectoris 142
Anorexia 29
Anterior chest pain 5
Anuria 16
Anxiety neurosis 219
Aphasia 19
Apnea 27   Apneusis 27
APTT 54
AR (AI), Aortic Regurgtation 154
Arm pain 7
Arrhythmias 113, 114, 116, 118
Arteriosclerosis, Atheroslerosis 156
Arthralgia 7, 271, 272
Artificial respiration 109, 180, 281
AS, Aortic Stenosis 153
Ascites 44, 199
ASLO (ASO) 82
Asthenia 29
AT Ⅲ 55, 243
Atopic dermatitis 274
Atopic diseases 262
Atopy test 73
Atrial hypertrophy 124
Arial Septal Defect 163
Autonomic failure 219
AV block 120, 135
Bad breath 35

Barium enema 104
Barium meal (MDL) 102
Bacteria (Sputum, Urine) 42, 47
Back pain 4
Basedow disease 248
Behçet disease 6, 261
Belching 30
Boundle Branch Block (BBB) 123, 138
Bigeminy 118
Biopsy 88, 89, 99, 103
Biot breath 27
Biliary dyskinesia 205
Bilirubin 68, 195, 203
Blood sugar 59
Bleeding time 53, 241, 243
Blood phlegm 12
BMI 32   Bone marrow 50
Brain abscess 216
Brain tumor 216
Bradycardia 112, 282
Breath odors 35
Breast Cancer 64
Bronchial asthma 170
Bronchial fiberscope 99
BS (FBS, 2°BS) 59
BUN 57
Buzzing in the ear 24
Ca (calcium) 64
CA19-9 81, 188
CAG 95, 142, 145
Cardiac arrest 141
Cardiac catheter 95
Cardiac echography 97
Cardiomyopathy 165
Cataract 20
Catecholamine 77
Carcinoma (Cancer) of urinary bladder 237

Cancer (Carcinoma) of colon 194
Carcinoma of esophagus 183
Carcinoma (Cancer) of gallbladder 204
Carcinoma of liver 200
Carcinoma of lung 178
Carcinoma of pancreas 208
Carcinoma of prostate 238
Carcinoma of stomach 188
Carcinoma of thyroid 250
Carcinoma of tongue 181
CCr (24 hr) 90
CEA 80
Celebellar disorders 211, 212
Cerebrospinal fluid 45
Cerebral hemorrhage 212
Cerebral infarction 211
Cerebral concussion, Contusion 222
CH_{50}, C_3, C_4 83
ChE 70   Chest pain 5
Cheyne–Stokes breath 27
Chill 34
Cholecystitis 203
Cholelithiasis 202
Cholesterol 62
Chronic bronchitis 169
Chronic gastritis 185
Chronic glomerulonephritis 227
Chronic hepatitis 197
Chronic pancreatits 206
Chronic Renal failire 231
Cl (chlorine) 66
Cluster breath 27
Clubbed finger 40
Colon diverticulosis 193
Colon fiberscope 104
Colon polyp 193
Coma 16
Couplet periodic breath 27

Confusion 17
Constipation 31, 190
Conjunctivitis 2
Convulsion 23, 224
Coomb's test 84
Cough 28   Couplet 118
CPK 71   CPK Isozyme 71
CRE (Creatinine) 57
CRP 56
Crohn's disease 190
Cutaneous color change 37
Cushing symdrome 246
CT 100   CVP 108
Cyanosis 37, 180
Cyst of liver 201
Cystic kidney 232
Decline of eyesight 20
Decline of sextual desires 33
Deep coma 17, 36
Dehydration 35
Delirium 17, 36
Dementia 36, 209, 211
Deposit (urine) 49
Depressive 219
Diarrhea 13
DIC 245   DIP 101
Difficulty of urination 8, 236, 237
Diplegia 20   Diplopia 21
Discharge 14
Dissecting aneurysm of aorta 158
Dizziness 24, 218
Disorder of taste 21
Disorder of visual acuity 20
Disorder of visual field 20
DM 253
Double vision 21
Disturbness of consciousness 16
Drowsiness 17

Duodenal ulcer 186
DVT 159
Dysmenorrhea 14
Dysphalgia 28
Dyspnea 26   Dysuria 8
Ear discharge 12
Electrical Cardiography 92
ECG cases 111   EEG 102
Edema 9   Emaciation 32
Endotracheal intubation 110, 180
Epigastric pain 6
Epidemic parotitis 266
Epilepsy 226
Epistaxis 12, 278
Erotism 33
Eructation 30   Eruption 37
Escape rhythm 117
Esophagitis 182
Esophageal carcinoma 183
Estrogen 75   ESR 56
Exanthema 37
Exophthalmus 11, 248
Extremities paralysis 22
Eye pain 2
Facial change 40
Facial convulsion 22
Facial edema 9   Facial pain 2
Facial paralysis 21
Facial spasm 22
Fatty liver 196   FDP 55
Fe (iron) 63, 238
Feces 46   Fever 34
Fibrinogen 55
Flank pain 5   Fluor 14
Food poisoning 189
Fructosamine 60
FTA-ABS 83, 268
Gait disturbance 20, 22

Gastric carcinom 188
Gastric ulcer 186
Gastric polyp 187
Gastrin 78
Gastritis 183, 184
General edema 9
GIF 103   GI therapy 231
Glaucoma 2
Glu (Glucose) 59
Glucagon 76
Glycosuria 47   Glycuresis 47
Goiter 250
GOT, GPT 67 γ-GTP 69
Gout 257
Gynecomastia 10
Hardness of hearing 24
Hard swallow 28
Halitosis 35
Hand-Foot-Mouth Disease 76
HAV antibody 84
Hb (Hemoglobin) 51
HbA$_{IC}$ 60
HBeAg, HBeAb, HBcAb 85
HBsAg, HBsAb 85
HCC 200
HCV antibody 85
HDL-Cholesterol 62
Headache 2, 222
Heart burn 5
Hematemesis 12
Hematuria 15
Hemiplegia 20
Hemoptysis 12
Hemorrhoid 192
Hemorrhagic tendency 33
Hepatitis (B, C) 196, 197
Hepatic coma 201
Hiccup, Hicough 30

Hirsutism 41   HIV 87
Hoarseness 25
Holter EKG 93
Home oxygen therapy 172
Hot flush 23
Ht (hematocrit) 51
Husky voice 25
Hydrocephalus 216
Hydrothorax 42
Hypertension 128
Hypertensive encephalopathy 210
Hyperidrosis 32
Hyperthyroidism 248
Hypertrichosis 41
Hypogastric pain 6
Hypotension 132
Hypoventilation 27
Hypnotic sedative intoxication 269
Hypothyroidism 249
Hyperventilation 27, 180
ICG test 89   Icterus 31
IgA nephropathy 48
IgA, IgD, IgE, IgG, IgM 81
Ileus 192
Immunoglobuin 81
Incised wound 278
Infective endocarditis 162
Intestinal (Colon) obstruction 192
Insulin 76
Insomnia 35, 219
Iron deficiency anemia 238
Irritable bawel syndrome 190
Irregular breath 27
Irregular pulse 26
Itching 32
IVH 109   IVP 101
Jaundice 31
Joint pain 7

K (potassium)　65
Kernig sign　217
Ketone body　48
Krukenherg tumor　188
Kussmaul breath　27
Labium pain　6
Languor　29　　　Lassitute　29
LDH　70　　　LDH isozyme　71
Leg pain　8　　　Leucocyte　52
Leucorrhea　14
Leukemia　242
Liver failure　201
Local bleeding　33
Loss of appetite　29
Loss of weight　32
Lower back pain　4
Lower limb pain　8
Lumbago　4
Lumbar puncture　45
Lumbar spondylosis　270
Lung carcinoma　177
Lymphonode swell　11
Lymphoma　244
Mallory-Weiss syndrome　12
MCTD　261　　　Melena　13
Meniere disease　24, 218, 276
Meningitis　215
Metastatic lung cancer　179
Meningeal irritation syndrome　22
Metabolic acidosis　98
Metabolic alkalosis　99
Migrane　222
Monoplegia　19
Motor disorder　19
MRSA　137
MR (MI)　152　　　MS　151
Multiple ventricular tachycardia　119
Myocardial infarction　126, 144

Na (sodium)　66　　　NAG　58
Nasal bleeding　12
Nasal discharge　11
Nasal hemorrhage　12
Nasal obstruction　23
Nail disorder　40
Nausea　30　　　Neck pain　3
Neck swell (tumor)　9
Nephrolithiasis　233
Nephrotic syndrome　228
Neuralgia　223
Neurogenic bladder　237
Neurotic disorder signs　22
Nocturnal enuresis　15
Normal sinus rhythm　112
Numbness of extremities　18
Numbness of face　18
Obesity　32　　　Ocular pain　2
Orthopnea　28, 147
Otalgia　3　　　Oliguria　16
Otorrhea　12
Painful ejaculation　6
Palpitation　25
Pancreatic cancer　208
Pancreatic cyst lesion　207
Pant　28　　　Paracentesis　44
Parkinson's disease　217
PAT　115, 136
Pathologic examination　88
Penile pain　6　　　Perineal pain　6
Periodontitis　65
Pigmentation　37
Plasm renin activity　77
Platelet　11　　　Pleurisy　175
Pollakiuria　15　　　Polyuria　15
Polycythemia vera　240
Prostatic cancer　236
Prostatitis　237

Proteinuria   47
Proxysmal tachycardia   136
Pruritus   32   PSA   81
PSP test   90   PSS   261
Purpura   39
PVC   118, 119, 133
PSVC   114
Pulmonary infarction   176
Pulmonary tuberculosis   175
PSVT   136   PT   54
Quadriplegia   22
RA (RF)   82, 259
Raynaud phenomenon   39, 260
Reflux esophagitis   182
Renal cancer (Carcinoma)   232
Respiratory acidosis   98
Respiratory alkalosis   98
Retension of urine   9, 237, 283
Reticulocyte   51
Rhinalgia   3
Rubella german meales   265
Rubella measles   265
SA block   113
Sarcoidosis   12
Scrotal pain   6   Secretin   78
Semicoma   17   Senselessness   17
Senile symptom   36
Septicemia   267
Serum protein fractionation   61
Short of breath   26
Shoulder Stiffness   4
SIADH   245
Sick Sinus Sydrome   139
Sinus arrest   141
Sinus bradycardia   113
Sjögren sydrome   261
SLE   260   Skin test   55
Sleeplessness   35

Sleep apnea syndrome   27
Skin pain   8   Skin test   55
Slow heart rate   26
Somnolence   17
Sore throat   3
Speech disorder   19
Spirometer (lung function)   97
Spontaneous pneumothorax   177
Sprain   272
Stridor   28   Stupor   17
Subacute thyroiditis   249
Subarachnoid Hemorrhage   214
Subdural hematoma   210
Swan-Ganz catheter   96
Sweating   32   Syncope   17
Syphilis   268
T_3 (Triiodothyronine)   74
T_4 (Thyroxine)   74
T-Bil (Bilirubin)   68
Tetraplegia   20
Teststerone   75
TG (triglyceride)   62   TC   62
Tg (thyroglobulin)   75
Thirst   36
Thoracentesis   42
Throat pain   3   Throb   25
Thrombocytopenic Purpura   241
Thyroid carcinoma   250
TIA   209
TIBC (total iron binding capacity)   63
Tinea   274
Tinnitus aurium   24
Tongue disorder   38
Tongue pain   3   Tonus   22
Toothache   3
TP (Total protein)   61
TPHA   83, 268   TRAb   248
Tracheostomy   109

Tremor 225
Treponea 28
Treponema pallidum 83, 268
Tricuspid insufficiency TR 153
Trigeminy 118
Triplet 118
Troponin T 72
TSH 74
TT 55
Tumor marker 79
UA (Uric Acid) 58
UCG 97
Ulcerative colitis 157
Upper limb numbness 18
Upper limb pain 7
Urinary tract infection 234
Urinary incontinence 15
Urine 47
Urolithiasis 233
Urticaria 265
Vaginal bleeding 14
Vagina pain 6
Venous thrombosis 159
Ventricular hypertrophy 125
Vertebro-basilar insufficiency 218
Vertigo 24, 218
VF, Vf (Ventricular fibrillation) 120
Virchow tumor 188
Vitamin (A, B, C, D, E) 85, 86
Vomit 30, 184
VT (Ventricular tachycardia) 119, 136
Wandering pacemaker 117
WPW syndrome 124, 137

介護基準の判定（主治医意見書）

生活自立度：J1　自力でバス，電車，バスを利用して遠くまで外出できる。J2　自力で近所（町内）まで外出できる。準寝たきり：A1　介助により外出し，日中はベッドから離れて生活している。A2　外出の頻度は低く，日中も寝たり起きたりの生活をしている。B1　1日の大半はベッド上で過す。車椅子に介助なしで移乗し，食事，排泄はベッドから離れて行う。B2　介助のもとに車椅子に移乗し，食事，排泄，着替のすべては介助を要する。寝たきり：C1　自力で寝返りはできる。食事，着替えは全面的に介助を要する。C2　自力で寝返りできない。常時臥床し，介助を要する。

痴呆の自立度：Ⅰ．何かの痴呆を有するが，日常生活はほぼ自立している。

Ⅱa．度々道に迷うか，買い物や事務，金銭管理に間違いが目立つ。

Ⅱb．買い物ができない。家庭内でも電話や訪問者との対応ができない。

Ⅲa．着替え，食事，排泄が上手にできない。徘徊，失禁，火の不始末，不潔。

Ⅲb．介護を必要とするⅢaの内容は夜間が中心に見られる。

Ⅳ．日常生活に支障をきたす症状，行動，意思疎通の困難でたえず介護必要。

Ⅴ．目立つ精神症状，問題行動，重症の身体疾患が見られる（専門治療必要）。

【著者　劉　展謀　Tembo Ryu, M.D. 略歴】

1975年	国立岐阜大学医学部医学科入学，1981年同校卒業
1981年	国立岐阜大学第三内科医局研修
1983年	国立京都大学附属病院産婦人科医員研修
1984年	昭和大学藤ケ丘病院内科前期助手
1984年	京都府美山町労災救急医療センター医師（内科診療・整形外科研修）
1985年	北海道帯広市急病センター医師，上士幌町阿部クリニック内科医長（兼職）
1987年	東京都文京区に劉内科医院開設，院長（1987年～1991年）
1988年	University of Hawaii 夏期研修（7月～8月），足利赤十字病院循環器科勤務（研修）
1989年	埼玉県白岡中央病院内科医師，中国医薬信息学会北京分会顧問
1990年	東京法科学院臨床医学非常勤講師
1991年	埼玉県白岡中央病院内科医長（1991年4月～1996年8月）
	北京市立首都医科大学客員教授（1991年11月～2002年10月）
1992年	Visiting Doctor, Academic Unit of Cardiovascular Medicine, Charing Cross and Westminster Hospital (Medical School), University of London（7月～9月）
1996年	埼玉県白岡町に劉内科整形外科（りゅう内科）医院開設，院長
	内科認定医，プライマリ・ケア認定医
2004年	戸籍氏名変更　劉展謀（劉氏163代目）→中山靖王（劉氏78代目劉勝の称号）

Etiology, Diagonosis and Therapy of Internal Medicine

1994年10月18日　第1版
1995年 7月16日　第2版
1996年10月 3日　第3版
1999年 2月14日　第4版
2001年 5月12日　第5版
2005年 9月 1日　改訂版

著　者　劉　　展謀　医院　〒349-0218　埼玉県白岡町白岡1487-4
　　　　　　　　　　　　　　TEL & FAX　(0480)93-2188
発行所　　株式会社　新興医学出版社　服部秀夫
　　　　　〒113-0033　東京都文京区本郷6丁目26-8
　　　　　TEL (03)3816-2853, FAX (03)3816-2895
印刷所　　小宮山印刷工業株式会社　〒162-0808　東京都新宿区天神町78
　　　　　　　　　　　　　　　　　　TEL (03)3260-5211